Praktische Schmerztherapie

Hans Auberger
Eckhardt Biermann

# Praktische Schmerztherapie

89 meist zweifarbige Abbildungen
in 160 Einzeldarstellungen, 73 Tabellen

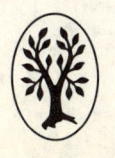

1988
Georg Thieme Verlag Stuttgart · New York

Dr. med. Hans Auberger
Chefarzt der Anästhesieabteilung
an der Frauenklinik Finkenau
Finkenau 35
2000 Hamburg 76

Dr. med. Eckhardt Biermann
Arzt für Anästhesiologie
I. Anästhesieabteilung des
Allgemeinen Krankenhauses
St. Georg
Lohmühlenstr. 5
2000 Hamburg 1

*CIP-Titelaufnahme der Deutschen Bibliothek*

*Auberger, Hans Georg:*
Praktische Schmerztherapie / Hans Georg Auberger; Eckhardt
Biermann. – Stuttgart; New York: Thieme, 1988
NE: Biermann, Eckhardt:

**Wichtiger Hinweis:** Medizin als Wissenschaft ist ständig im Fluß. Forschung und klinische Erfahrung erweitern unsere Kenntnisse, insbesondere was Behandlung und medikamentöse Therapie anbelangt. Soweit in diesem Werk eine Dosierung oder eine Applikation erwähnt wird, darf der Leser zwar darauf vertrauen, daß Autoren, Herausgeber und Verlag größte Mühe darauf verwandt haben, daß diese Angabe genau dem **Wissensstand bei Fertigstellung des Werkes** entspricht. Dennoch ist jeder Benutzer aufgefordert, die Beipackzettel der verwendeten Präparate zu prüfen, um in eigener Verantwortung festzustellen, ob die dort gegebene Empfehlung für Dosierungen oder die Beachtung von Kontraindikationen gegenüber der Angabe in diesem Buch abweicht. Das gilt besonders bei selten verwendeten oder neu auf den Markt gebrachten Präparaten und bei denjenigen, die vom Bundesgesundheitsamt (BGA) in ihrer Anwendbarkeit eingeschränkt worden sind. Benutzer außerhalb der Bundesrepublik Deutschland müssen sich nach den Vorschriften der für sie zuständigen Behörde richten.

Illustrationen von A. Cornford, Reinheim-Zeilhard

Geschützte Warennamen (Warenzeichen) werden *nicht* besonders kenntlich gemacht. Aus dem Fehlen eines solchen Hinweises kann also nicht geschlossen werden, daß es sich um einen freien Warennamen handele.
Das Werk, einschließlich aller seiner Teile, ist urheberrechtlich geschützt. Jede Verwertung außerhalb der engen Grenzen des Urheberrechtsgesetzes ist ohne Zustimmung des Verlages unzulässig und strafbar. Das gilt insbesondere für Vervielfältigungen, Übersetzungen, Mikroverfilmungen und die Einspeicherung und Verarbeitung in elektronischen Systemen.

© 1988 Georg Thieme Verlag, Rüdigerstraße 14, D-7000 Stuttgart 30
Printed in Germany
Satz: Gulde-Druck GmbH, Tübingen, gesetzt auf Linotron 202, System 4
Druck: Druckhaus Dörr, Ludwigsburg

ISBN 3-13-707301-4                    1  2  3  4  5  6

# Vorwort

Erkenntnisse der letzten Jahre haben zu zahlreichen sinnvollen und koordinierten Therapien chronischer Schmerzzustände geführt. Leider sind die Ergebnisse algesiologischer Forschung – zumindest im deutschen Sprachraum – weit in Einzelveröffentlichungen, Monographien und Symposienberichten verstreut, die überdies aus verschiedensten Fachgebieten stammen. Eine schnelle Orientierung über schmerztherapeutische Probleme fällt somit schwer. Hier soll die »Praktische Schmerztherapie« eine Lücke füllen.

Den »Allgemeinen Teil« leitet eine kurze Zusammenfassung der theoretischen Grundlagen ein. Diese Darstellung ist in erster Linie praxisbezogen; sie soll aber auch anregen, sich mit neurophysiologischen und neurobiochemischen Vorgängen intensiver zu beschäftigen. Es folgt eine Zusammenstellung derzeitiger therapeutischer Möglichkeiten, die natürlich im Rahmen eines Kompendiums komprimiert ausfallen muß. Den Schwerpunkt haben wir auf häufig geübte, praktikable Therapieverfahren gelegt. Wenig verbreitete, in der technischen Durchführung schwierige oder risikoreiche Methoden werden nur dann angeführt, wenn das klassische therapeutische Spektrum nichts gleicher Erfolgsaussicht aufweist.

Der »Spezielle Teil« ist nach Körperregionen gegliedert. Wir glauben, daß diese Einteilung eine rasche Information im Alltag gewährleistet, aber auch die differentialdiagnostische Abgrenzung einzelner Schmerzbilder erleichtert. Die streng schematische Abhandlung der Krankheitsbilder nach Klinik, Schmerzbild, Untersuchungsbefund, Sicherung der Diagnose und Therapie bedingt zwar eine gewisse Eintönigkeit, die wir aber im Interesse größtmöglicher Klarheit und Übersichtlichkeit in Kauf nehmen.

Die Psyche ist Motor vieler chronischer Schmerzbilder. Fundamental sind deshalb psychische Betreuung und Führung der Patienten. Voraussetzung dafür ist ein hohes Maß an Einfühlungsvermögen. Sofern zusätzliche oder alleinige psychotherapeutische Verfahren angezeigt sind, weisen wir darauf hin.

Dieses Buch wendet sich *nicht* in erster Linie an die (noch wenigen) Ärzte in Schmerzkliniken und -praxen, sondern an Praktiker aller Fachgebiete, die nach Behandlungstechniken für ihre Schmerzpatienten suchen. Die allermeisten chronischen Schmerzsyndrome bedürfen eines therapeutischen Holismus, d.h. einer interdisziplinären Betrachtungsweise.

Das summarische Literaturverzeichnis enthält Gesamtdarstellungen, die von uns als grundlegend angesehen werden.

Ein Kompendium steht und fällt mit der Qualität seiner Abbildungen. Herrn *Cornford* sind wir für die verständige Umsetzung unserer Vorstellungen in zeichnerische Präzision zu größtem Dank verpflichtet.

Ebenso danken wir der Lektorin, Frau Dr. *Volkert*, für wertvolle Ratschläge.

Hamburg, im Herbst 1987

*H. Auberger* *E. Biermann*

# Inhaltsverzeichnis

## Allgemeiner Teil

**Pathophysiologie und Phänomenologie des Schmerzes** . . . . . . . 2

  Schmerzrezeption und Schmerzleitung . . . . . . . . . . . . . . 2
    Rezeptoren . . . . . . . . . . . . . . . . . . . . . . . . . 2
    Periphere afferente Bahnen . . . . . . . . . . . . . . . . . 2
    Hinterhorn . . . . . . . . . . . . . . . . . . . . . . . . . 3
    Zentrale Bahnen und Kerne . . . . . . . . . . . . . . . . . 5
  Peripherer Schmerz . . . . . . . . . . . . . . . . . . . . . . 6
    Nerven . . . . . . . . . . . . . . . . . . . . . . . . . . . 6
    Gelenke . . . . . . . . . . . . . . . . . . . . . . . . . . . 8
    Knochen . . . . . . . . . . . . . . . . . . . . . . . . . . . 9
    Bänder . . . . . . . . . . . . . . . . . . . . . . . . . . . 10
    Muskeln . . . . . . . . . . . . . . . . . . . . . . . . . . . 10
    Haut . . . . . . . . . . . . . . . . . . . . . . . . . . . . 12
    Eingeweide . . . . . . . . . . . . . . . . . . . . . . . . . 12
  Zentraler Schmerz . . . . . . . . . . . . . . . . . . . . . . . 12
  Schmerzausstrahlung und schmerzinduzierte Phänomene . . . 14
    Übertragener Schmerz . . . . . . . . . . . . . . . . . . . . 14
    Diagnostische Segmentpunkte . . . . . . . . . . . . . . . . 37
    Reflektorische schmerzinduzierte Phänomene . . . . . . . . 38

**Medikamentöse Schmerztherapie** . . . . . . . . . . . . . . . . . 43

  Peripher wirkende Analgetika . . . . . . . . . . . . . . . . . 43
  Antiphlogistika (nichtsteroidale Antirheumatika) . . . . . . . 45
  Zentral wirkende Analgetika . . . . . . . . . . . . . . . . . . 48
  Psychopharmaka . . . . . . . . . . . . . . . . . . . . . . . . 55
    Antidepressiva . . . . . . . . . . . . . . . . . . . . . . . 55
    Neuroleptika . . . . . . . . . . . . . . . . . . . . . . . . 56
    Tranquilizer . . . . . . . . . . . . . . . . . . . . . . . . 58
  Migränetherapeutika . . . . . . . . . . . . . . . . . . . . . . 58
    Vasokonstriktoren . . . . . . . . . . . . . . . . . . . . . 58
    Calciumantagonisten . . . . . . . . . . . . . . . . . . . . 60
  Antiepileptika . . . . . . . . . . . . . . . . . . . . . . . . . 60
  Corticosteroide . . . . . . . . . . . . . . . . . . . . . . . . . 62
  Diuretika . . . . . . . . . . . . . . . . . . . . . . . . . . . . 63

## Stimulationsverfahren .......................................... 64

Elektrostimulation ............................................. 65
    Transkutane Nervenstimulation (TNS) ............. 65
    Periphere elektrische Nervenstimulation (PENS) ...... 69
    Spinal-Cord-Stimulation (SCS) ................... 69
    Deep-Brain-Stimulation (DBS) ................... 70

Akupunktur .................................................... 71
Quaddelungstherapie ........................................ 72

## Lokal- und Regionalanästhesie ..................... 74

Häufigste Fehler ............................................... 80
Kontraindikationen ........................................... 81
Grundsätzliches zur Injektionstechnik .................. 81
Lokalanästhetika ............................................... 83
Blockaden ...................................................... 84
    Occipitalis-major- und -minor-Block ................. 84
    Blockade des Nervus supraorbitalis ................. 84
    Blockade des Nervus infraorbitalis ................. 85
    Temporale Abriegelung der Kalotte ................. 85
    Zervikale Armplexusblockade ...................... 85
    Axilläre Armplexusblockade ....................... 86
    Kontinuierliche axilläre Plexusblockade ............ 86
    Intravenöse Regionalanästhesie der oberen Gliedmaße .. 87
    Nervenblockaden im Ellbogenbereich .............. 87
    Supraskapularisblock ............................. 88
    Stellatumblockade ................................ 88
    Blockade thorakaler Spinalnerven ................. 88
    Lumbaler Paravertebralblock ..................... 90
    Blockade der Rami dorsales nervi spinalis lumbalis .... 90
    Lumbaler Periduralkatheter ....................... 90
    Sakralblock ....................................... 91
    Transkutaner Plexus-coeliacus-Block .............. 93
    Ischiadikusblockade (dorsaler Zugang) ............ 94
    Femoralisblock und 3-in-1-Block .................. 94
    Ilioinguinalisblock ................................ 95
    Blockade des Nervus cutaneus femoris lateralis ...... 95
    Bänder- und Gelenkinjektionen ................... 95

## Physikalisch-manuelle Therapieverfahren .............. 98

Wärme- und Kältetherapie ............................ 98
Krankengymnastik ..................................... 99
Manuelle Therapie .................................... 101

**Entspannungstechniken** .......................... 103

    Progressive Muskelrelaxation .................... 103
    Autogenes Training ........................... 104
    Biofeedback ................................ 104

# Spezieller Teil

**Kopf** ...................................... 108

    Untersuchungsmethodik ...................... 108
    Spannungskopfschmerz ....................... 108
    Dysfunktion des Kauapparates ................. 111
    Vasomotorischer Kopfschmerz ................. 113
    Hormonelle Dysfunktion ...................... 114
    Schmerzmittelabusus ........................ 115
    Posttraumatischer Kopfschmerz ................ 117
    Motilitätsstörungen der oberen Halswirbelsäule ...... 118
    Intrakranielle Raumforderung ................. 119
    Klassische Migräne .......................... 120
    Cluster-Kopfschmerz ......................... 122
    Herpes zoster cranialis ....................... 123
    Trigeminusneuralgie ......................... 124
    Seltene Kopfneuralgien ....................... 126
    Operative Trigeminus-Schädigung .............. 127
    Wiederholte gesichtschirurgische Eingriffe ......... 128
    Psychogener Gesichtsschmerz .................. 129

**Nacken, Schulter, Arm** ......................... 130

    Untersuchungsmethodik ...................... 130
    Muskuläre Verspannung ...................... 131
    Zervikale Facettenarthropathie ................. 133
    Instabilität der Halswirbelsäule ................. 135
    Verletzungsfolgen der Halswirbelsäule
    (»Schleudertrauma«) ........................ 136
    Degenerative Schulteraffektionen ............... 138
    Epicondylopathia radialis et ulnaris .............. 144
    Enger zervikaler Spinalkanal ................... 146
    Spinale Tumoren ........................... 146

Radikuläre Nervenschäden (Zervikaler Bandscheibenprolaps oder knöcherne Einengung des Foramen intervertebrale [enger Spinalnervenkanal]) . . . . . . . . . . . . . . . 148
Schädigung des Plexus cervicobrachialis . . . . . . . . . . . . 151
Kompressionssyndrome peripherer Nerven . . . . . . . . . 158
Posttraumatische Neuropathien der oberen Extremität . . 162
Lymphödem . . . . . . . . . . . . . . . . . . . . . . . . . . . . . . 165

**Thorax, Abdomen** . . . . . . . . . . . . . . . . . . . . . . . . . . . . . . 167

Untersuchungsmethodik . . . . . . . . . . . . . . . . . . . . . . 167
Muskuläre Verspannung . . . . . . . . . . . . . . . . . . . . . . 168
Thorakale Facettenarthropathie . . . . . . . . . . . . . . . . 169
Schmerzzustände bei Querschnittslähmung . . . . . . . . 170
Herpes zoster . . . . . . . . . . . . . . . . . . . . . . . . . . . . . 172
Postmastektomieschmerz . . . . . . . . . . . . . . . . . . . . . 174
Tumoren der Thoraxwand . . . . . . . . . . . . . . . . . . . . 175
Ober- und Mittelbauchtumoren . . . . . . . . . . . . . . . . 176

**Kreuz, Bein** . . . . . . . . . . . . . . . . . . . . . . . . . . . . . . . . . . 180

Untersuchungsmethodik . . . . . . . . . . . . . . . . . . . . . . 180
Muskuläre Verspannung . . . . . . . . . . . . . . . . . . . . . . 181
Lumbale Facettenarthropathie . . . . . . . . . . . . . . . . . 183
Lumbale Instabilität . . . . . . . . . . . . . . . . . . . . . . . . 185
Insuffizienz des ileolumbosakralen Bandapparates . . . . . 187
Ileosakralgelenksarthropathie . . . . . . . . . . . . . . . . . . 190
Koxarthrose, Gonarthrose . . . . . . . . . . . . . . . . . . . . 192
Arachnoiditis . . . . . . . . . . . . . . . . . . . . . . . . . . . . . 195
Enger lumbaler Spinalkanal . . . . . . . . . . . . . . . . . . . 196
Radikuläre Nervenschäden (lumbaler Bandscheibenprolaps oder knöcherne Einengung des Foramen intervertebrale [enger Spinalnervenkanal]) . . . . . . . . . . . . . . . . 197
Battered-Root-Syndrom . . . . . . . . . . . . . . . . . . . . . . 199
Beinplexus- und Kaudaläsionen durch Tumoren . . . . . . . 200
Verletzungen peripherer Nerven . . . . . . . . . . . . . . . . 203
Einklemmungssyndrome peripherer Nerven . . . . . . . . . 204
Arterielle Verschlußkrankheit . . . . . . . . . . . . . . . . . . 206

**Systemerkrankungen und sonstige Schmerzsyndrome** . . . . . . 208

Rheumatoide Arthritis . . . . . . . . . . . . . . . . . . . . . . . 208
Osteoporose . . . . . . . . . . . . . . . . . . . . . . . . . . . . . . 210
Spondylitis ankylopoetica . . . . . . . . . . . . . . . . . . . . . 212
Polyneuropathien . . . . . . . . . . . . . . . . . . . . . . . . . . 214
Postamputationsschmerz . . . . . . . . . . . . . . . . . . . . . 216

| | |
|---|---|
| Schmerzen bei Hemiplegie | 220 |
| Sympathalgien | 222 |
| Quadrantensyndrome und Panalgesien | 226 |
| Tumorerkrankungen | 230 |

**Literaturverzeichnis** . . . . . . . . . . . . . . . . . . . . . . . . . . . . . 237

**Sachverzeichnis** . . . . . . . . . . . . . . . . . . . . . . . . . . . . . . . . 239

# Allgemeiner Teil

# Pathophysiologie und Phänomenologie des Schmerzes

## Schmerzrezeption und Schmerzleitung

### Rezeptoren

Schmerzen entstehen durch Aktivierung hochspezialisierter Organe, der Rezeptoren oder ihrer afferenten Leitungsbahnen. Rezeptoren lassen sich hinsichtlich ihres Erregungsmodus und der übermittelten Information verschiedenen Gruppen zuordnen. Man unterscheidet Mechanorezeptoren, Temperaturrezeptoren und Nozizeptoren. Einige dieser Rezeptoren sind nur unimodal erregbar. Die meisten Nozizeptoren sind jedoch polymodal. Sie werden von mechanischen (Druck, Zug), thermischen (Hitze, Kälte) und chemischen Einflüssen aktiviert. Neben qualitativen Informationen vermitteln Nozizeptoren dem Gehirn auch Angaben über die Reizstärke, indem sie ihre Entladungsfrequenz variieren. Nach Sistieren des nozizeptiven Reizes kann die Entladung noch eine gewisse Zeit weiterbestehen. Für chemische Erregung von Nozizeptoren sind algogene Substanzen verantwortlich. Bisher bekannt sind u. a. Serotonin, Histamin, Bradykinin, Prostaglandin E, hypertone Lösungen (NaCl, KCl) und $H^+$-Ionen bei pH-Werten $< 6,5$. Die Freisetzung algogener Stoffe muß als *eine* wichtige Ursache chronischer Schmerzen angesehen werden. Ischämieschmerz, Entzündungsschmerz und auch Tumorschmerz dürften z. T. über diesen Mechanismus entstehen.

### Periphere afferente Bahnen

Rezeptor und Nervenfaser bilden eine funktionelle und manchmal auch anatomische Einheit. Für die zentrale Diskrimination spielt es keine Rolle, ob Rezeptor *oder* Nerv erregt werden. Die Bewertung der Information ist gleich. Normalerweise sind Nervenfasern durch äußere Einwirkungen nicht depolarisierbar. Erst nach Schädigung des Axons durch Druck oder chemische Noxen können physiologische Vorgänge einen Nerven proximal des Rezeptors erregen. Ohne vorbestehende Schädigung vermögen stärkerer Druck oder elektrische Ströme Membranpotentiale zu erzeugen.

Nozizeptoren geben ihre Informationen an zwei Nervenfasertypen weiter, A-Delta und C-Fasern. A-Delta-Fasern haben einen Durchmesser

Tabelle 1  Schmerzrezeption und periphere Schmerzleitung

| Fasertyp | Rezeptortypen | Faserdurchmesser | Leitungsgeschwindigkeit |
|---|---|---|---|
| A-Beta (II) | Mechanorezeptoren | 8 μm | 50 m/s |
| A-Delta (III) | Mechanorezeptoren<br>Kälterezeptoren<br>mechanosensitive<br>Nozizeptoren | 3 μm | 15 m/s |
| C (IV) | Mechanorezeptoren<br>Wärmerezeptoren<br>Hitzenozizeptoren<br>mechanosensitive<br>Nozizeptoren<br>polymodale Nozizeptoren | 1 μm<br>marklos | 1 m/s |

von 2–3 μm und besitzen eine Myelinscheide. C-Fasern dagegen sind marklos und wesentlich dünner. Entsprechend unterschiedlich sind die Leitungsgeschwindigkeiten: A-Delta-Fasern leiten Impulse mit 15 m/s, C-Fasern mit nur 1 m/s. Klinische Korrelate sind der über A-Delta-Fasern vermittelte helle, gut lokalisierbare oberflächliche Verletzungsschmerz und der mit 0,5–1 s. Latenz einsetzende, dumpfe, brennende Tiefenschmerz, der seinen Weg über C-Fasern nimmt. Das Quetschen einer Interdigitalfalte löst diese gestaffelte Schmerzreaktion in typischer Weise aus. Viszerale Organe entsenden sowohl A-Delta- als auch C-Fasern.

Die Stärke der Myelinscheide beeinflußt auch die Empfindlichkeit gegenüber Druck und Lokalanästhetika. Dicke, myelinisierte Fasern fallen unter Druckeinwirkung vor den dünneren, marklosen Fasern aus. Lokalanästhetika unterbrechen die Reizleitung in umgekehrter Reihenfolge: Der dumpfe, diffuse, brennende Schmerz sistiert, Oberflächensensibilität und heller oberflächlicher Verletzungsschmerz sind jedoch vorhanden. Diese »selektive« Blockademöglichkeit von C-Fasern nutzt man in der Therapie chronischer peripherer Schmerzen. Ungefähr die Hälfte aller das Hinterhorn erreichende Afferenzen sind C-Fasern. Sie stammen aus somatischen und autonomen Nerven. Tabelle **1** gibt einen Überblick zur Schmerzrezeption und peripheren Schmerzleitung.

## Hinterhorn

Hinterhornneurone stellen eine wichtige Schaltstelle für ankommende Reize dar. Hier beginnt die Weiterleitung im kontralateralen Vorder-

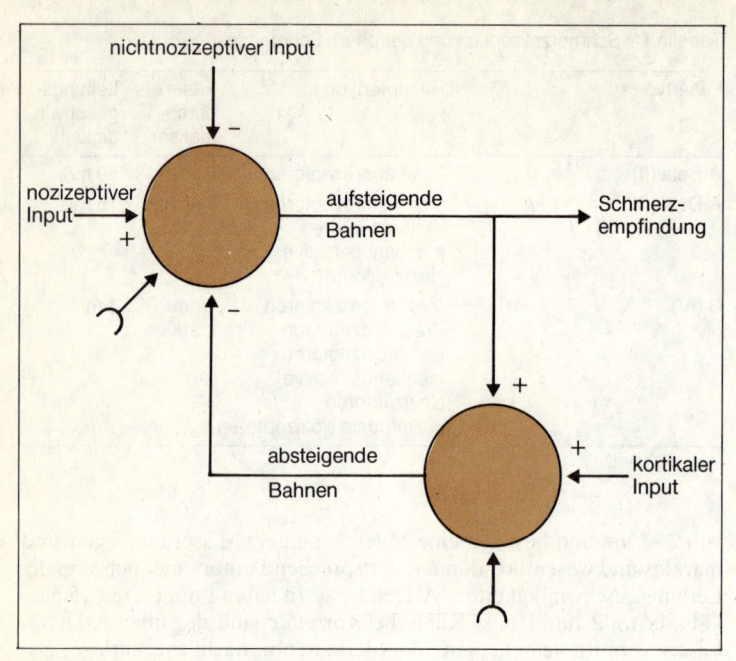

**Abb. 1** Schematische Darstellung des schmerzmodulierenden Systems (+ Aktivierung, − Hemmung, → Opiatrezeptor).

seitenstrang zusammen mit den Afferenzen für Temperatur. Auf direktem Wege (monosynaptisch) oder über zwischengeschaltete Interneurone (polysynaptisch) werden monosegmentale und regionale Reflexe wie Muskelanspannung und Durchblutungsänderung ausgelöst. Die Konvergenz einlaufender Afferenzen ist beachtlich, was den Schlüssel zur Schmerzempfindung bei der »Schmerzausstrahlung« in Regionen fern der eigentlichen Schmerzursache darstellt. Durch Summation unterschwelliger Reize auf spinaler Ebene kann eine »übertragene« Schmerzempfindung resultieren. Diese »Bahnung« wird z.B. durch unterschwellige physiologische Afferenzen aus den Eingeweiden gefördert.

Das Hinterhornneuron ist aber nicht nur Schalter, sondern auch Regler. Aus zwei Richtungen treffen modulierende Impulse ein: absteigende Bahnen aus dem Hirnstamm und Mechanorezeptoren entstammende A-Beta-Afferenzen (Abb. **1**). Beide Systeme hemmen die Aktivität des Hinterhornneurons und haben somit direkten Einfluß auf die Weitergabe von Schmerzinformation. Endorphine und Enkephaline stellen hierbei wichtige Neurotransmitter dar. Morphinähnliche Substanzen können auch die hemmenden deszendierenden Bahnen aktivieren. Die Schmerzdämpfung durch periphere Reize, z. B. Reiben der Haut in der Nähe von Verletzungen findet in der Aktivierung von A-Beta-Afferenzen das neurophysiologische Korrelat. Gebräuchliche Stimulationsverfahren (»Gegenirritationsverfahren«) wie TNS (*T*ranskutane *N*erven*s*timulation) und PENS (*P*eriphere *e*lektrische *N*erven*s*timulation), nutzen diesen Effekt. Andere Therapieverfahren mit Gegenirritationskomponente z.B. Quaddelungstherapie, Kryotherapie, Massage oder auch Akupunktur entfalten hierüber zumindest einen Teil ihrer Wirkung. Auch wird verständlich, warum Amputationen und Nervenverletzungen zu unangenehmen Schmerzbildern führen können: Der Wegfall hemmender Afferenzen läßt die Aktivität zentraler Neurone zunehmen und ebnet so einer Schmerzentstehung den Weg.

Ein weiteres Charakteristikum des Hinterhornneurons ist die Nachentladung. Die langsam abklingende Nachempfindung von Schmerzreizen ist jedermann geläufig.

## Zentrale Bahnen und Kerne

Unsere Kenntnisse der Schmerzleitung und -empfindung enden zwar nicht unterhalb des Hirnstammes, werden jedoch zunehmend lückenhafter und sind oft spekulativer Natur. Die beschränkte experimentelle Zugriffsmöglichkeit auf das zentrale Nervensystem und die oft fragwürdige Übertragbarkeit tierexperimenteller Studien auf das menschliche Gehirn erklären diesen Zustand hinreichend. Eine Erörterung des schmerzverarbeitenden zentralen Systems muß daher anatomisch-deskriptiv ausfallen.

Mit Erreichen des Hinterhornneurons gibt das Nervensystem ein Spezifikum der Peripherie, die Übermittlung nozizeptiver Informationen über reservierte Bahnen, auf. Die meisten Hinterhornneurone sind multimodal. Sie können sowohl von Schmerz als auch von Berührungsreizen (also A-Beta-Fasern) erregt werden. *Ein* Ergebnis kann Schmerz sein. Wie das Gehirn dieses Afferenzengemisch aufbereitet, ist unklar. Von Bedeutung dürfte die gleichzeitige Übermittlung von Berührungsinformationen via Hinterstränge sein, die über den Lemniscus medialis an den ventroposterolateralen Thalamuskernen weitergegeben werden. Auch eine Bahn des Vorderseitenstranges, der Tractus neospinothalamicus, endet hier. Er übermittelt nozizeptive Informationen der A-Delta-Fasern, während sich die andere schmerzleitende Bahn des Vorderseitenstranges, der Tractus palaeospinothalamicus, mit Eintritt in den Hirnstamm dem extralemniskalen System beimischt und zur Formatio reticularis, zum Hypothalamus und zu unspezifischen Thalamuskernen zieht. Der Informationsgehalt des extralemniskalen Systemes, vorwiegend Afferenzen der C-Fasern, löst affektiv gefärbte Wahrnehmungen und Reaktionen aus. Der Tractus neospinothalamicus vermittelt somit die differenzierte Schmerzempfindung, der Tractus palaeospinothalamicus das Schmerzgefühl. Von den unspezifischen Thalamuskernen erfolgt eine diffuse Projektion in die Kortex. Die Strukturen des Hypothalamus analysieren die Schmerzreize hinsichtlich möglicher Bedrohung des Organismus. Autonome vegetative Reaktionen wie Stoffwechselsteigerung, Tachykardie, Blutdruckanstieg und Hyperventilation nehmen hier ihren Ausgang. Das limbische System ist dem Hypothalamus übergeordnet und belegt die Information »Schmerz« mit einer affektiven Komponente. Es löst die emotional vermittelte vegetative Antwort aus. Die Hirnrinde bewertet den Schmerz. Hierzu werden Erfahrungswerte des Gedächtnisses herangezogen.

## Peripherer Schmerz

### Nerven

Der intakte Nerv hat keinerlei rezeptive sondern ausschließlich konduktive Funktion. Wird seine Integrität durch Faserdurchtrennung, chronische Druckeinwirkung oder eine Systemerkrankung verletzt, kann der Nerv Ausgangsort der von ihm vermittelten sensorischen Informationen werden, die das Individuum dann im Ursprungsgebiet der lädierten Fasern lokalisiert. Die andere Möglichkeit ist der Funktionsausfall mit entsprechendem sensorischen (und motorischen) Defizit. Meist sind beide Störungen miteinander kombiniert.

Nach einer Nervendurchtrennung besteht zunächst völlige Anästhesie. Das Axon degeneriert bis zum Zellkörper und sprießt mit einer Wachstumsgeschwindigkeit von ungefähr 1 mm/Tag neu aus. Geleitet von Schwannschen Zellen, welche die Markscheiden bilden, gelingt es einem Teil der regenerierenden Axone, den distalen Nervenstumpf zu erreichen. Damit gewinnen rezeptive Strukturen der denervierten Peripherie wieder Anschluß an das zentrale Nervensystem: Eine erfolgreiche Reinnervation hat stattgefunden.

Nach einer Druckschädigung sieht das Ergebnis günstiger aus: Hier regenerieren praktisch alle Fasern, da meist keine Kontinuitätszerstörung stattgefunden hat. Auch sind die reparativen Vorgänge schneller abgeschlossen.

Neurome entstehen nach Druckschäden ohne Kontinuitätszerstörung praktisch nie, sind dagegen bei Nervenverletzungen die Regel. Sie bilden sich immer dann, wenn den aussprossenden Fasern »Leitschiene« und »Isolation«, die Schwannschen Zellen, fehlen. Dies kann am proximalen Nerven, an der Nervennaht und am distalen Nerven der Fall sein. Man wird also nicht nur ein Makroneurom an der Durchtrennungsstelle, sondern zahlreiche Mikroneurome am gesamten Axon finden.

Morphologische und experimentelle Untersuchungen konnten zahlreiche Ursachen für die elektrische Instabilität lädierter Nerven aufzeigen, die im folgenden kurz skizziert werden.

### Neurombildung

Neuromen fehlt die Myelinscheide, was sie mechanisch leicht erregbar macht. Bestehen Mikroneurome, kann der gesamte Nerv eine erhöhte Druckempfindlichkeit aufweisen.

### Verändertes Faserverhältnis

In durchtrennten Nerven läßt sich ein höherer Anteil von C-Fasern nachweisen. Damit gehen hemmende Afferenzen verloren.

### Abnorme Leitungscharakteristik

Regenerierte Fasern weisen meist eine herabgesetzte Leitungsgeschwindigkeit auf. Da nur ein Teil der durchtrennten Fasern regeneriert und der rezeptive Einstrom verändert ist, resultiert ein zentrales Informationsdefizit. Der Wegfall hemmender Afferenzen kann einen Deafferenzierungsschmerz auslösen.

### Cross talk

Bei defekter Myelinscheide können afferente Fasern Anschluß an efferente Leitungen gewinnen und Impulse unter Umgehung der Körperperipherie »überspringen«. Bestehen diese Kurzschlüsse zwischen Fasern hoch- und niederschwelliger Rezeptoren bzw. unterschiedlichen afferenten Leitungssystemen, ist die Entstehung von Hyperalgesie, Hyperästhesie und Hyperpathie nach Nervenverletzungen denkbar.

### Pathologische Synapsen

Es gibt Hinweise, daß in Neuromen efferente sympathische Fasern Anschluß an sensorische Leitungsbahnen finden. Der von vegetativer Erregung (emotionale Reize, körperliche Belastung) gesteigerte Brennschmerz nach Nervenverletzungen (Kausalgie) ließe sich so erklären.

**Spontane Reizbildung**

Ischämische, druckgeschädigte, durchtrennte und regenerierende Nerven sind ohne äußere Einwirkungen zu spontanen Entladungen fähig. Unter Kompression vermag der Nerv *proximal* und *distal* der Schädigungsstelle Reize zu bilden. Die spontane Depolarisation ist also nicht auf die Schädigungsstelle beschränkt. So wird verständlich, warum auch Nervenblockaden *distal* einer Läsion den Schmerz dämpfen können! Diese ektopen Reizgeneratoren haben oft eine Schwellenaktivität: Das kurzfristige Überschreiten der Reizschwelle löst langanhaltende Impulsserien aus. Parästhesien können Ausdruck ektoper Reizbildung sein.

**Gesteigerte Adrenalin- und Noradrenalinempfindlichkeit**

Adrenalin und Noradrenalin sensibilisieren regenerierende Fasern und Neurome und fördern die ektope Reizbildung, was den Effekt von Sympathikusblockaden mit erklären dürfte.

**Zentrale Deafferenzierung**

Allen erwähnten Mechanismen ist gemeinsam, daß der afferente Zustrom von atypischen Informationsgehalten geprägt wird. Gleichzeitig ist die Informationsmenge herabgesetzt. Eine resultierende Störung von Informationsverarbeitung und schmerzhemmenden Mechanismen ist wahrscheinlich.

Die Schmerzentstehung bei Polyneuropathien und Monoradikulopathien ist noch in Teilen ungeklärt. Pathologisch-anatomisch liegt eine axonale Degeneration und segmentale Demyelinisierung aller oder selektiver Fasersysteme vor. Die Zosterneuropathie zeichnet sich durch den selektiven Untergang dicker myelinisierter Fasern aus, was zu einem Überwiegen des C-Faser-Inputs führt. Die Erklärung des Brennschmerzes über diesen Mechanismus bietet sich an.

Klinische Symptome von Nervenläsionen sind heller, reißender, stechender Schmerz. Brennschmerz, lanzinierender Schmerz, Parästhesien, Hyperpathie und Phantomsensationen. Zusätzlich sind fast immer sensorische Ausfälle nachweisbar.

## Gelenke

Der Gelenkbinnenraum wird von Kapsel und Knorpel begrenzt. Während die Knorpelflächen keinerlei Nerven enthalten, sind die Gelenkkapseln reichhaltig innerviert. Rezeptoren kommen in allen drei Schichten (Ligament, Stratum fibrosum und Fettkörper mit Stratum synoviale) vor. Ihre Verteilung variiert erheblich. Über Mechanorezeptoren (Typen I–III Gelenkrezeptoren) wird die quergestreifte Muskulatur gesteuert. Außerdem können Afferenzen der Typ-IV-Rezeptoren, der Nozizeptoren, gehemmt werden. Die Gelenknozizeptoren bilden ein Geflecht überwiegend nichtmyelinisierter, sehr dünner Nervenfasern, die ubiquitär in den fibrösen Anteilen der Gelenkkapseln liegen. Sie haben eine hohe Reizschwelle, adaptieren nicht und lassen sich durch konstanten Druck, Zug und chemische Reize aktivieren. Außer der Schmerzinformation werden muskuläre, respiratorische und kardiovaskuläre Reflexe vermittelt. Die nervale Versorgung der Gelenke entstammt benachbarten peripheren Nervenstämmen oder nahen Muskel- und Hautästen. Ihre segmentale Zuordnung entspricht häufig den über dem Gelenk liegenden Dermatomen (Ausnahme: Wirbelsäule). Pathologische Zustände, die Nozizeptoren erregen, sind Kapselanspannung (brüske Bewegungen, Gelenkerguß), Kapselschwellung (Hyperämie, Infiltrat, Granulationsgewebe), Traumen und entzündliche Exsudate.

Als typische klinische Symptome findet man Bewegungsschmerz, bei rheumatischen Erkrankungen und Traumen auch Ruheschmerz, Schonhaltungen, reflektorische gelenknahe Muskelverspannungen und lokale Entzündungszeichen. Die Qualität des Bewegungsschmerzes wird als ziehend, hell, scharf, gut lokalisierbar, die des Ruheschmerzes als dumpf, bohrend, quälend beschrieben. Da jedoch oft auch knöcherne Strukturen Veränderungen aufweisen, ist eine Abgrenzung von osteogener und arthrogener Schmerzkomponente nicht immer möglich.

## Knochen

Der Knochen wird von einem weitmaschigen Geflecht markscheidenloser Nerven durchzogen, die nach Abgabe der Periostäste zusammen mit Gefäßen in die Markhöhle ziehen und sich in Endost und Knochenmark verzweigen.

Die Nozizeptoren, freie Nervenendigungen, sind durch Deformierung mittels Torsions-, Druck- oder Zugkräften aktivierbar. Chemische Einflüsse lösen ebenfalls Schmerzempfindungen aus. Periostaler Schmerz kann durch direkte Krafteinwirkung sowie tumoröse und entzündliche Infiltrationen entstehen. Die Genese des endostalen Schmerzes ist einfach zu erklären, wenn der gelenknahe Knochen durch Knorpelabrieb entblößt ist und eine direkte Krafteinwirkung auf das Endost erfolgt. Tumoren der Markhöhle lösen durch direkte Deformierung der Nervenendigungen oder über Freisetzung von Mediatoren Ruheschmerzen aus.

Für den Ruheschmerz der Arthrose muß eine andere Pathogenese vermutet werden. Man nimmt an, daß eine reaktive Hyperämie den Druck in der Markhöhle ansteigen läßt, der durch drainierende Maßnahmen wie Betätigung der Muskelpumpe und Osteotomien abfällt. Die klinischen Symptome Ruheschmerz und Anlaufschmerz finden hierin eine Erklärung. Weitere Zeichen der intraossären Druckerhöhung sind Schmerzverstärkung durch Wärme, Belastungsschmerz sowie Klopf- und Druckschmerz. Der Ruheschmerz ist dumpf, bohrend, diffus, tief, schwer lokalisierbar und nimmt unter Belastung an Intensität zu.

## Bänder

Schmerzen der Sehnen, Aponeurosen und Ligamente entstehen in der Struktur selbst sowie in insertionsnahen Geweben, d. h. in Knochen und Muskel. Als rezeptives Organ werden freie Nervenendigungen angesehen. Entscheidendes pathogenetisches Moment ist die chronische Überlastung des Bandes, die erst zur Mikro- und dann zur Makroläsion führt.

Als klinisches Korrelat der Reizung insertionsnaher Nozizeptoren findet man einen dumpfen, diffusen, ziehenden Schmerz.

## Muskeln

Die quergestreifte Muskulatur des Menschen besteht aus 2 Fasertypen, die sich anatomisch und neurophysiologisch unterscheiden. In der tonischen (posturalen) Muskulatur findet man vorwiegend »slow twitch«, in den phasischen Muskeln dagegen überwiegend »fast twitch«-Fasern. »Slow twitch«-Muskelfasern haben eine rote Farbe, enthalten viele Muskelspindeln und ermüden langsam. »Fast twitch«-Fasern sind blasser, nur mäßig mit Spindelorganen durchsetzt und ermüden schnell. Höchst unterschiedlich ist auch das Verhalten bei funktionellen Störungen: Die »slow twitch«-Faser antwortet mit einer Verkürzung, die »fast twitch«-Faser eher mit einer Kraftabschwächung. Tabelle **2** charakterisiert einige Muskeln hinsichtlich ihrer Zuordnung. Von Bedeutung ist, daß je nach Belastungsart eine funktionelle Transformation von einem zum anderen Fasertyp erfolgen kann.

Unter den Muskelrezeptoren sind zwei Typen schmerztherapeutisch wichtig: Nozizeptoren (freie Nervenendigungen) und Muskelspindeln.

Muskelspindeln steuern den Kontraktionszustand des Skelettmuskels. Die Erregungsschwelle der Muskelspindeln wird von gammamotorischen Efferenzen bestimmt und sinkt mit zunehmender Aktivität des gammamotorischen Systems, so daß eine Verkürzung des betroffenen Muskels resultiert. Vermutlich können Afferenzen einer einzigen Muskelspindel Motoneurone mehrerer spinaler Segmente steuern, was ausgedehnte, reflektorische Tonussteigerungen bei umschriebenen patho-

Tabelle 2  Tonische und phasische Muskulatur

| Überwiegend tonische Muskulatur | Überwiegend phasische Muskulatur |
|---|---|
| **Rumpf** | |
| M. erector spinae, Pars lumbalis und cervicalis<br>Mm. scaleni | M. erector spinae, Pars thoracalis |
| **Schultergürtel** | |
| M. pectoralis major<br>M. levator scapulae<br>M. trapezius, pars descendens<br>M. biceps brachii | Mm. rhomboidei<br>M. trapezius, pars ascendens und horizontalis<br>M. trizeps brachii |
| **Bein** | |
| M. iliopsoas<br>Adduktoren<br>ischiokrurale Muskulatur | M. vastus femoris<br>Mm. glutaei |

logischen Prozessen und deren Beeinflußbarkeit durch lokale Maßnahmen mit zu erklären vermag.

Die Muskelnozizeptoren bilden keine einheitliche Rezeptorpopulation. Neben chemischen, mechanischen und thermischen Reizen verursachen Dauerkontraktionen und Ischämien über unbekannte Mechanismen Entladungen. Eine chronische Irritation kleinkalibriger nozizeptiver Afferenzen löst über Aktivierung der Gamma-Schleife möglicherweise den muskulären Hartspann aus, der wiederum den Nozizeptor erregt. Damit ist der sich selbst unterhaltende »Schmerzkreis« etabliert.

Als weitere klinische Erscheinung verdient die Myotendinose (Myogelose) Beachtung. Sie läßt sich palpatorisch als strangartige Verhärtung lokalisieren und unterhält helle, schneidende Schmerzen mit typischen Ausstrahlungen. Elektromyographisch ist sie stumm, was den entscheidenden Unterschied zum Muskelhartspann ausmacht. Auf Druck reagiert die Myogelose – neben Schmerzaussendung – mit einer Kontraktion (»twitch response«). Sie zeigt reversible, regressive histologische Veränderungen.

Entzündliche Myopathien kennzeichnen dumpfe, diffuse Schmerzen und eine auffällige Muskelschwäche. Der Muskelhartspann wird dagegen von helleren, ziehenden bis reißenden Schmerzen begleitet, die aber nicht die Schmerzintensität von Myogelosen erreichen. Myogelosen lassen sich in aktive, d.h. spontan schmerzhafte, und latente, d.h. auf Druck hin schmerzhafte Formen, unterteilen. Unter Palpation der Myogelose nehmen nicht nur Schmerzintensität und Größe der Ausstrahlungszone (»Referenzzone«) zu, sondern können auch vegetative Symptome provoziert werden.

## Haut

Die Nozizeptoren der Haut lassen sich zwei Gruppen zuordnen: Mechanorezeptoren (mit hoher Erregungsschwelle) und polymodalen Nozizeptoren.

Während Mechanorezeptoren ausschließlich durch starke Krafteinwirkung (z. B. Verletzungen) aktivierbar sind, sprechen kutane polymodale Nozizeptoren auf mäßigen Druck, Hitze und chemische Noxen an.

Den kutanen hochschwelligen Mechanorezeptoren entspringen A-Delta-Fasern, polymodalen kutanen Nozizeptoren C-Fasern. Damit läßt sich der typische biphasische kutane Verletzungsschmerz (heller, lokalisierbarer Sofortschmerz; dumpfer, diffuser Zweitschmerz) in seiner Entstehung bis auf Rezeptorebene zurückverfolgen. Der polymodale Nozizeptor weist noch eine weitere wichtige Eigenschaft auf: Seine Erregungsschwelle sinkt nach Verletzungen ab, was auf die Freisetzung chemischer Mediatoren zurückgeführt wird. Möglicherweise ist dies *eine* Ursache posttraumatischer kutaner Hyperalgesien.

## Eingeweide

Über das viszerale nozizeptive System ist wenig bekannt. Schmerz scheint immer dann zu entstehen, wenn eine bestimmte Reizintensität überschritten wird. Unterhalb dieser Schwelle werden jedoch bereits vegetative Reflexe vermittelt. Adäquate Reize für Schmerzempfindungen sind Überdehnung und Spasmen von Hohlorganen, Zug an der Mesenterialwurzel, Ischämie und chemische Einwirkungen. Mechanische, thermische und elektrische Reize während operativer Eingriffe an den intraabdominellen Organen erzeugen keinen Schmerz, solange sie fern von parietalem Peritoneum, Retroperitoneum und Mesenterialwurzel gesetzt werden. Viszerale Afferenzen ziehen über A-Delta- und C-Fasern zum Hinterhorn. Klinisches Korrelat der viszeralen Irritation ist ein dumpfer bis brennender, diffuser, tiefer, umherschweifender an- und abschwellender Schmerz (»Eingeweideschmerz«), der vegetative und affektive Reaktionen (Blutdruckabfälle, Schweißausbrüche, Übelkeit, Krankheitsgefühl) hervorruft.

## Zentraler Schmerz

Die Entstehung von Schmerzen ist nicht an periphere pathologische Prozesse gebunden. Nach Durchtrennung eines Nerven kann im anästhetischen Areal Schmerz empfunden werden. Typische Beispiele sind der Phantomschmerz und die Anaesthesia dolorosa nach spinaler Chordotomie. Aber auch Prozesse oberhalb der spinalen Ebene wie Schädigung bestimmter Thalamuskerne beim Thalamusschmerzsyndrom vermögen ohne Vorliegen einer peripheren Ursache ausgedehnte Schmerzempfindungen zu unterhalten.

Erkenntnisse über die mögliche Entstehung solcher läsionsassoziierter zentraler Schmerzen hat die Entdeckung des schmerzhemmenden, zentralen Systemes erbracht. Es darf als gesichert gelten, daß die Schmerzempfindung entscheidend über Hemmechanismen moduliert wird, deren Aktivität u. a. endogene Peptide mit morphinartiger Wirkung (Enkephaline und Endorphine), steuern. Durch Elektrostimulation von Hirnarealen und Mikroinjektionen von Opiaten in das Hirngewebe läßt sich von zahlreichen Stellen des zentralen Nervensystemes aus eine ausgedehnte Analgesie erzeugen. Der Nachweis von Opiatbindungsstellen gelang ebenfalls. Man muß vermuten, daß aus Zerstörung (z. B. durch eine hypoxische Nekrose) oder Funktionsstörung (z. B. durch verminderte synaptische Transmitterkonzentrationen) Schmerzempfindungen resultieren. Zentrale Strukturen mit schmerzhemmender Funktion sind die Mandelkerne, das periventrikuläre Zwischenhirn, das periaquäduktale Grau und andere Kernareale.

Dem Hinterhorn kommt bei der Entstehung von Deafferenzierungsschmerz besondere Bedeutung zu. Es reagiert auf Denervierung mit einer Hypersensitivität und elektrischen Instabilität, die eine erhöhte Entladungsfrequenz zur Folge haben. Dauerschmerzen, lanzinierender Schmerz und Hyperpathie können klinische Korrelate darstellen. Die Schmerzqualität einer Deafferenzierung ist meist brennend.

Das Phänomen des zentralen Schmerzes ist eng mit dem chronischen Schmerz verknüpft. Zahlreiche periphere Mechanismen sind für die Entstehung chronischer Schmerzen verantwortlich. Beispielhaft seien Veränderungen des Gewebsmilieus, elektrophysiologische Vorgänge am Nerven selbst sowie Reflexmechanismen genannt. Sie erklären aber nicht alle chronischen Schmerzzustände. Der Mehrzahl dürften zentrale Ursachen zugrunde liegen. Ein auf höherer Ebene angesiedeltes Phänomen ist der zentral fixierte Schmerz: Obwohl die ursprüngliche, periphere Schmerzursache (z. B. eine Gangrän) beseitigt ist, wird der Schmerz in Qualität und Lokalisation – auch nach einer Amputation – exakt weiterempfunden. Als »Engramm« bleibt der Schmerz im Erleben bestehen. Die Blockade des afferenten Zustromes durch eine diagnostische Anästhesie untermauern die zentrale Schmerzgenese, wenn die Empfindung weiterhin wahrgenommen wird. Psychische Imbalanzen begünstigen die Ausbildung zentraler wie auch jeglicher peripherer Schmerzbilder.

**Der Faktor »Psyche« ist der Motor des Schmerzes ohnehin.** Wir vermuten, daß 80% aller chronischen Schmerzbilder psychische Ursachen haben oder durch psychische Einflüsse mitbestimmt werden. Demnach könnte man der Mehrzahl aller Schmerzkranken durch eine Verbesserung des psychosozialen Milieus helfen. Angst, Hoffnungslosigkeit, Verzweiflung, Trauer, Aggressivität und tendenziöse Konfliktreaktionen sind weitaus häufiger als neurotische und psychotische Störungen für Schmerzen verantwortlich. Psychogene Schmerzen treten bevorzugt in Körperregionen mit symbolhafter Bedeutung wie Gesicht, Mundhöhle, Schulter und Kreuz auf.

Als begleitende Empfindungsstörung beobachtet man Schmerzen bei bestimmten Schizophrenien und endogenen Depressionen.

Schmerz zentraler Genese ist vielgestaltig. Die noch weitgehend unbekannte Dimension der zentralen Komponente chronischer Schmerzzustände darf nicht dazu verleiten, alle unklaren Schmerzbilder hierunter zu subsumieren. Wurden früher die peripheren Entstehungstheorien chronischer Schmerzen überbewertet, erfolgt heute oft das Gegenteil. Bevor eine zentrale Schmerzgenese angenommen wird, sollte man sich vergewissern, ob das diagnostische Spektrum auch wirklich die notwendige Breite besessen hat.

# Schmerzausstrahlung und schmerzinduzierte Phänomene

## Übertragener Schmerz

Schmerz wird im seltensten Fall ausschließlich am Ort der Nozizeptorenerregung lokalisiert. Betrachtet man den Schmerz bei Nervenkompression, können Schädigungsort und Schmerzzone weit auseinanderliegen. Sieht man von der direkten Nervenschädigung ab, sind die Mechanismen des übertragenen Schmerzes weitgehend unbekannt. Auch hängt die Schmerzprojektion nicht nur von der Schädigungs*lokalisation* sondern auch von der Schädigungs*intensität* ab. Bezieht man die Variabilität von funktionalem Zustand und Topographie des Nervensystems mit ein, wird verständlich, daß Zuordnung von Schmerzlokalisation und Schmerzursache häufig Schwierigkeiten bereiten. Die Schmerzprojektion erfolgt meist in die Strukturen, deren Afferenzen das Rückenmark auf selber segmentaler Ebene wie Impulse des geschädigten Organes erreichen. Zur Erklärung werden Bahnungsphänomene durch Reizsummation und Reizkonvergenz herangezogen. Von grundlegender Bedeutung ist, daß stammnahe Strukturen Schmerzausstrahlungen bis in die distale Extremität unterhalten können.

Unsere Kenntnisse der Schmerzprojektion einzelner Körperstrukturen beruhen auf klinischen Beobachtungen und experimentellen Arbeiten.

Sie müssen bei der Komplexität der Materie deskriptiv ausfallen, was ihren klinischen Nutzen aber nicht beeinträchtigt.

**Nerven**

Die Schädigung eines peripheren Nerven oder seiner zentralen Bahnen führt zu einer Schmerzprojektion in das Ursprungsgebiet der betroffenen Fasern. (Abb. **2a–d**). Sind alle Fasern eines Nerven lädiert, fällt die Zuordnung von Schmerzbild und Schädigungsort leicht. Typisches Beispiel ist der Schmerz in Dermatom, Myotom und Sklerotom bei einer Wurzelkompression. Meist hat der Schmerz aber nicht diese maximale Ausdehnung, sondern befällt nur Teile des Versorgungsgebietes, die weit auseinanderliegen können. So vermag eine lumbale Wurzelkompression nur Paravertebralschmerz, nur Beinschmerz und beides zu bewirken, je nachdem, ob Fasern des R. dorsalis nervi spinalis, des R. ventralis nervi spinalis oder der gesamte Nerv gequetscht werden. Andere Reiz- und Ausfallserscheinungen führen dann auf die richtige Spur. Die hyp- oder analgetische Zone hat grundsätzlich die größte Ausdehnung. In Zweifelsfällen können Leitungsblockaden und elektrosensitive Diagnostik wegweisend sein. Abb. **3a** u. **b** stellen die nervale Versorgung des Extremitätenskelettes dar.

**Wirbelsäule**

Übertragene Schmerzen, die ihren Ursprung in der Wirbelsäule haben, sind von größter klinischer Bedeutung. Sie lokalisieren sich oft in den Extremitäten und können periphere Schmerzursachen vortäuschen.

Eine Besonderheit der Wirbelsäule liegt im engen räumlichen Nebeneinander von Strukturen, die ihre Innervation aus verschiedenen Segmenten erhalten. Beispielhaft sei das Bewegungssegment des 4. Lendenwirbels angeführt.

Es versorgen

Segmente Th 11 + Th 12: Haut über dem 4. Lendenwirbel.

Segmente L 1 + L 2: Subkutangewebe und oberflächliche Muskulatur.

Segmente L 2 + L 3: Longitudinalbänder und Teile der Dura mater.

Segmente L 3 – L 5: Facettengelenke.

Segment L 4: tiefe paravertebrale Muskulatur, Teile des Wirbelbogens und tiefe Anteile der Ligg. interspinosa.

Somit verteilen sich Afferenzen eines Schädigungsniveaus auf mindestens sieben spinale segmentale Ebenen!

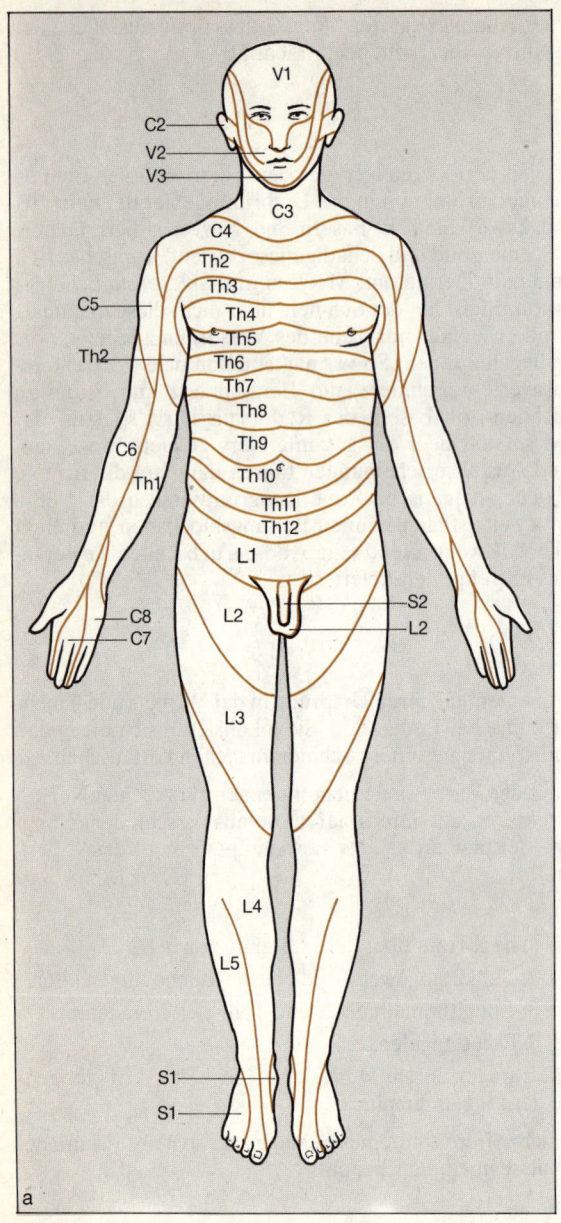

16  Pathophysiologie und Phänomenologie des Schmerzes

Abb. **2a–d** Neurotopographie: Dermatome und Hautnerven (schematisiert) Variabilität und Überlappungen können beachtlich sein (nach *Hansen/Schliack* u. *Waldeyer*).

Abb. **2a**  Dermatome, ventrale Ansicht.

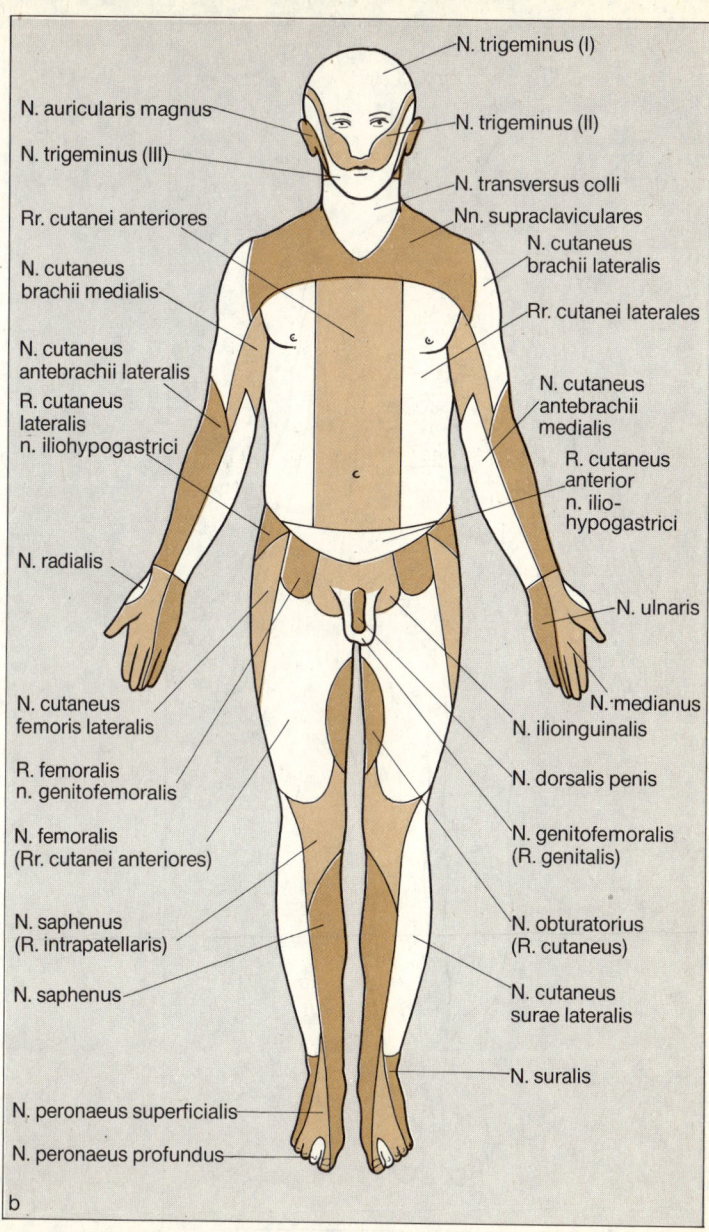

## Schmerzausstrahlung und schmerzinduzierte Phänomene 17

Abb. **2b** Hautnerven, ventrale Ansicht.

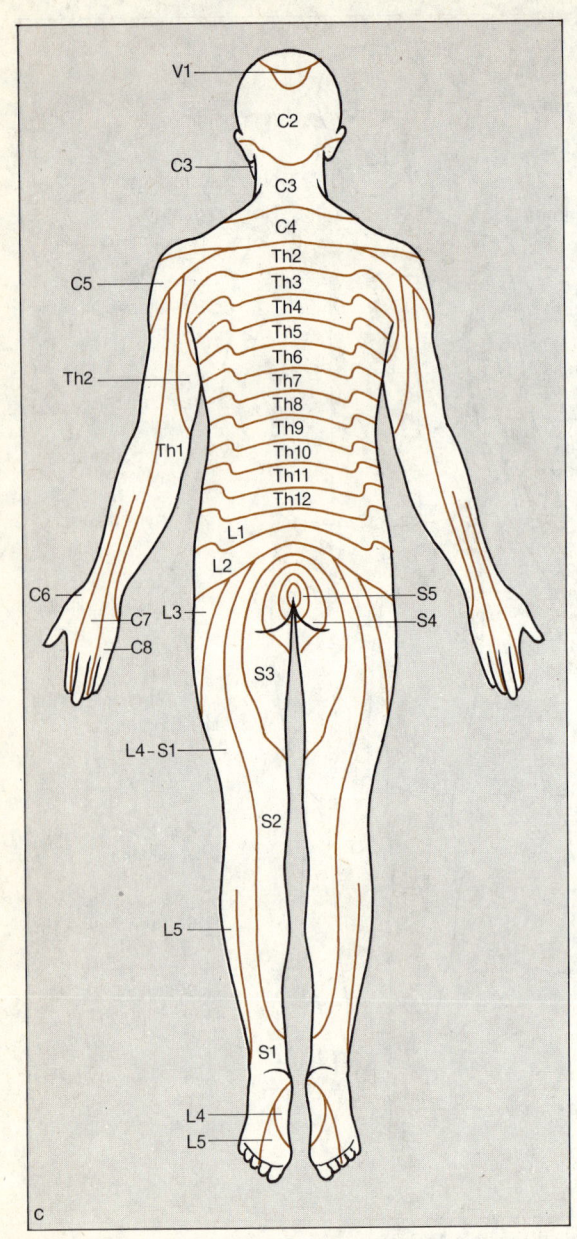

Abb. **2c** Dermatome, dorsale Ansicht.

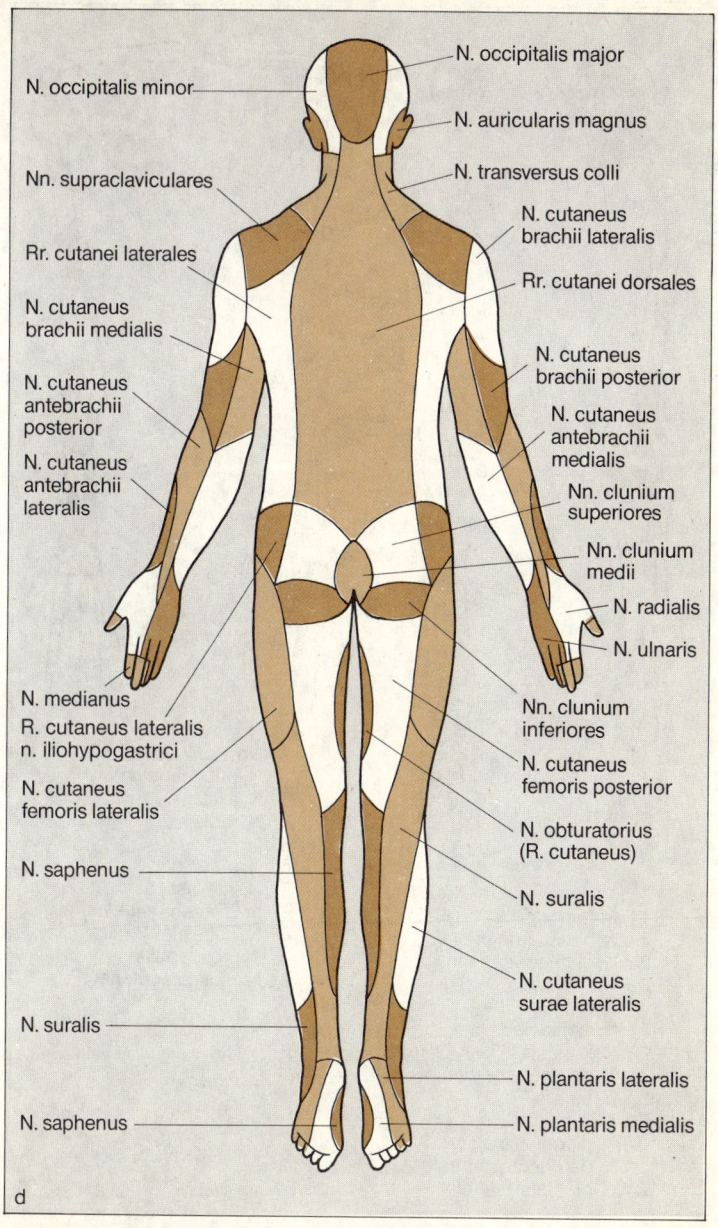

Schmerzausstrahlung und schmerzinduzierte Phänomene 19

Abb. **2d** Hautnerven, dorsale Ansicht.

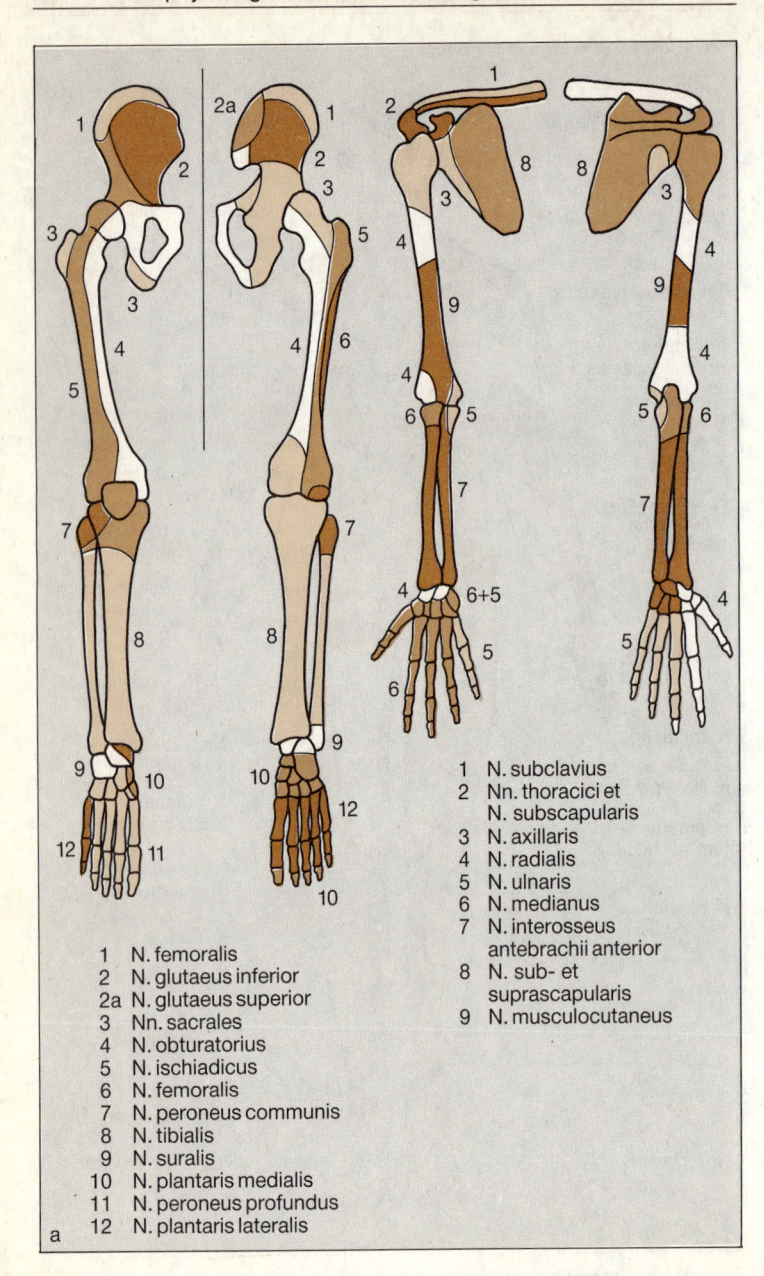

20  Pathophysiologie und Phänomenologie des Schmerzes

1 N. subclavius
2 Nn. thoracici et
  N. subscapularis
3 N. axillaris
4 N. radialis
5 N. ulnaris
6 N. medianus
7 N. interosseus
  antebrachii anterior
8 N. sub- et
  suprascapularis
9 N. musculocutaneus

 1 N. femoralis
 2 N. glutaeus inferior
2a N. glutaeus superior
 3 Nn. sacrales
 4 N. obturatorius
 5 N. ischiadicus
 6 N. femoralis
 7 N. peroneus communis
 8 N. tibialis
 9 N. suralis
10 N. plantaris medialis
11 N. peroneus profundus
12 N. plantaris lateralis

a

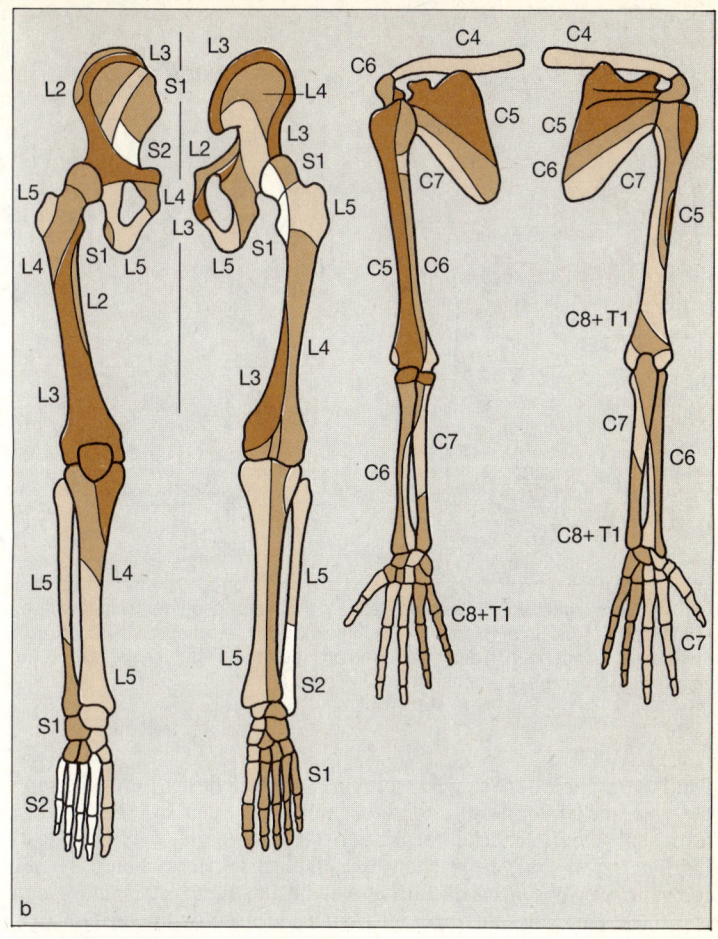

Abb. 3a u. b  Neurotopographie: Sklerotome und Skelettnerven (nach *Jenker*).
◀ Abb. 3a  Innervation des Extremitätenskelettes.
Abb. 3b  Sklerotome des Extremitätenskelettes.

Die einzelnen Gelenkkapseln erhalten ihre Versorgung vom dorsalen Spinalnervenast. Kollateraläste eines R. articularis ziehen zu benachbarten Wirbelbogengelenken. Jede Gelenkkapsel ist somit polysegmental innerviert. Die Lokalisation des übertragenen Schmerzes kann daher höchst unterschiedlich ausfallen, obwohl die Schädigungsorte in enger Nachbarschaft liegen.

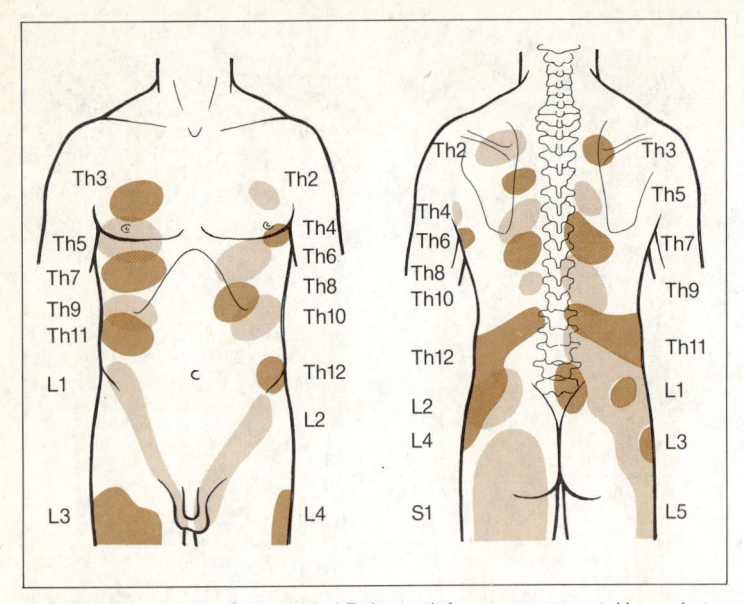

**Abb. 4** Fortgeleiteter Schmerz bei Reizung tiefer monosegmental innervierter Strukturen (Ligg. interspinosa). Die Injektion hypertoner Salzlösung ruft Schmerzempfindungen in den bezeichneten Hautarealen hervor, die stärker als der lokale Schmerz sein können (nach *Kellgreen*).

Die Topographie der Schmerzprojektionszonen läßt sich durch Reizung der entsprechenden Strukturen (z. B. mit hypertoner Kochsalzlösung) festlegen. Oberflächliche Strukturen (Rückenfaszie, Dornfortsätze, Ligg. supraspinalia) verursachen ausschließlich lokalen Schmerz. Tiefer gelegene Gewebe (oberflächliche Anteile der Ligg. interspinosa und oberflächliche Muskeln) bedingen einen diffusen Schmerz. Die Reizung der tiefen Strukturen (Wirbelbogengelenke, Periost, tiefe Ligamente, tiefe Muskeln) läßt dagegen einen fortgeleiteten Schmerz fern des Stimulationsortes entstehen. Seine Lokalisation zeigt häufig gewisse Übereinstimmung mit dem Dermatom, welches die gereizte Ebene repräsentiert.

Abb. **4** zeigt Projektionszonen des fortgeleiteten Schmerzes bei Stimulation tiefer thorakaler, lumbaler und sakraler Strukturen.

## Muskeln

Reflektorischer schmerzhafter Muskelhartspann ist ein geläufiges klinisches Phänomen. Häufig liegt die primäre Störung nicht im Muskel, sondern in ossären oder ligamentären Strukturen. Von der Muskulatur ausgehender übertragener Schmerz ist dann als sekundärer Schmerzzustand anzusprechen.

In ein pathologisches Geschehen einbezogene Muskeln weisen sog. »Triggerpunkte« auf. Dieses sind ½–1 cm durchmessende überempfindliche Regionen, von denen spontan (»aktiver Triggerpunkt«) oder durch Kompression (»latenter Triggerpunkt«) ein mitunter lang anhaltender fortgeleiteter Schmerz ausgeht. Schaltet man Triggerpunkte aus (z.B. durch Infiltrationsanästhesie), sistiert der Schmerz. Anatomisches Substrat und Neurophysiologie des muskulären Triggerpunktes sind unbekannt. Er kann in Tendomyosen liegen.

Experimentell lassen sich die Referenzzonen einzelner Muskelareale durch Injektion hypertoner Salzlösungen bestimmen.

Die Abb. 5–17 zeigen die wichtigsten Triggerpunkte und Referenzzonen häufig befallener Muskeln. Der Begriff »Triggerpunkt« wird nicht nur für myofasziale sondern auch für ligamentäre, ossäre und artikuläre Strukturen verwendet, sofern deren Palpation einen fortgeleiteten Schmerz auslöst.

## Eingeweide

Viszerale Organe verfügen über keine eigenständige zentrale Repräsentation. Schmerzen resultieren zum einen aus dem dumpfen, schwer lokalisierbaren tiefen Schmerz (»Eingeweideschmerz«), zum anderen aus der Projektion viszeraler Afferenzen in somatische Strukturen. Als Ergebnis wird »übertragener« Schmerz wahrgenommen, sofern der viszerale Reiz über entsprechende Intensität verfügt. Durch Mitbeteiligung sensibler parietaler Serosa an einem Krankheitsprozeß entsteht sog. »fortgeleiteter« Schmerz. Unterschwellige viszerale Afferenzen vermögen Schmerzen somatisch innervierter Organe über Bahnungsmechanismen zu fördern. Übertragung und Bahnung erfolgen auf gleicher (oder naher) segmentaler Ebene (Tab. 3).

Viszerale Afferenzen sparen die Segmente C5–C8 und L3–S1 aus. In diesem Bereich können daher allenfalls Bahnungsmechanismen vorliegen.

Klinisches Korrelat des übertragenen Schmerzes stellen die hyperalgetischen Zonen nach Head und MacKenzie dar. Headsche Zonen sind überempfindliche Hautareale, in denen spontaner übertragener Schmerz besteht oder durch leichte taktile Reize (Berührung mit Si-

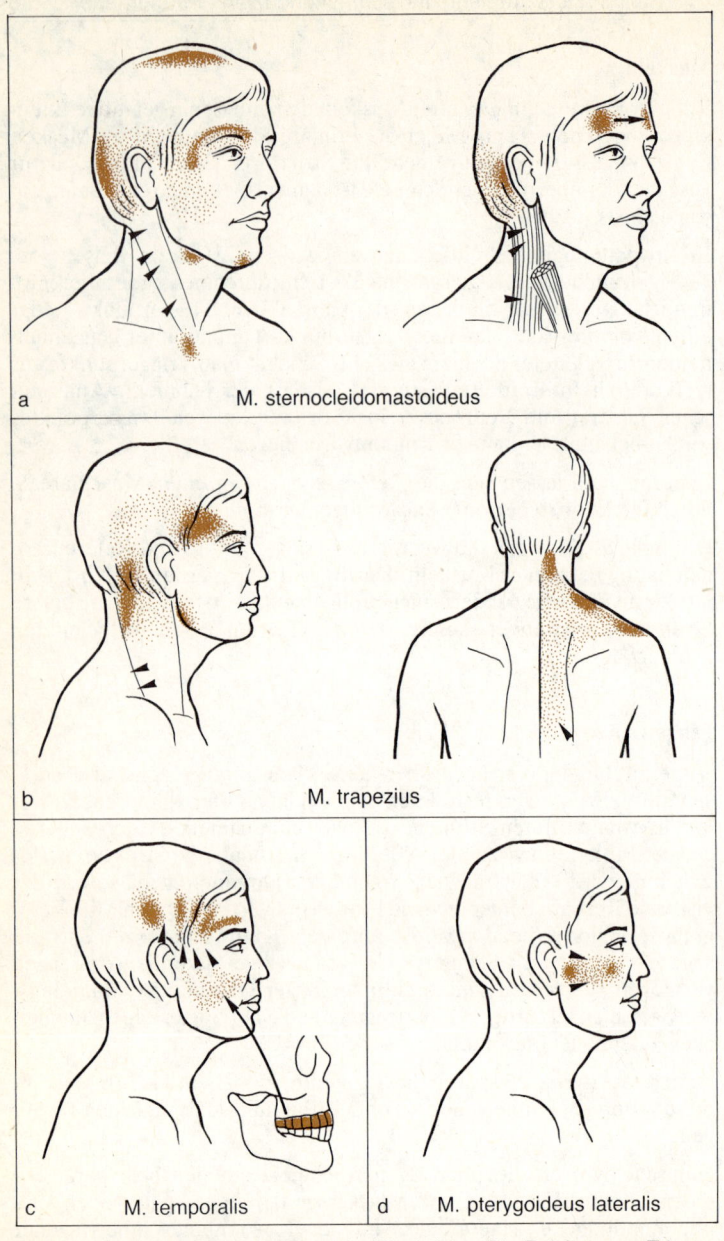

**Abb. 5–17** Fortgeleiteter Schmerz der Muskulatur. Die Reizung sog. Triggerpunkte löst Schmerzempfindungen fern des Reizortes aus (nach *Travell*).

a) M. sternocleidomastoideus
b) M. trapezius
c) M. temporalis
d) M. pterygoideus lateralis

| | |
|---|---|
| a  oberflächlich | tief |
| | M. masseter |

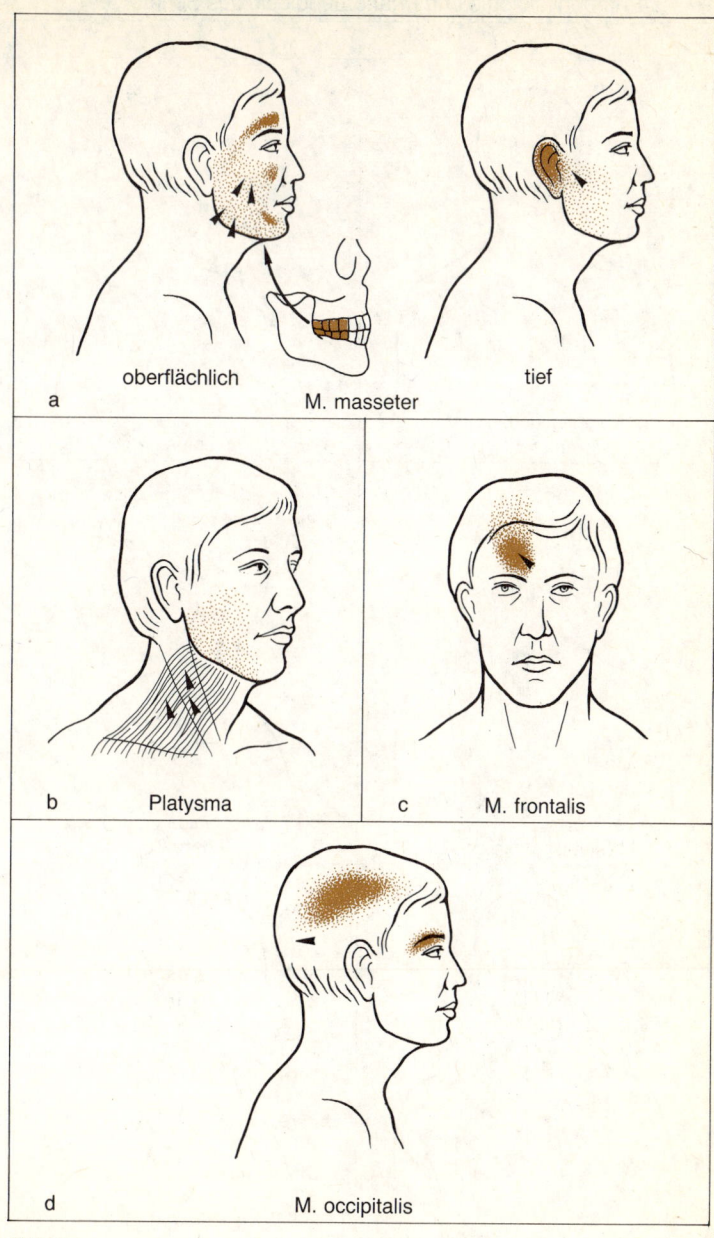

b  Platysma

c  M. frontalis

d  M. occipitalis

Abb. 6

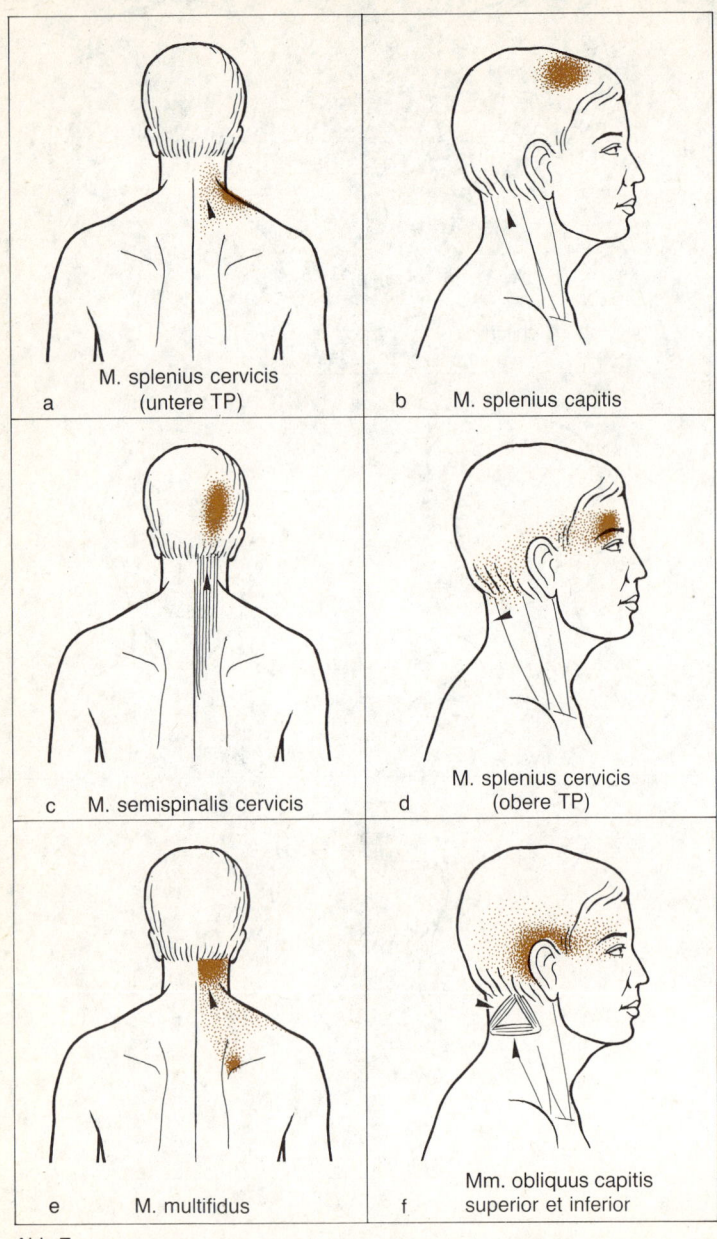

26　Pathophysiologie und Phänomenologie des Schmerzes

a M. splenius cervicis (untere TP)

b M. splenius capitis

c M. semispinalis cervicis

d M. splenius cervicis (obere TP)

e M. multifidus

f Mm. obliquus capitis superior et inferior

Abb. 7

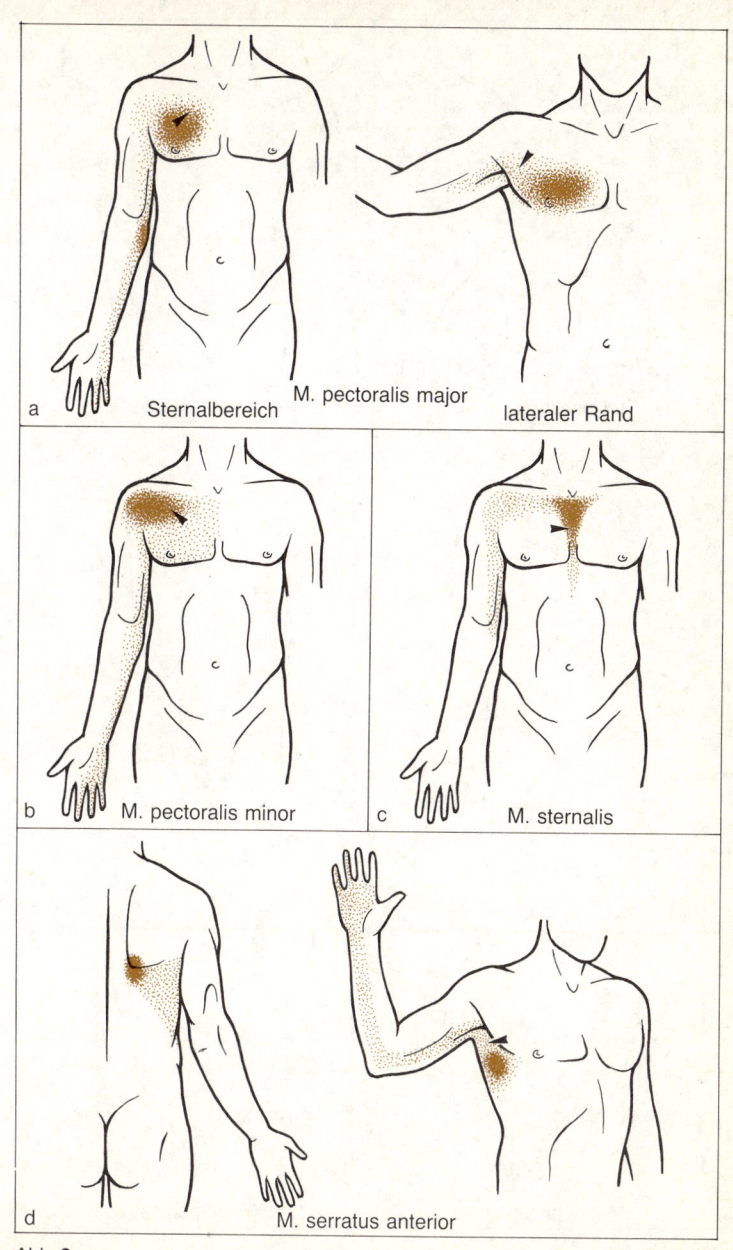

## Schmerzausstrahlung und schmerzinduzierte Phänomene 27

a  Sternalbereich   M. pectoralis major   lateraler Rand
b  M. pectoralis minor
c  M. sternalis
d  M. serratus anterior

Abb. 8

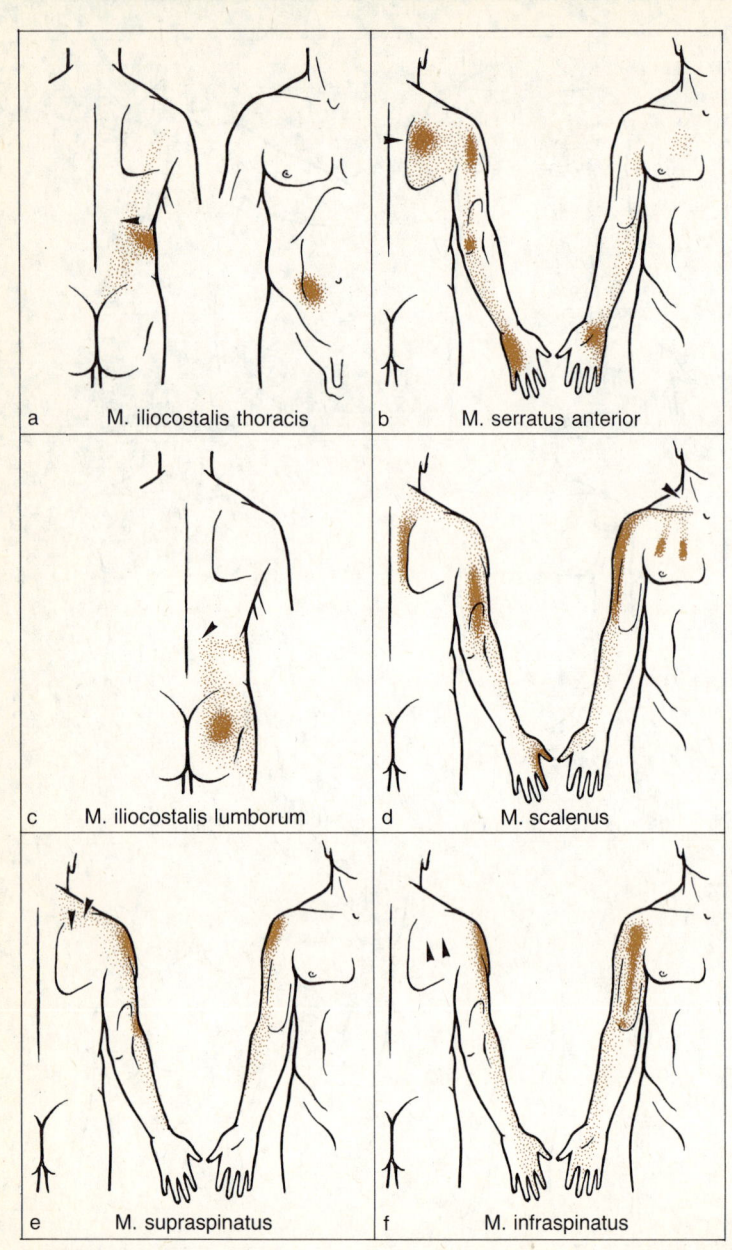

28  Pathophysiologie und Phänomenologie des Schmerzes

a  M. iliocostalis thoracis
b  M. serratus anterior
c  M. iliocostalis lumborum
d  M. scalenus
e  M. supraspinatus
f  M. infraspinatus

Abb. 9

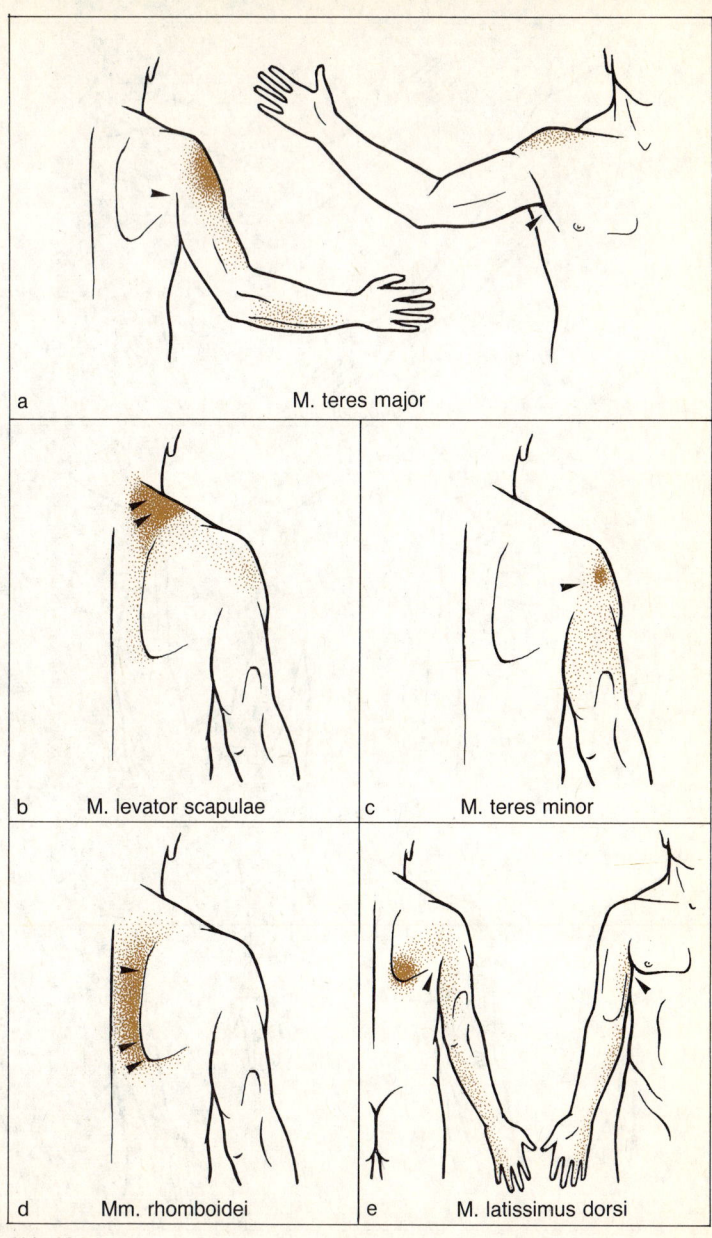

## Schmerzausstrahlung und schmerzinduzierte Phänomene 29

a  M. teres major

b  M. levator scapulae

c  M. teres minor

d  Mm. rhomboidei

e  M. latissimus dorsi

Abb. **10**

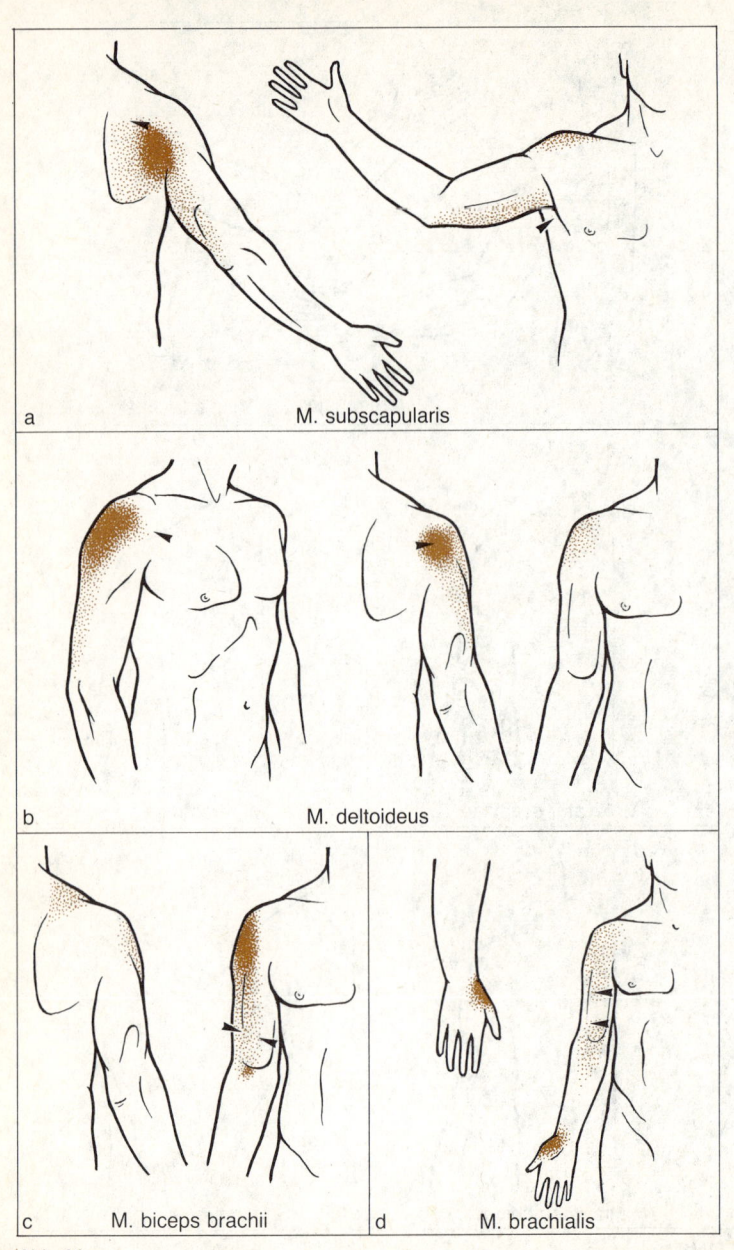

# Pathophysiologie und Phänomenologie des Schmerzes

| | |
|---|---|
| a | M. subscapularis |
| b | M. deltoideus |
| c | M. biceps brachii |
| d | M. brachialis |

Abb. 11

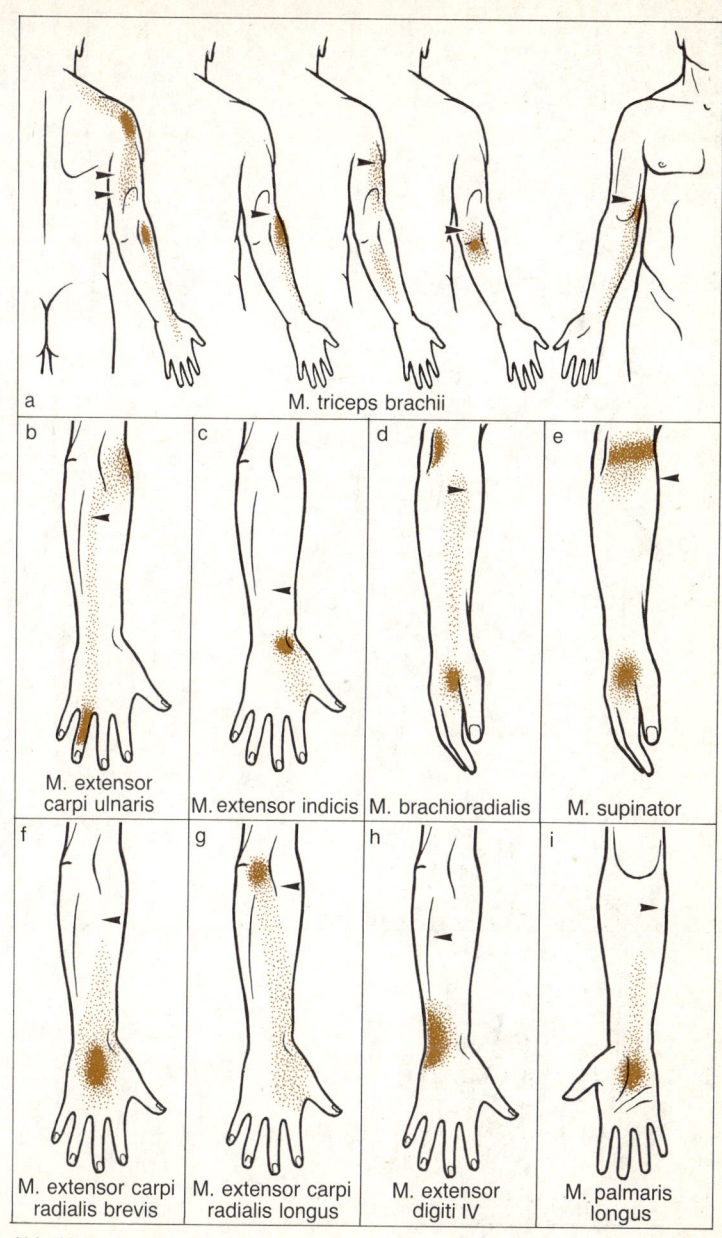

Schmerzausstrahlung und schmerzinduzierte Phänomene 31

a M. triceps brachii
b M. extensor carpi ulnaris
c M. extensor indicis
d M. brachioradialis
e M. supinator
f M. extensor carpi radialis brevis
g M. extensor carpi radialis longus
h M. extensor digiti IV
i M. palmaris longus

Abb. 12

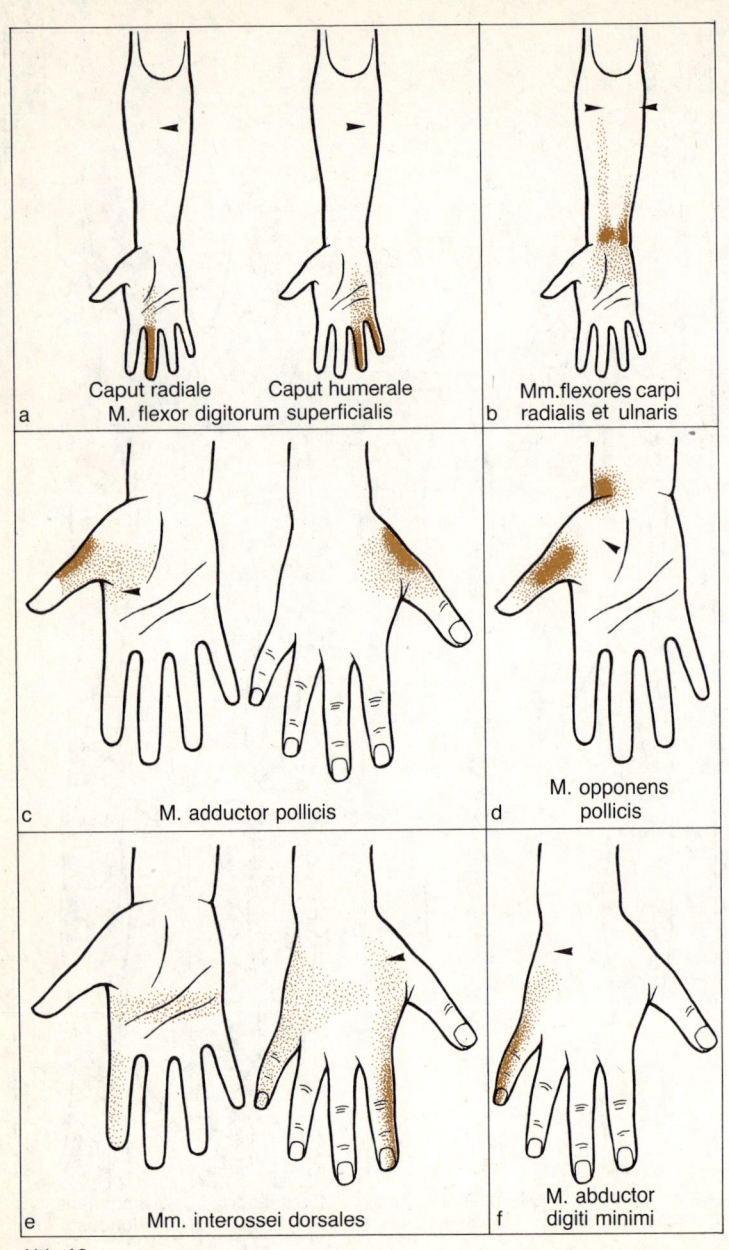

32  Pathophysiologie und Phänomenologie des Schmerzes

a  Caput radiale   Caput humerale
   M. flexor digitorum superficialis

b  Mm. flexores carpi radialis et ulnaris

c  M. adductor pollicis

d  M. opponens pollicis

e  Mm. interossei dorsales

f  M. abductor digiti minimi

Abb. 13

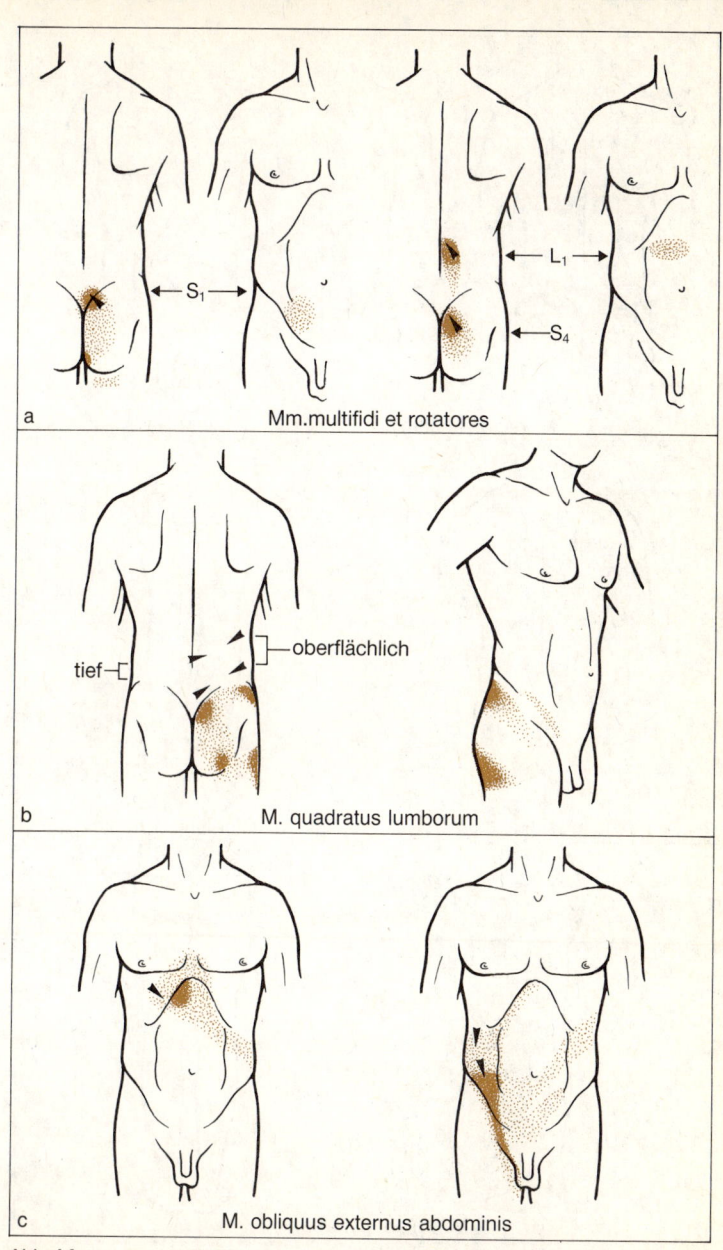

## Schmerzausstrahlung und schmerzinduzierte Phänomene

**a** Mm. multifidi et rotatores

**b** M. quadratus lumborum — tief / oberflächlich

**c** M. obliquus externus abdominis

Abb. 14

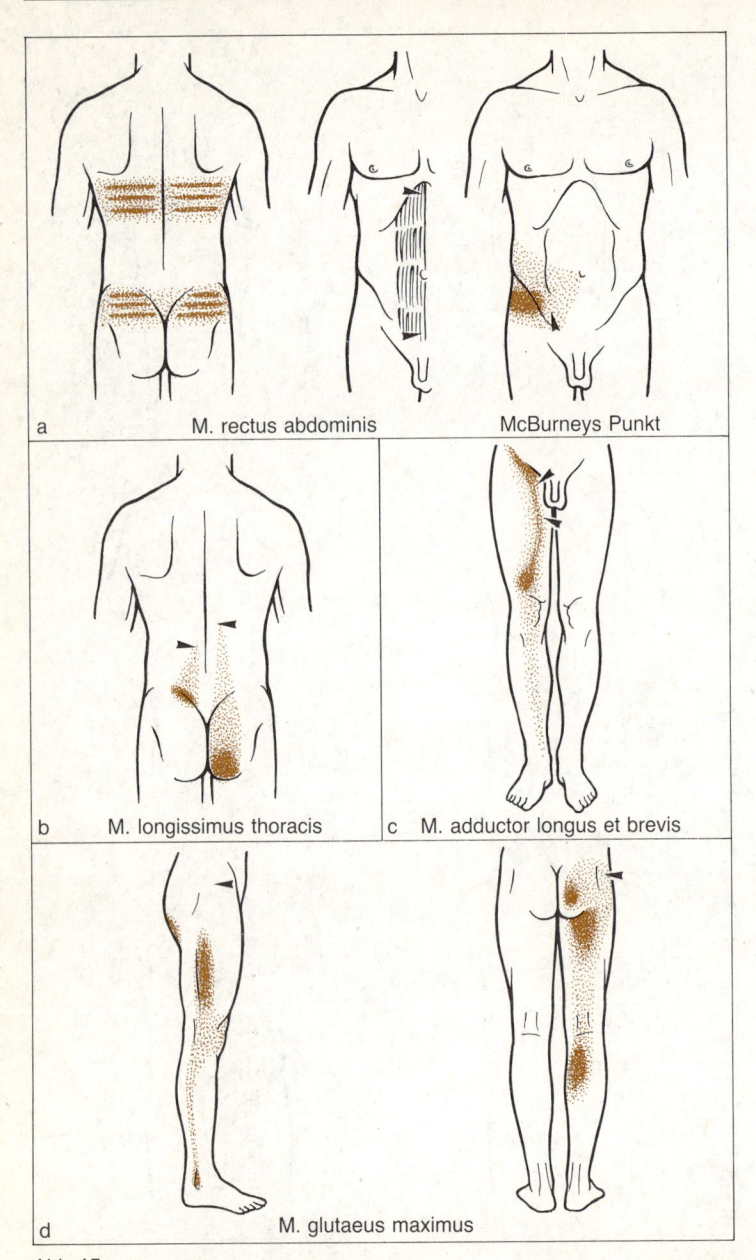

34  Pathophysiologie und Phänomenologie des Schmerzes

a  M. rectus abdominis    McBurneys Punkt

b  M. longissimus thoracis    c  M. adductor longus et brevis

d  M. glutaeus maximus

Abb. 15

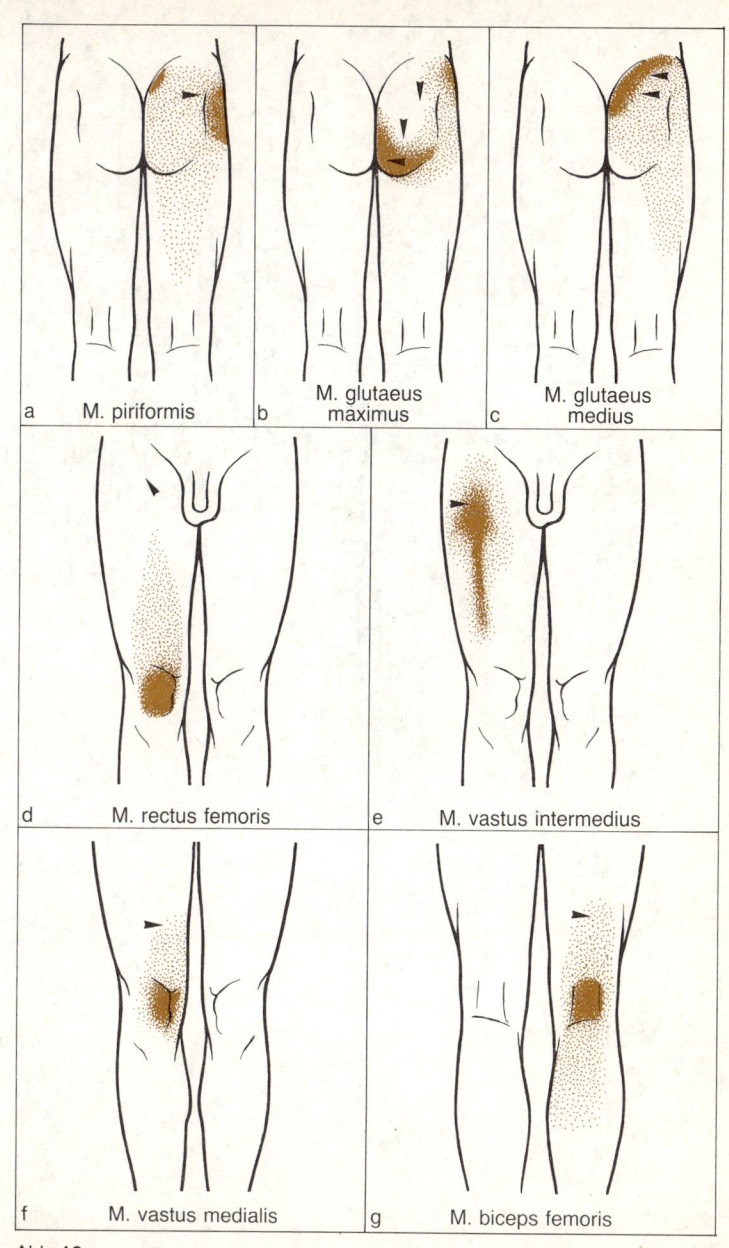

## Schmerzausstrahlung und schmerzinduzierte Phänomene 35

a  M. piriformis
b  M. glutaeus maximus
c  M. glutaeus medius
d  M. rectus femoris
e  M. vastus intermedius
f  M. vastus medialis
g  M. biceps femoris

Abb. 16

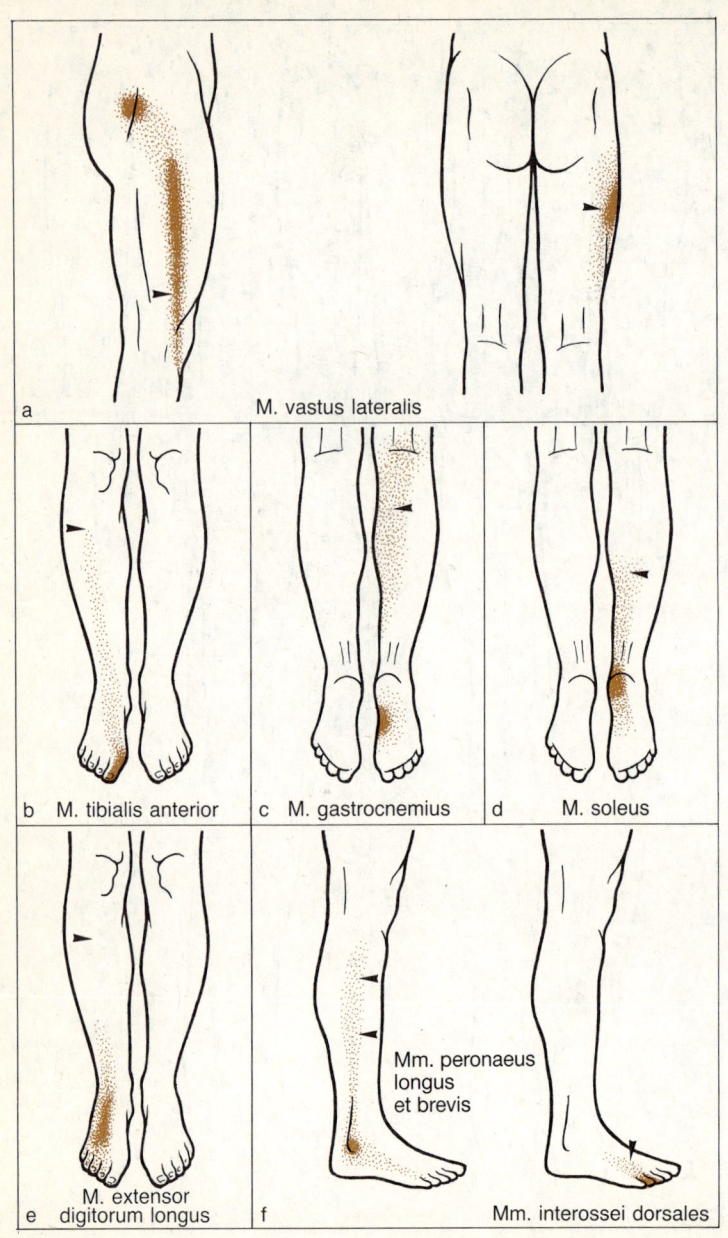

36  Pathophysiologie und Phänomenologie des Schmerzes

a  M. vastus lateralis

b  M. tibialis anterior

c  M. gastrocnemius

d  M. soleus

e  M. extensor digitorum longus

f  Mm. peronaeus longus et brevis

Mm. interossei dorsales

Abb. 17

## Schmerzausstrahlung und schmerzinduzierte Phänomene

Tabelle 3  Systematik viszeraler Afferenzen

Zwerchfell C3–4
Herz C3–4 und Th1–8
Lunge C3–4 und Th3–9
Ösophagus Th4–8
Magen C3–4 und Th7–8
Leber/Gallenblase C3–4 und Th7–11
Pankreas Th6–9
Jejunum Th9
Ileum Th10
Appendix, Zäkum, Colon ascendens und transversum Th11–12
Colon descendens, Sigma Th12–L1
Niere Th10–L1
Ureter Th 10–L2
Blase Th10–L2
Ovar/Hoden Th9/10
Tube Th11–L1
Uterus Th11–12
Rektum S2–4

cherheitsnadel, Kompression einer Hautfalte) Dysästhesien ausgelöst werden können (Abb. 23a u. b). MacKenziesche Zonen repräsentieren hyperalgetische tiefe Gewebe (Muskeln, Faszien, Periost), die spontan oder auf Druck hin schmerzen. Meist ist die hyperalgetische Zone um sog. »Maximalpunkte« konzentriert. Headsche und MacKenziesche Zonen haben annähernd segmentale Anordnung (vgl. Abb. 3).

## Diagnostische Segmentpunkte

Bei sorgfältiger Palpation kann man druckschmerzhafte Punkte im muskulofaszialen Gewebe feststellen, die sich Störungen bestimmter Wirbelsäulengelenke zuordnen lassen (sog. »segmentale Dysfunktion«). Das Spektrum auslösender Veränderungen reicht von rein funktionellen (Hypermobilität, Hypomobilität) bis zu entzündlichen und degenerativen Vorgängen. Die Druckpunkte liegen im Bereich des gestörten Segmentes. Ihre interessanteste Eigenheit ist das prompte Verschwinden nach Ausschaltung pathologischer Afferenzen des entsprechenden Gelenkes durch manualtherapeutische Handgriffe oder Lokalanästhesie. Auch graduelle Unterschiede der segmentalen Bewegungsstörungen lassen sich erfassen: Unter Zunahme der funktionellen Fehlstellung (Provokationsprüfung) nimmt die Schmerzintensität des Druckpunktes zu. Somit sind die Segmentpunkte diagnostisch als auch zur Therapieerfolgskontrolle verwendbar. Ein anatomisch-histologisches Korrelat wurde nicht gefunden.

Die Abb. **18–22** zeigen klinisch bedeutsame Segmentpunkte.

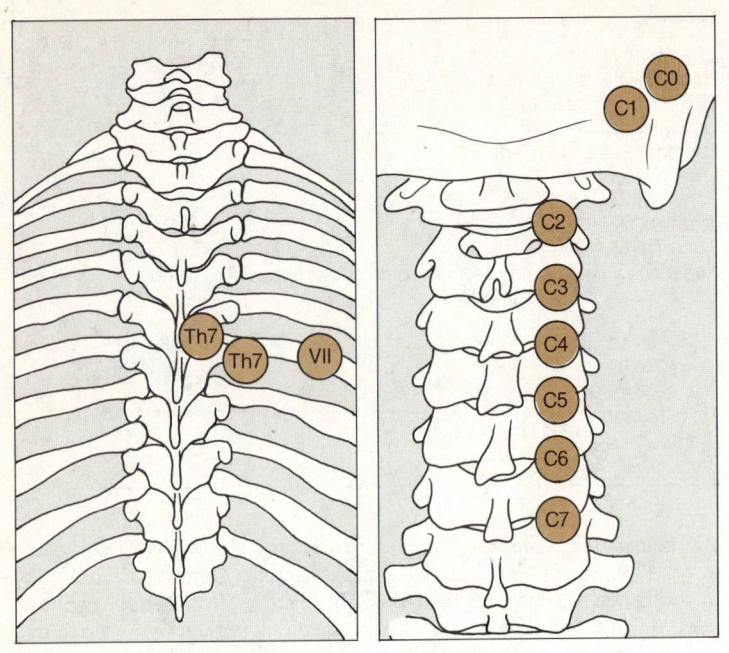

Abb. 18–22  Diagnostische Segmentpunkte (nach *Dvorak*).

Abb. 18  Thorakale Segmente.       Abb. 19  Zervikale Segmente.

## Reflektorische schmerzinduzierte Phänomene

Zwischen somatischem und vegetativem Nervensystem bestehen zahlreiche Wechselwirkungen, die sich häufig in reflektorischen Vorgängen äußern. Sie sind Quelle diagnostischer Irrtümer und Verwirrungen, können aber, sofern man sie als *Folgezustand* und *nicht als Ursache* des Schmerzes erkannt hat, Hinweise auf die Lokalisation der zugrundeliegenden Schädigung geben. Dazu bedient man sich der Tatsache, daß die Lokalisation dieser reflektorischen Vorgänge ähnlich dem fortgeleiteten Schmerz in annähernd konstante topographische Beziehungen zum Ort des Ursprungsgeschehens tritt. Häufig treten übertragener Schmerz und vegetative Reaktion gleichzeitig auf. So sind in Headschen Zonen oft herabgesetzte Hauttemperatur, gesteigerter Dermographismus, gesteigerte Piloarrektion, Zyanose und Anisohidrosis nachweisbar.

# Schmerzausstrahlung und schmerzinduzierte Phänomene

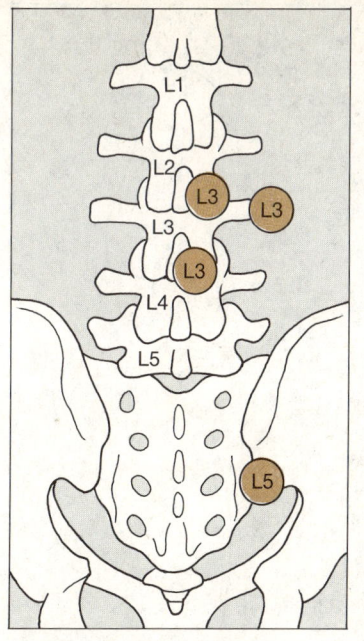

Abb. 20  Lumbale Segmente.

Abb. 21  Sakrale Segmente, dorsal.

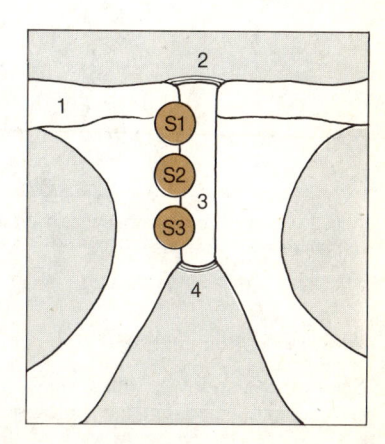

Abb. 22  Sakrale Segmente, ventral.

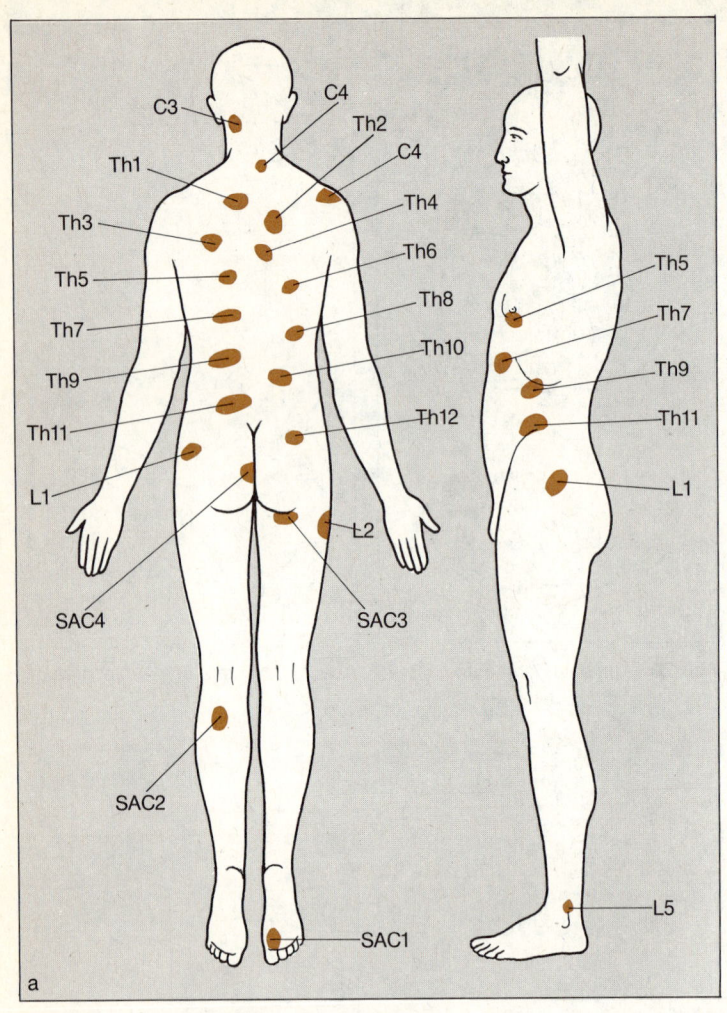

40 Pathophysiologie und Phänomenologie des Schmerzes

Abb. **23a** u. **b** Fortgeleiteter Schmerz viszeraler Strukturen. Maximalpunkte der kutanen Hyperalgesie (Headsche Zonen).

Abb. **23a** Dorsale Ausbreitung.

## Sensorische Phänomene

Schmerzen verändern sensorische Empfindungen. Die zugrundeliegenden unbekannten neurophysiologischen Mechanismen sind sicher recht

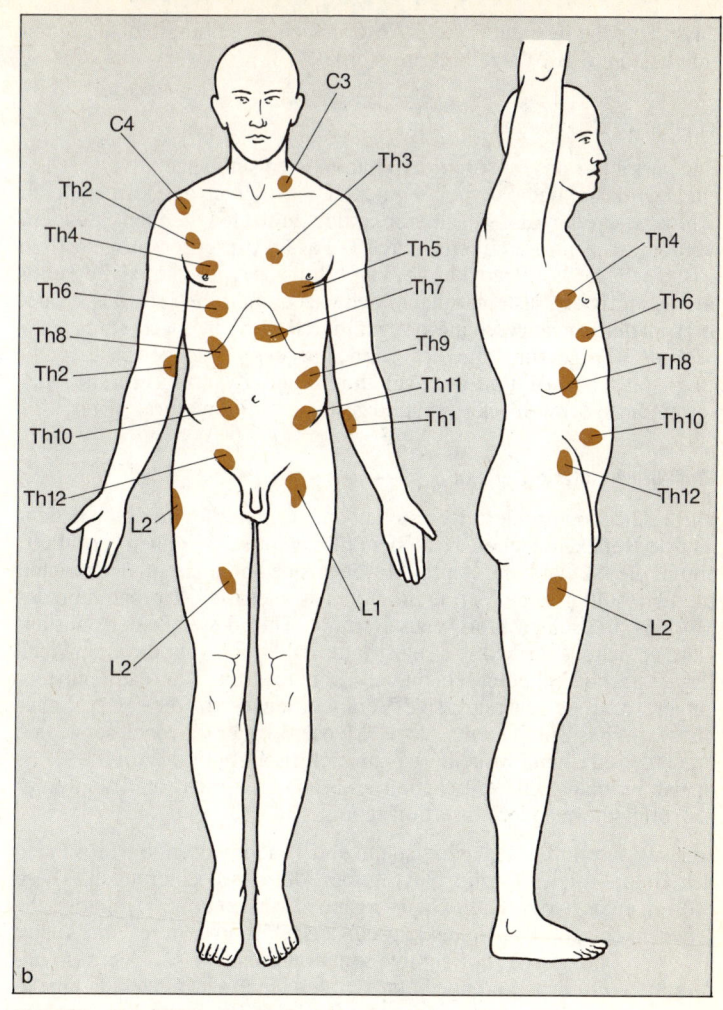

Abb. 23b  Ventrale Ausbreitung.

unterschiedlicher Natur, da Empfindungsveränderungen im Sinne einer Überempfindlichkeit (z. B. kutane Hyperästhesie bei viszeralen Affektionen) als auch einer Minderempfindlichkeit (z. B. kutane Hypästhesie bei vertebragenen Affektionen) resultieren können. Weiter beobachtet man Parästhesien und Dysästhesien.

Cave: Hypalgesien sind immer Ausdruck eines Leitungsblockes durch eine Läsion (z. B. Wurzelkompression).

**Vegetative Reaktionen**

Eng verknüpft mit sensorischen Phänomenen sind vegetative Erscheinungen, die segmental, polysegmental, im Gebiet des fortgeleiteten Schmerzes, oder als Allgemeinreaktion auftreten können. Letztere werden auf zentraler Ebene durch C-Faser-Afferenzen ausgelöst, so z. B. Tachykardie, Bradykardie, Hypertonie, Hypotonie, Hyperventilation, Stoffwechselsteigerungen, Schwitzen und Übelkeit. Als lokale, auf spinaler Ebene geschaltete vegetative Reflexe beobachtet man Hyperämie, Turgorzunahme des Bindegewebes (Bindegewebsverquellung), Vasokonstriktion mit Abkühlung und Zyanose, erhöhte oder verminderte Schweißsekretion und gesteigerte Pilomotoraktivität.

**Muskuloskelettale Reflexe**

Muskuläre Tonusänderungen stellen das schmerztherapeutisch bedeutendste Reflexgeschehen dar. Über polysynaptische Bahnen vermittelt, nimmt die Aktivität der Alpha-Motoneurone auf nozizeptive Reize hin zu. Es resultiert eine Verkürzung oder isometrische Anspannung des Muskels, die seinen Stoffwechsel erhöht. Hält dieser Dauertonus an, kann er sich als Reflexkreis selbst unterhalten, obwohl die eigentliche Ursache schon behoben sein mag. Besteht die Muskelanspannung über längere Zeit, setzen regressive Veränderungen ein, die ein typisches histologisches Bild bieten. Solche »Myosen« (oder »Myogelosen«) sind im Gegensatz zum Muskelhartspann elektrisch stumm! Wird die Sehne in das pathologische Geschehen einbezogen, spricht man von einer »Myotendinose« oder »Insertionstendinose«.

Eng verknüpft mit Muskelhartspann und Tendomyosen sind Störungen des Gelenkspieles (»joint play«), sog. Gelenksblockierungen. Diese Störungen des artikulären Gleitvorganges werden durch pathologische Afferenzen aus den Gelenkkapseln ausgelöst und durch muskuläre Tonuserhöhung (sog. nozizeptive somatomotorische Blockierung) unterhalten. Prädisponierende Faktoren sind Überbelastungen, Fehlbelastungen, Traumen, ligamentäre Insuffizienz mit Gelenkshypermobilität, Arthrosen, Entzündungen, Wurzelkompressionen und neoplastische Infiltrationen. Die große klinische Bedeutung der Gelenksblockierungen liegt in ihrer Reversibilität durch manualtherapeutische Handgriffe, die den unterhaltenden Reflexkreis aufbrechen.

# Medikamentöse Schmerztherapie

## Peripher wirkende Analgetika

Substanzen dieser Medikamentengruppe entfalten ihre analgetische Wirkung vornehmlich über einen peripheren Mechanismus, die Hemmung der Prostaglandinsynthese. Prostaglandine steuern die Empfindlichkeit der Rezeptoren gegenüber algogenen Substanzen. Sinkt der Gewebsspiegel ab, steigt die Schmerzschwelle in den Geweben an. Indikationen für peripher wirkende Analgetika umfassen traumatische, degenerative, entzündliche und neoplastische Schmerzen, die ihren Ursprung in Knochen, Bindegewebe und Muskulatur haben. Ihr analgetischer Effekt steht dem zentral angreifenden Pharmakon nicht nach, sofern es sich um einen Rezeptorschmerz handelt. Beispielsweise entsprechen 10 mg Morphin bei Rezeptorschmerzen 400 mg ASS. Scheinbare Therapieversager (z.B. bei Knochenmetastasen oder Tumoren mit ausgeprägter, entzündlicher Reaktion) beruhen oft auf zu niedrigen Dosierungen oder einem falschen Einnahmemodus.

Schmerzhafte Neuropathien sprechen in der Regel nicht auf peripher wirkende Analgetika an.

Wird zusätzlich zur analgetischen und antiphlogistischen Wirkung eine muskelrelaxierende Komponente gewünscht (z.B. bei rheumatischen Systemerkrankungen), sollten zuerst Antiphlogistika angewendet werden.

Tumorpatienten erhalten ihre Analgetika regelmäßig zu festgelegten Zeiten (sog. »prophylaktische Einnahmen«). Im Falle einer bedarfsmäßigen Einnahme würde das Ausbrechen der Schmerzen den Patienten jedesmal erneut psychisch belasten und die Behandlung entsprechend schwieriger gestalten. Auch nachts muß ein ausreichender analgetischer Plasmaspiegel bestehen. Es empfiehlt sich, die spätabendliche Dosis zu erhöhen oder den Patienten einmal zur Analgetikaeinnahme zu wecken. Erst wenn regelmäßig eingenommene Maximaldosen (z.B. 6x1000 mg ASS p.d.) keine ausreichende Schmerzlinderung erzielen, ist die Indikation für den *zusätzlichen* Einsatz zentral wirkender Analgetika gegeben.

Peripher wirkende Analgetika sind sichere Pharmaka, sofern Indikation und Dosierung stimmen. Im praktischen Gebrauch haben sich drei Substanzen durchgesetzt, die sich hinsichtlich Wirkungsspektrum Verträglichkeit, Applikationsformen und Verfügbarkeit ergänzen.

## Acetylsalicylsäure (ASS)

ASS ist die Standardsubstanz. Die Resorption in Magen und Darm erfolgt schnell und vollständig. Wichtigste Nebenwirkungen sind gastrointestinale Unverträglichkeiten (Übelkeit und Erbrechen, Magenulkusblutung). Die Inzidenz gastrointestinaler Beschwerden unter ASS-Einnahme liegt um 6%. Bei höheren Dosierungen, wie sie in der Tumorschmerztherapie notwendig sind, muß der Vitamin-K-Antagonismus bedacht und Vitamin K zugeführt werden. Allergische Nebenwirkungen (Urtikaria, Glottisödem, Bronchospastik) entwickeln bevorzugt Atopiker. Hier bietet sich Paracetamol als Ausweichsubstanz an. Niereninsuffizienzen erfordern eine Dosisanpassung.

Toxische Wirkungen sind Ohrensausen, Schwindel und Blutungskomplikationen.

Wechselwirkungen bestehen mit Antikoagulantien (Vitamin-K-Antagonismus) Methrotrexat (erhöhte MTX-Toxizität), Sulfonylharnstoffen (Potenzierung der hypoglykämischen Wirkung) und Diuretika (verminderte Diuretikawirkung).

*Dosierung:*
 500–1000 mg ASS 4- bis 6mal täglich.
Die Tageshöchstdosis liegt bei 0,1 g/kg.

Besteht eine Niereninsuffizienz, sollten Einzeldosen über 500 mg nicht gegeben werden, da oberhalb dieser Menge die Sättigung der hepatischen Elimination zu erheblich verlängerten Halbwertszeiten führt (von 2–5 auf 15–30 Std.).

*Darreichungsformen:*
Tabletten mit 250, 500 mg,
Injektionslösung mit 0,5 g Acetylsalicylsäure–Äquivalent/Ampulle.

## Paracetamol

Paracetamol zeigt keinen antiphlogistischen Effekt und keine Magenunverträglichkeiten. Es ist analgetisch schwächer als ASS. Unter Dauereinnahme können Nierenschäden entstehen. Einziges relevantes Risiko bleibt die Gefahr akuter Leberzellnekrosen bei Einzeldosen über 8 g. Paracetamol eignet sich vorzüglich für alle Patienten, bei denen ASS kontraindiziert ist bzw. die ASS nicht vertragen.

Die *Dosierung* beträgt
 500–1000 mg Paracetamol, 4- bis 6mal täglich.

*Darreichungsformen:*
Tabletten mit 250, 500 mg,
Suppositorien mit 500, 1000 mg.

### Metamizol (Novaminsulfon)

Neben guten analgetischen und antiphlogistischen Wirkungen verfügt Metamizol über einen ausgeprägten spasmolytischen Effekt, der sich vor allem bei der Schmerzbehandlung abdomineller Tumoren nutzen läßt. Tumoren des Magen-Darm-Traktes, der Harnwege und des Peritoneums unterhalten häufig Spasmen und Tenesmen, deren Beseitigung den Schmerz deutlich bessert. Wegen seltener anaphylaktischer Reaktionen und möglicher Agranulozytosen ist die Anwendung von Metamizol bei benignem Schmerz vom Bundesgesundheitsamt nur bei gezielter Indikation erlaubt. Die Magenverträglichkeit ist besser als von ASS. Manchmal zwingen Hautallergien zum Therapieabbruch.

*Dosierung:*

500–1000 mg Metamizol 4- bis 6mal täglich.

*Darreichungsformen:*

Tabletten mit 500 mg,
Tropflösung mit 500 mg/ml,
Suppositorien mit 500, 1000 mg,
Injektionslösung mit 2,5 g/Ampulle.

## Antiphlogistika (nichtsteroidale Antirheumatika)

Nichtsteroidale Antirheumatika bilden eine heterogene Gruppe potenter Prostaglandinsynthesehemmer, die neben einer mit ASS vergleichbaren analgetischen Wirkung ausgeprägte antiphlogistische und muskelrelaxierende Effekte haben. Wann immer Schmerz durch starke Muskelverspannungen und Entzündung begünstigt wird, bieten diese Substanzen eine Alternative zu den peripher wirkenden Analgetika, die zum Erzielen eines ausreichenden antiphlogistischen Effektes sehr hoch dosiert werden müßten. Die Nebenwirkungsrate läge damit höher als bei nichtsteroidalen Antirheumatika in üblicher Dosierung. Antiphlogistika sind auch beim Kolikschmerz wirksam.

Wirkungsprofil und Nebenwirkungen der einzelnen Substanzen sind recht ähnlich, die Nebenwirkungsrate zeigt aber erhebliche Unterschiede (Tab. 4). Verträglichkeitsprofile weisen Ibuprofen als derzeit günstigste Substanz aus. Man wird sie nach Möglichkeit einsetzen. Nächtlicher Ruheschmerz, Morgensteifigkeit und die Spondylitis ankylosans scheinen am besten auf Indometacin anzusprechen, so daß man bei diesen Indikationen trotz vermehrter gastrointestinaler Nebenwirkungen darauf zurückgreifen wird. Präparate mit langer Halbwirkzeit (z. B. Piroxicam) sollten wegen Kumulationsgefahr nur in floriden Stadien rheumatischer Systemerkrankungen und bei floriden Arthrosen verord-

Tabelle 4 Verträglichkeit von Antiphlogistika. Gemeldete unerwünschte Wirkungen in Großbritannien 1979–1984 pro 1 Mio. Verordnungen. Das tatsächliche Risiko liegt um den Faktor 3–10 höher (Dunkelziffer). (Nach Arznei-Telegramm 1/86).

| Wirkstoff | Handelsname | übl. orale Dosierung | Todesfälle insgesamt | Blut Meld. | Blut Todesf. | Haut Meld. | Haut Todesf. | Leber Meld. | Leber Todesf. | Pept. Ulzera Meld. | Pept. Ulzera Todesf. |
|---|---|---|---|---|---|---|---|---|---|---|---|
| Ibuprofen | Brufen | 400 mg b. B. oder 3–4 × 200–400 mg | < 0,1 | 3,6 | 0,4 | 0,4 | 0,1 | 1,0 | 0,1 | 6,2 | 0,7 |
| Mefenaminsäure | Parkemed | 500 mg b. B. oder 3 × 250–500 mg | 0,3 | 7,3 | 0,6 | 0,9 | 0,4 | 2,3 | 0,4 | 2,5 | 0,3 |
| Ketoprofen | Alrheumun | 2 × 100 mg | 0,7 | 5,6 | 0,2 | 0,5 | – | 0,5 | – | 30,2 | 2,3 |
| Fenoprofen | Feprona | 600 mg b. B. oder 3 × 600 mg | 0,9 | 9,6 | 1,3 | 0,5 | 0,5 | 2,1 | 0,8 | 8,3 | 0,8 |
| Diflunisal | Fluniget | 2 × 250–500 mg | 1,2 | 5,9 | 0,9 | 4,4 | – | 4,4 | 0,3 | 25,6 | 2,4 |
| Fluriprofen | Froben | 50 mg morgens 100 mg z. Nacht | 0,9 | 8,6 | 0,8 | 0,6 | – | 2,1 | – | 23,4 | 3,3 |
| Naproxen | Proxen | 2 × 250–500 mg | 0,4 | 7,9 | 0,8 | 0,9 | 0,1 | 2,2 | 0,2 | 20,4 | 2,9 |
| Diclofenac | Voltaren | 3 × 25–50 mg | 0,9 | 8,3 | 0,5 | 1,9 | 0,2 | 12,3 | – | 22,2 | 2,8 |
| Oxyphenbutazon* | | 3 × 100–200 mg | 3,9 | 7,5 | 3,7 | 1,2 | 0,6 | 7,5 | – | 3,7 | 0,6 |
| Phenylbutazon | Butazolidin | 3 × 200 mg | 1,0 | 10,5 | 3,7 | 2,8 | 0,4 | 4,5 | 0,3 | 4,6 | 1,5 |
| Piroxicam | Felden | 1 × 20 mg | 0,7 | 11,0 | 0,9 | 2,2 | 0,3 | 3,8 | 0,3 | 65,7 | 4,7 |
| Indometazin | Amuno | 75–100 mg z. Nacht oder 3–4 × 25 mg | 0,3 | 6,0 | 0,8 | 0,3 | 0,1 | 1,9 | 0,3 | 22,4 | 4,8 |

* obsolet

## Antiphlogistika (nichtsteroidale Antirheumatika)

net werden, wenn eine gleichmäßige antiphlogistische Wirkung gefordert ist.

Tumorinduzierte Schmerzen der Knochen, Bindegewebe und Muskeln lassen sich ebenfalls mit nichtsteroidalen Antirheumatika behandeln. Sie können Vorteile bieten, wenn Nebenwirkungen bei hoher Dosierung peripher wirkender Analgetika auftreten.

Häufigste Nebenwirkungen der Antiphlogistika betreffen den Gastrointestinaltrakt. Ulzera und Blutgerinnungsstörungen stellen eine absolute Kontraindikation dar. Bei Anämien unter antirheumatischer Therapie ist an einen okkulten Blutverlust zu denken. Präparate mit langer Halbwirkzeit (z. B. Piroxicam) begünstigen das Auftreten akuter Nierenversagen. Entsprechende Kontrollen sind regelmäßig durchzuführen. Mögliche Schädigungen der Hämatopoese erfordern Blutbildkontrollen. Besteht eine allergische Diathese, ist – wie bei ASS und Novaminsulfon – entsprechende Vorsicht geboten. Weitere Nebenwirkungen sind Leberschäden sowie Natrium- und Wasserretention. Liegen kardiale, hepatische oder renale Insuffizienzen vor, muß die Dosierung sorgfältig angepaßt werden.

Zeichen der Überdosierung sind Kopfschmerzen, Schwindel, Seh- und Hörstörungen sowie übermäßige Müdigkeit.

Wechselwirkungen bestehen mit Cumarinen (Antikoagulantienwirkung steigt), Sulfonylharnstoffen (hypoglykämischer Effekt verstärkt), Methotrexat (erhöhte MTX-Toxizität), Corticosteroiden (erhöhte gastrointestinale Blutungsgefahr), Lithium (Erhöhung des Lithumspiegels) sowie Probenecid und Sulfinpyrazon (Ausscheidung der Prostaglandinsynthesehemmer verzögert, urikosurische Wirkung vermindert).

Die *Dosierungen* für rheumatische Systemerkrankungen und Arthrosen betragen:

Für Ibuprofen
400 mg bei Bedarf oder
200–400 mg 8stündlich.

Für Indometacin
25–50 mg 8stündlich oder
75–100 mg zur Nacht.

Für Piroxicam
10–20 mg täglich.

*Darreichungsformen*
Ibuprofen:
Tabletten mit 200, 400 mg,
Suppositorien mit 500 mg.

Indometacin
Tabletten mit 25, 50, 75 mg,
Suppositorien mit 50, 100 mg.

Piroxicam
Tabletten mit 20 mg,
Suppositorien mit 20 mg.

## Zentral wirkende Analgetika

Zentral wirkende Analgetika sind erforderlich, wenn ein Rezeptorschmerz nur unzureichend auf peripher wirkende Substanzen anspricht oder Schmerzen durch Schädigung nervaler Strukturen unterhalten werden. Darüber hinaus nutzt man den euphorisierenden und dämpfenden Effekt dieser Medikamente in der Tumorschmerzbehandlung aus.

Morphin und verwandte Substanzen entfalten ihre Wirkung am Opiatrezeptor, der das schmerzhemmende System des Rückenmarkes und zentraler Hirnstrukturen aktiviert und damit die Schmerzperzeption herabsetzt. Auf spinaler Ebene und im Hypothalamus unterdrücken Opiate motorische und vegetative (besonders sympathische) schmerzinduzierte Reflexe. Die Euphorie wird durch Angriff am limbischen System ausgelöst.

Die Indikation für den Einsatz zentral angreifender Analgetika leitet sich ausschließlich aus der Schmerzintensität und nicht von der Prognose der Erkrankung ab! Eine Medikamentenabhängigkeit ist unwahrscheinlich, so lange die Therapie wegen der analgetischen und nicht der psychotropen Wirkung erfolgt. Bleibt die Analgesie trotz adäquater Dosierung schlecht, wird der Schmerz nicht selten von einer psychischen Komponente bestimmt. In diesem Fall erzielen sedierende Antidepressiva, Neuroleptika und Tranquilizer bessere Effekte als ein Analgetikum. Toleranzentwicklungen sind auch bei organisch begründbaren Schmerzzuständen zu verzeichnen. Oft kann die Dosierung herabgesetzt werden, wenn der Schmerz durch regelmäßige Medikation aus dem Bewußtsein des Patienten schwindet und alle endogenen und schmerzhemmenden Mechanismen aktiviert sind. Eine sporadische analgetische Therapie läßt den Patienten ständig auf den Wiedereintritt des Schmerzes warten und rückt die Schmerzempfindung so in das zentrale Erleben. Dosissteigerungen werden bei Tumorpatienten meist durch Progredienz der Erkrankung und durch falsche Verordnungsweise (»bei Bedarf«), jedoch meist *nicht* durch Toleranz oder Abhängigkeitsentwicklung bedingt. Vermeintliche psychische Abhängigkeiten entlarven sich in der Regel als Angst vor dem Wiederauftreten der

Schmerzen und dem verständlichen Streben, jeglichem Schmerz mit einer Medikamenteneinnahme zuvorzukommen. Bei terminalen Schmerzen ist eine echte, psychische Abhängigkeit ohnehin bedeutungslos.

Der Schmerz darf als kontrolliert gelten, wenn der Patient die Schmerzreduktion mit mindestens 90% beschreibt.

**Morphin oral**

Morphin ist das Standardopioid für starke Schmerzen. Analgetische, euphorisierende und dämpfende Wirkung stehen in einem ausgewogenen Verhältnis. Eine Überlegenheit anderer zentral angreifender Analgetika konnte hinsichtlich möglicher Abhängigkeitsentwicklungen und Nebenwirkungen nicht gezeigt werden.

Die Indikation für die Verordnung von Morphin ist gegeben, wenn ein regelmäßig eingenommenes, schwächer zentral wirkendes Analgetikum keine Schmerzbefreiung herbeiführt.

Die Nebenwirkungen sind dosisabhängig und eng mit dem analgetischen Effekt verknüpft. Schmerzen stellen einen potenten Atemstimulus dar. Eine Atemdepression ist nicht zu befürchten, solange Schmerzintensität und Dosis aufeinander abgestimmt sind. Ein plötzlicher Zusammenbruch des nozizeptiven Inputs (beispielsweise bei einer Leitungsblockade), Kumulation von Metaboliten mit Morphinaktivität bei einer Niereninsuffizienz und analgetische oder sedierende Begleitmedikationen (z. B. Rezeptoranalgetika, Tranquilizer) können dieses Verhältnis aber verschieben und eine Atemdepression auslösen.

Sedierende Effekte des Morphins beschränken sich in aller Regel auf den Therapiebeginn. Sie haben bei niedrigen Dosierungen eher den Charakter einer Erschöpfungsreaktion des vom Schmerz befreiten Körpers. Psychotomimetische Reaktionen wie Dysphorien, Verwirrtheitszustände, Depersonalisierungsängste, Halluzinationen, Alpträume und agitierte Verwirrtheitszustände sind selten und mit kurzfristiger Haloperidolgabe zu beseitigen. Schwindel und Juckreiz gehören zu den sehr seltenen Komplikationen.

Die weiteren Nebenwirkungen resultieren aus der parasympathomimetischen und peripheren spasmogenen Wirkung des Morphins: Übelkeit und Erbrechen, Magenentleerungsstörungen und Obstipation. Läßt sich die Morphindosis nicht reduzieren, werden Antiemetika und Laxantien zusätzlich verabreicht. 0,5 mg Haloperidol 1- bis 3mal täglich reichen meist zur Prophylaxe von Übelkeit und Erbrechen aus. Die Obstipation darf keinesfalls verharmlost werden. Sie ist bei oraler Morphingabe regelmäßig anzutreffen. Man gibt Peristaltika wie Bisacodyl je nach üblicher Stuhlfrequenz des Patienten. Blasenentleerungsstörungen, Mundtrockenheit, Appetitabnahme und Schwitzen treten vergleichsweise selten auf und bedürfen meist keiner weiteren Therapie.

Morphin kann oral, rektal, peridural und als Injektion zugeführt werden. Die Verstoffwechselung erfolgt in der Leber (Glukuronidierung), die Ausscheidung der Metaboliten über die Nieren. Zirka ein Drittel der oral zugeführten Dosis erreicht den Körperkreislauf, der Rest fällt im wesentlichen einer First-pass-Verstoffwechselung in der Leber zum Opfer.

Es gilt daher

orale Morphindosis: parenterale Morphindosis = 3:1.

Die orale *Initialdosis* des Morphins zur Therapie von Karzinomschmerzen beträgt

10 mg Morphin 4stündlich (wäßrige Lösung).

Bei Retardpräparationen mit verzögerter Freisetzung über 12 Std. beträgt die *initiale Dosierung*

30 mg Morphin 12stündlich (Morphinsulfat-Retardtabletten).

Hierauf aufbauend wird die Einzeldosis bei ungenügender Analgesie erhöht, bis über 4 bzw. 12 Std. eine gleichförmige Analgesie besteht. Das Dosisintervall hält man konstant. Es ist von der Pharmakokinetik der Präparation abhängig. Zur Vermeidung toxischer Plasmaspiegel bei hohen Einzeldosen ist manchmal eine Verkürzung des Einnahmeintervalles auf 6–8 Std. bei der Retard-Präparation geboten. Der ältere und kachektische Patient benötigt oft niedrigere Dosierungen, die eine unveränderte Analgesie mit geringeren Nebenwirkungen gestatten.

Manchmal sind Hinweise zur Initialdosierung aus der Vormedikation erhältlich, indem man das Morphinäquivalent der Tagesdosis errechnet (Tab. 5). Für *oral* gegebenes Buprenorphin z.B. beträgt der Umrechnungsfaktor 100 (mg Buprenorphin/Tag x 100 = Morphintagesdosis).

Häufig erhielten die Patienten vorher aber schwachwirksame zentrale Analgetika, so daß mit der standardmäßigen Initialdosis begonnen werden kann. Wegen möglicher antagonistischer Effekte sollten Opioide *prinzipiell nie parallel* eingenommen werden. Vor allem müssen Patienten und Angehörige diesen Hinweis erhalten! Die *durchschnittliche* orale Morphindosis zur *Dauertherapie* des Karzinomschmerzes beträgt

5–30 mg Morphin 4stündlich (wäßrige Lösung).

Bei Retardpräparationen mit verzögerter Freisetzung über 12 Std. beträgt die *durchschnittliche* orale Morphindosis

30–100 mg Morphin 12stündlich (Morphinsulfat-Retardtabletten).

## Tabelle 5  Zentral wirkende Analgetika

| Wirkstoff | Handelsname | Äquianalgetische Wirkungsstärke (Einzeldosis) | Verhältnis der oralen zur parenteralen Wirksamkeit | Orale Standarddosis | Wirkungsdauer (h) |
|---|---|---|---|---|---|
| Buprenorphin | Temgesic | 20 | 0,8 | 0,2–0,4 mg | 6–9 |
| Codein | (diverse) | < 0,1 | 0,6 | 50–100 mg | 4–6 |
| Dextromoramid | Jetrium | 3 | 0,5 | 6,9 mg | 2–6 |
| Dextropropoxyphen | Develin | < 0,1 | 0,3 | 150 mg | 3–5 |
| Hydromorphon | Dilaudid | 3,5 | 0,4 | 2,5 mg | 4–8 |
| Ketobemidon | – | 1 | 0,3 | 10 mg | 5–7 |
| Levomethadon | L-Polamidon | 1,5* | 0,5 | 2,5–5 mg | 6–8 |
| Morphin | Morphin-Lösung/MST | 1 | 0,3 | 10 mg | 3–5 |
| Oxycodon | Eukodal | 0,7 | 0,5 | 5–10 mg | 2–3 |
| Pentazocin | Fortral | 0,4** | 0,4 | 25–50 mg | 3–4 |
| Pethidin | Dolantin | 0,1 | 0,5 | 50 mg | 2–4 |
| Piritramid | Dipidolor | 0,7 | – | – | 4–6 |
| Tramadol | Tramal | 0,3** | 0,8 | 50–100 mg | 3–5 |
| Tilidin | Valoron | 0,1** | 0,7 | 50–100 mg | 4–6 |

\* starke Kumulation steigert die analgetische Wirkung bei repetitiver Gabe auf das 3- bis 4fache
\*\* analgetische Wirkung klinisch oft schwächer

Für ca. 25% der Patienten ist die Standarddosierung erfahrungsgemäß nicht ausreichend. Vor weiteren Dosissteigerungen ist zu prüfen, ob alle anderen Möglichkeiten der Schmerzbeeinflussung ausgeschöpft wurden und nicht eine dominierende, psychogene Komponente das Schmerzbild unterhält.

Der maximale analgetische Effekt wird erst nach einigen Tagen erreicht. Bei Retardpräparationen kann sich der Eintritt der maximalen Wirkung noch länger hinauszögern. Hinzu kommt die Gefahr der Intoxikation durch Nachresorption im Gefolge einer intestinalen Motilitätsstörung, wie sie gerade für Opioide typisch ist. Vorteile bieten die Retardtabletten bei gleichförmigem Schmerzniveau und durch längere Einnahmeintervalle. Bei hoher und wechselnder Schmerzintensität ist wegen besserer Steuerbarkeit der Analgesie Morphinlösung vorzuziehen. Ein nächtliches Wecken kann oft durch Erhöhung der abendlichen Dosis auf das 1½ bis 2fache umgangen werden. Eine Kontrolle über den Schmerz wird um so schneller möglich sein, je besser Patient und Angehörige über Einnahmemodus (regelmäßig 4- oder 12stündlich), Nebenwirkungen (Müdigkeit, Übelkeit, Obstipation) und Begleitmedikation (Antiemetikum, Laxans) informiert sind. Eine schriftliche Anleitung mit Einnahmezeiten und Angabe des Zwecks der einzelnen Verordnungen hilft dabei. Sie sollte auch eine Therapieanweisung für den Fall unvorhergesehener neuer Schmerzen enthalten.

*Darreichungsformen:*
wäßrige Morphinlösung (als Sulfat oder Hydrochlorid) 0,1- oder 1%ig, Morphinsulfat-Retardtabletten (verzögerte Freisetzung über 12 Std.) mit 10, 30, 60, 100 mg.

**Morphin peridural**

Peridural appliziertes Morphin entfaltet seine Wirkung hauptsächlich über Opiatrezeptoren der Substantia gelatinosa des Rückenmarks. Durch hohe rezeptornahe Konzentrationen läßt sich die Dosis wesentlich niedriger als bei systemischer Therapie halten. Allerdings können höhere Liquorkonzentrationen entstehen, die unter bestimmten Bedingungen zur Ateminsuffizienz führen. Wesentlicher Gefahrenfaktor dürfte die gleichzeitige Einnahme zentral dämpfender Pharmaka sein. Unter periduraler Opiatinfusion liegen die Liquorspiegel deutlich niedriger als nach Bolusinjektionen.

*Konsequenzen:*
1. Die Indikation für peridurale Opiattherapie im ambulanten Bereich ist auf inkurable Patienten mit begrenzter Lebenserwartung beschränkt, die sich mit anderen Verfahren nur unbefriedigend analge-

sieren lassen. Sie ist gegeben, wenn sich Tumorschmerzen der unteren Körperhälfte mit systemischer Opiatgabe nicht, nur durch extrem hohe Dosen oder unter belastenden Nebenwirkungen beherrschen lassen.
2. Dosis und Injektionsvolumen sind so niedrig wie möglich zu halten.
3. Begleitende zentral dämpfende Medikationen sollten mit Zurückhaltung verordnet werden.
4. Einem implantierten System (Port, Pumpe) ist der Vorzug zu geben.

Die *initiale* peridurale Dosis beträgt

2,5–5 mg Morphin in 10 ml NaCl 0,9%ig 12stündlich.

Einzeldosen von 20 mg werden auch nach monatelanger Therapie nur selten erreicht.

Die spinale Morphinapplikation bleibt Extrempatienten vorbehalten.

**Morphin rektal und parenteral**

Für subkutane, intramuskuläre oder intravenöse Injektionen von Morphin gibt es in der Behandlung chronischer Schmerzen nur wenige Indikationen. Allenfalls der terminale Zustand, Schluckstörungen und Erbrechen erfordern Injektionen oder Infusionen. Subkutane Dauerinfusionssysteme sind kontraindiziert, solange eine enterale Zufuhr möglich ist.

Für den häuslichen Bereich kommen Suppositorien, die man vom Apotheker herstellen läßt, in Betracht.

*Darreichungsformen:*
Injektionslösungen mit 20–40 mg/Ampulle,
Suppositorien mit 50–100 mg.

**Codein**

Codein ist ein schwaches, zentral wirkendes Analgetikum, das seine Wirkung möglicherweise durch partielle Biotransformation zu Morphin entfaltet.

Die *Dosierung* beträgt

50–100 mg Codein 4- bis 6mal täglich.

Meist wird Codein mit peripher wirkenden Analgetika kombiniert. Postoperative, arthrotische und rheumatische Schmerzen sind bevorzugtes Anwendungsgebiet.

Die *Dosis* beträgt
> 500–1000 mg ASS oder Paracetamol
> + 30–100 mg Codein 4- bis 6mal täglich.

Fertigpräparate enthalten meist einen zu niedrigen Codeinanteil, so daß man auf die Kombination von ASS bzw. Paracetamol mit Codeinkompretten ausweichen wird.

*Darreichungsformen:*
Compretten mit 30, 50 mg.

## Sonstige zentral angreifende Analgetika

Eine große Zahl zentral wirkender Analgetika unterschiedlicher Stärke, Wirkdauer und Pharmakokinetik stehen zur Verfügung (s. Tab. **5**). Für die Therapie chronischer Schmerzen wird neben Morphin und Codein allenfalls *ein* Präparat mittlerer Wirkungsstärke benötigt. Beispielhaft seien *Tramadol* und *Tilidin-Hydrochlorid* angeführt.

Die Nebenwirkungen entsprechen denen anderer zentral angreifender Analgetika.

Die durchschnittliche *Dosierung* beträgt für
> Tramadol und Tilidin-Hydrochlorid
> 50–100 mg 4- bis 6mal täglich.

Die Tageshöchstdosis liegt bei 6 mg/kg.

Es empfiehlt sich, Verordnungen auf wenige, dem Therapeuten gut bekannte Substanzen zu beschränken.

*Darreichungsformen:*
Tramadol
Kapseln mit 50 mg,
Tropflösung mit 50 mg/20 Tropfen,
Suppositorien mit 100 mg,
Injektionslösung mit 50, 100 mg/Ampulle.
Tilidin-Hydrochlorid
Kapseln mit 50 mg,
Tropflösung mit 50 mg/20 Tropfen.

# Psychopharmaka

## Antidepressiva

Dauerhafte Schmerzen werden häufig von einer depressiven Stimmungslage begleitet, die in ein sog. algogenes Psychosyndrom einmünden kann. Die Patienten sind mißmutig, in ihren Aktivitäten gehemmt, gleichzeitig aber angespannt und reizbar. Diese Situation fördert Selbstbeobachtung und Schmerzerleben. Antidepressiva durchbrechen diesen Kreis aus Verstimmtheit und Schmerz. Neben der Stimmungsanhebung nutzt man den unterschiedlich stark ausgeprägten dämpfenden und anxiolytischen Effekt zur Distanzierung vom Schmerz aus. Darüber hinaus haben trizyklische Antidepressiva auch eine direkte analgetische Wirkung. Sie hemmen die Inaktivierung inhibierender Transmitter an verschiedenen Stellen des nozizeptiven Systems. Als Folge nimmt die Schmerzempfindung ab. Dieser direkte analgetische Effekt setzt im Gegensatz zur antidepressiven Wirkung (ab 14.–21. Tag) wesentlich früher ein (3.–7. Tag).

Indikationen für die Anwendung trizyklischer Antidepressiva sind das algogene Psychosyndrom, chronische Schmerzen, Entzugssituationen und die eigentlichen depressiven Erkrankungen. Durch das auf den Schmerzpatienten zugeschnittene Wirkungsspektrum haben sie derzeit weite Verbreitung erfahren.

Nebenwirkungen treten meist zu Beginn der Therapie auf. Die Sedierung wird fast immer erleichternd und angenehm empfunden. Störend sind vor allem anticholinerge Eigenschaften: Mundtrockenheit, Obstipation, Miktionsstörungen, Akkommodationseinschränkungen, Palpitationen. Sie lassen sich durch vorsichtige einschleichende Dosierung in Grenzen halten.

Kontraindikationen sind Therapien mit Monoaminooxidase- (MAO-) Hemmern, Engwinkelglaukome, Prostataadenome mit Restharnbildung und kardiale Reizleitungsstörungen. Vor Therapiebeginn ist bei kardialen Vorschäden ein EKG angebracht.

Wechselwirkungen entstehen vor allem aus den anticholinergen und adrenergen Effekten.

*Amitryptilin* ist das in der Schmerztherapie am besten untersuchte Antidepressivum. Es hat einen mäßigen dämpfenden Effekt.

Die durchschnittliche orale *Dosierung* beträgt
   75 mg Amitryptilin/die.

Man beginnt mit 25 mg zur Nacht und steigert die Dosis bis zum Wirkungseintritt oder bis zu einer Tagesdosis von 150 mg. Ältere Patienten erhalten in den ersten Tagen 10–30 mg, die man bei Verträglichkeit in 10-mg-Schritten steigert.

*Darreichungsformen:*
Tabletten mit 10, 25 mg.
Injektionslösungen mit 25 mg/Ampulle.

*Doxepin* hat einen starken sedierenden Effekt. Es eignet sich gut zur Dämpfung gleichzeitiger Entzugssymptome. Der Wirkungseintritt kann durch mehrtägige Infusionsbehandlung (1–3 Amp. Doxepin in 500 ml über 1–4 Std. i. v.) beschleunigt werden.

Die durchschnittliche orale *Dosierung* beträgt
75 mg Doxepin/die.

Die Dosis liegt meist zwischen 50–150 mg/die. Ältere Patienten sind wegen möglicher überschießender, dämpfender Effekte allmählich auf die Erhaltungsdosis einzustellen.

*Darreichungsformen:*
Tabletten mit 5, 10 und 25 mg,
Injektionslösung mit 25 mg/Ampulle.

Antriebssteigernden Antidepressiva (z. B. *Clomipramin*) fehlt der dämpfende Effekt. Er kann bei Bedarf durch Neuroleptika ergänzt werden.

Die durchschnittliche orale *Dosierung* für Clomipramin beträgt
75 mg Clomipramin/die.

*Darreichungsformen:*
Tabletten mit 10, 25 mg,
Injektionslösung mit 25 mg/Ampulle.

## Neuroleptika

Neuroleptika dämpfen die emotionale Spannung bis hin zu einem Zustand der Indifferenz, in dem das affektive Erleben blockiert ist. Begleitend können sich Antriebslosigkeit und Verstimmtheit einstellen, die von nicht wenigen Patienten als unangenehm und belastend empfunden werden. Einen günstigen Effekt erzielen Neuroleptika demnach nur, wenn der Zustand der Gleichgültigkeit das Schmerzerleben nachhaltig dämpft. Dieses ist in der Regel bei starken und sehr gleichförmigen Schmerzen der Fall, wenn sich alle anderen Möglichkeiten der Distanzierung vom Schmerz als wirkungslos herausgestellt haben. Der Patient registriert seinen Schmerz zwar nach wie vor, die emotionale Belastung scheint jedoch erträglicher. Indikationen für Neuroleptika sind Karzinomschmerzen, Neuropathien, zentrale Schmerzformen und Entzugssituationen. In der Behandlung tumoröser Schmerzen nutzt man zusätzlich die potente antiemetische Wirkung.

Die neuroleptische Wirkung bedingt eine unterschiedlich stark ausgeprägte Müdigkeit. Neuroleptika haben darüber hinaus Nebenwirkungen, die äußerst belastend sein können und frühzeitig erfaßt werden sollen: Dyskinesien, die Akathisie und parkinsonoide Akinesien. Spätere extrapyramidale Dyskinesien haben im Gegensatz zu frühen Störungen erhebliche Persistenz und sind medikamentös praktisch nicht zu kupieren. Weitere Nebenwirkungen resultieren aus dem anticholinergen Effekt. Allergische Reaktionen sind selten. Unter Therapie mit Phenothiazinen sollte das Blutbild überwacht werden. Butyrophenone senken die Krampfschwelle. Relative Kontraindikationen sind Erregungsleitungsstörung des Herzens, Morbus Parkinson und Epilepsien.

Wechselwirkungen mit anderen Medikamenten ergeben sich aus dem dämpfenden, dem parkinsonoiden sowie epileptogenen Effekt.
Beispielhaft seien *Promethazin* als stark sedierendes und *Haloperidol* als stark neuroleptisches Pharmakon angeführt.

Die durchschnittliche *Dosierung* für Promethazin richtet sich nach dem gewünschten Sedierungsgrad.

Sie liegt meist um

50–150 mg Promethazin/die.

*Darreichungsformen:*
Tabletten mit 25 mg,
Tropflösung mit 20 mg/ml,
Suppositorien mit 50 mg,
Injektionslösung mit 50 mg/Ampulle.

Haloperidol entfaltet seine antiemetische Wirkung schon bei niedrigen Dosierungen.

Zur Behandlung von opiatinduzierter Übelkeit und Erbrechen gibt man

0,5 mg Haloperidol 1- bis 3mal täglich.

Zur Schmerztherapie beträgt die *Dosierung*

1–10 mg Haloperidol/die.

*Darreichungsformen:*
Tabletten mit 1, 2, 5, 10, 20 mg,
Tropflösung mit 2, 10 mg/ml,
Injektionslösung mit 5 mg/ml.

## Tranquilizer

Schmerz ist eng mit psychischer Anspannung, Schlaflosigkeit und Angst verknüpft, so daß sich der Einsatz von Pharmaka mit ataraktischen und anxiolytischen Eigenschaften geradezu aufdrängt. Besteht der Schmerz jedoch weiter, sind die Voraussetzungen für einen Dauergebrauch und damit der Ausbildung einer Abhängigkeit gegeben. Die Verordnung von Tranquilizern muß folglich restriktiv gehandhabt werden und sollte allenfalls anfänglich oder zur Überbrückung akuter Schmerzexazerbationen und Schlafstörungen erwogen werden.

Benzodiazepine sind die am besten untersuchte Stoffklasse aus der Gruppe der Tranquilizer. Sie besetzen die Rezeptoren hemmender Transmitter und entfalten so ihre ataraktische und antiepileptische Wirkung. Ein Angriff im nozizeptiven System bremst die afferente Schmerzleitung.

Bei Myastheniepatienten ist die Anwendung von Benzodiazepinen kontraindiziert. Alter über 60 Jahre stellt speziell für Benzodiazepine eine relative Kontraindikation dar, da die Eliminationshalbwirkzeit von Substanz und Metaboliten mit zunehmendem Alter um ein Vielfaches ansteigt. Es kommt häufig zu lang anhaltenden psychomotorischen Auffälligkeiten. Unerwünschte Effekte der Tranquilizer sind meist Folge von Überdosierungen und gleichzeitiger Einnahme anderer zentral dämpfender Pharmaka.

Die durchschnittliche orale *Dosierung* von *Diazepam* beträgt
2,5–30 mg Diazepam/die.

*Darreichungsformen:*
Tabletten mit 5, 10 mg,
Suppositorien mit 5, 10 mg,
Injektionslösung mit 10 mg/Ampulle.

# Migränetherapeutika

## Vasokonstriktoren

Als somatisch pathogenetische Auslösung des Migräneanfalles gilt die initiale Vasodilatation. In dieser Phase applizierte Vasokonstriktoren vermögen den Anfall abzubrechen bzw. zu mitigieren. Eine Dauertherapie mit Vasokonstriktoren hat prophylaktische Effekte. Klinisch gebräuchlich sind *Ergotamintartrat* als starker Vasokonstriktor im Migräneanfall und das etwas schwächer wirksame *Dihydroergotamin* zur Intervalltherapie.

Werden mehr als 1 mg Ergotamintartrat/die resorbiert, können akute vasospastische Effekte auftreten. Daueranwendung von Ergotamintartrat führt zum Ergotismus mit Kopfschmerz und peripheren Durchblutungsstörungen bis zur Gangrän. Dihydroergotamin ist in täglichen Dosen von 5 mg unbedenklich. Trotzdem sollte die Therapie auf 3 Monate limitiert sein. Während der Anwendung ist sorgfältig auf Mikrozirkulationsstörungen (Blässe, Kälte und Kribbelparästhesien der Akren, Muskelkrämpfe) zu achten. Schwangerschaft, arterielle Verschlußkrankheit, koronare Herzkrankheit und vasospastische Syndrome stellen absolute Kontraindikationen für Ergotaminderivate dar. Relative Kontraindikationen bilden Herzklappenerkrankungen, ein schwerer Hypertonus und Niereninsuffizienzen.

Da während eines Migräneanfalles intestinale Motilitätsstörungen bestehen, kann die resorbierte Substanzmenge häufig nur geschätzt werden. Es empfiehlt sich allein aus diesem Grund, Ergotamin zu *inhalieren* (und auch nicht sublingual anzuwenden).

Im *Migräneanfall* werden
  bis zu 3 Sprühstöße á 0,45 mg Ergotamintartrat/die
  im Abstand von mindestens 10 Min. inhaliert oder
  0,2 – max. 1 mg Ergotamintartrat/die
  subkutan oder i. m. injiziert.

Zur *Anfallsprophylaxe* verordnet man
  2,5 mg Dihydroergotamin 2mal täglich
  über 3 Monate.

*Darreichungsformen:*
Ergotamintartrat
Dosier-Aerosol mit 0,45 mg/Sprühstoß,
Tabletten mit 1 mg + 100 mg Coffein,
Suppositorien mit 2 mg + 10 mg Coffein,
Injektionslösung mit 0,5 mg/1 ml.
Dihydroergotamin
Retard-Tabletten mit 2,5 mg.

## β-Blocker

Die Wirksamkeit bestimmter β-Blocker (z. B. *Dociton*) zur Migräneanfallsprophylaxe ist unumstritten, der Wirkungsmechanismus jedoch unbekannt.

Herzinsuffizienz, gewisse Reizleitungsstörungen, Bradykardien und Asthma bronchiale stellen relative Kontraindikationen für eine β-Blokker-Therapie dar. Vorsicht ist auch bei medikamentös eingestellten Diabetikern angezeigt, da unter Sympathikolyse der Blutzuckerspiegel abfallen kann.

Die wirksame *Dosis* liegt meist zwischen
   60–180 mg Dociton/die.

Hypotensionen und Bradykardien können die Tagesdosis nach oben begrenzen.

*Darreichungsformen:*
Dociton
Tabletten mit 20, 40, 80 mg.

## Calciumantagonisten

Vasodilatatoren, die den gesteigerten transmembranösen Calciumeinstrom der glatten Muskel- und Nervenzellen in hypoxischen Hirnarealen hemmen, sind zur Prophylaxe der Migräne geeignet.

Unter *Flunarizin* treten häufig initiale Müdigkeit und Gewichtszunahme, bei älteren Patienten extrapyramidale Störungen und Depressionen auf. Die Eliminationshalbwirkzeit ist mit 18 Tagen beachtenswert lang. Patienten im Senium sollten die Substanz nicht erhalten.

Die *Dosierung* beträgt
   10 mg Flunarizin/die.

*Darreichungsform:*
Tabletten mit 5 mg.

## Antiepileptika

Antiepileptika unterdrücken Entstehung und Ausbreitung neuronaler Aktivität durch Herabsetzung der Membranerregbarkeit und Aktivierung inhibitorischer Neuronensysteme. Dieser Effekt ist unspezifisch und nicht auf pathologische Erregungsbildung und -leitung beschränkt. Initial und bei Überdosierung von Antiepileptika treten neurotoxische Zeichen wie Benommenheit, Ataxie, Diplopie usw. auf. In der Schmerzbehandlung nutzt man diesen dämpfenden Effekt bei Erkrankungen mit kurzen, einschießenden, anfallsartig auftretenden Schmerzen (sog. Paroxysmen), die nach neuropathophysiologischer Vorstellung auf einer deafferenzierungsinduzierten Enthemmung zentraler Neurone beruhen können. Auch Demyelinisierungen unterhalten Paroxysmen. Wenn immer die Kriterien »paroxysmaler Schmerzcharakter« und »neuronale Läsionen« gegeben sind, sollten Antiepileptika erprobt werden. Gleichförmiger Schmerz und Brennschmerz sprechen in der Regel nicht auf Antiepileptika an.

## Carbamazepin

Präparat der Wahl ist Carbamazepin. ¾ aller Patienten mit paroxysmalen Schmerzen sprechen darauf an.

Allerdings sind in 25% der Fälle Nebenwirkungen zu erwarten, die zum Therapieabbruch zwingen. Man beobachtet Magenunverträglichkeiten, Kopfschmerzen, Hautallergien und allergisch induzierte Knochenmarksschäden. In der Regel treten Blutbildveränderungen in den ersten drei Therapiemonaten auf, so daß in dieser Zeit monatliche, danach vierteljährliche Blutbildkontrollen notwendig erscheinen. Die Wirkung von Cumarinen und Kontrazeptiva wird durch Carbamazepin herabgesetzt. AV-Blockierungen und Therapie mit Monoaminoxidase-Hemmern stellen absolute Kontraindikationen dar.

Die *Erhaltungsdosis* beträgt
 600–1200 mg Carbamazepin/die.
Über 1800 mg/Tag ist keine weitere Schmerzdämpfung zu erwarten.

*Darreichungsform:*
Tabletten mit 200 mg.

## Phenytoin

Phenytoin wird bei Carbamazepin-Unverträglichkeit eingesetzt. Der Effekt ist jedoch deutlich geringer. Individuell äußerst unterschiedliche Halbwertszeiten von 5–42 Std. veranlassen einige Autoren, Plasmaspiegelbestimmungen zu fordern (therapeutischer Bereich: 10–20 µ/ml).

Neben den erwähnten zentralnervösen Symptomen beobachtet man als Nebenwirkungen Gingivahyperplasie, Hypertrichose, allergische Hautreaktionen und Hämatopoesestörungen.

Bei Reizleitungsstörungen ist Phenytoin kontrainidiziert. Langzeiteinnahmen höherer Dosierungen führen in 25% der Fälle zu einer Osteomalazie! Hormonelle Kontrazeptiva können in ihrer Wirksamkeit beeinträchtigt sein. Methotrexat weist unter Phenytointherapie eine erhöhte Toxizität auf.

Die mittlere *Dosierung* liegt bei
 300–500 mg/die.

*Darreichungsform:*
Tabletten mit 100 mg.

Über die Wirksamkeit anderer Antiepileptika und deren Kombinationen liegen in der Schmerztherapie nur begrenzte Erfahrungen vor. Sie sollten alternativ eingesetzt werden, wenn Nebenwirkungen von Carbamazepin und Phenytoin zum Therapieabbruch zwingen, eine Wirkung jedoch gegeben ist.

## Corticosteroide

Schmerzen, die mit entzündlichen und ödematösen Reaktionen einhergehen, können mit Corticosteroiden wirksam behandelt werden. Der Mechanismus des Corticosteroideffektes ist nur teilweise bekannt. Bei rheumatischen und degenerativen Erkrankungen dürfte er über eine Hemmung der Freisetzung algogener Substanzen zustande kommen. Peritumoröse Ödeme von Hirntumoren sowie Leber- und Weichteilmetastasen nehmen unter Corticosteroidgabe ab. Eine Therapieindikation ist außerdem bei tumorösen Nervendruckschäden wie Plexuseinbrüchen und Rückenmarkskompressionen gegeben.

Schmerzen von Knochenmetastasen sprechen unterschiedlich gut auf Corticosteroide an. Zusätzlich nutzt man ihren appetit- und gewichtssteigernden Effekt.

Bei Skeletterkrankungen ist die lokale Instillation einer systemischen Anwendung vorzuziehen. Kristallsuspensionen erzeugen hohe lokale Spiegel durch verzögerte Resorption.

Abgestuft nach Größe der zu infiltrierenden Struktur bzw. des schmerzhaften Gelenkes beträgt die lokale Dosis

10–50 mg *Prednisolon-Kristallsuspension.*

Bei einer Dauertherapie ist die *Cushing-Schwelle* zu berücksichtigen, sie liegt für Prednisolon bei

7,5 mg Prednisolon/die.

*Dexamethason* wird ein besonders günstiger Effekt auf peritumoröse Ödeme zugeschrieben.

Die Dosierung beträgt

4–8 mg Dexamethason 4mal täglich.

Nebenwirkungen der Corticosteroidtherapie erfordern eine besonders sorgfältige Abwägung gegen den Therapieerfolg. Gleichzeitige Einnahme von Prostaglandinsynthesehemmern ist mit einem hohen gastrointestinalen Blutungsrisiko assoziiert und strikt zu vermeiden! Vorsicht, auch unter geringer Dosierung, ist bei polymorbiden älteren Patienten geboten.

*Darreichungsformen:*
Prednisolon
Kristallsuspension mit 10, 25, 50 mg/ml,
Tabletten mit 2, 5, 10, 20, 50 mg.
Dexamethason
Tabletten mit 4 mg.

## Diuretika

Indikationen für den Einsatz von Diuretika sind peritumoröse Ödeme der parenchymatösen Organe und Weichteile, die durch Verdrängung Schmerzen verursachen. Oftmals werden gleichzeitig Corticosteroide gegeben.

Die *Dosierung* für *Furosemid* beträgt
    40 mg 1- bis 2tägig.

*Darreichungsform:*
Tabletten mit 40 mg.

# Stimulationsverfahren

Die Tatsache, daß »ein Schmerz den anderen vertreibt«, ist eine Alltagsbeobachtung, die seit jeher zur Schmerzbekämpfung genutzt wird. Die Anwendung von Schröpfköpfen und Senfpflastern, die Moxibustion und der Stumpfhammer Amputierter sind Beispiele für der Volksmedizin entstammende, schmerzhafte Stimulationsverfahren. Aber nicht nur Schmerzen, sondern auch andere Reize wie Kälte, Reiben der Haut, Güsse, Muskel- und Bindegewebsmassagen, intrakutan gesetzte Hautquaddeln und elektrisch induzierte Parästhesien vermögen die Schmerzempfindung herabzusetzen.

Den Verfahren ist gemeinsam, daß

1. der schmerzlindernde Effekt mit Intensität des Reizes steigt,
2. mit zunehmender Entfernung des Reizortes vom Schmerzort der schmerzhemmende Effekt abnimmt.
3. die Schmerzlinderung die Reizung um Sekunden bis Tage überdauert.

Es liegt nahe zu vermuten, daß durch die verschiedenen Stimulationsverfahren in Teilen ähnliche Mechanismen in Gang gesetzt werden. Einen Durchbruch im Verständnis der Wirkungsweise von Gegenirritationsverfahren erbrachten die »Gate-Control-Theorie« und die Entdeckung endogener Opiate. Es darf als gesichert gelten, daß der schmerzlindernde Effekt gesetzter Reize über eine Aktivierung des schmerzhemmenden Systems zustande kommt (s. Abb. 1). Diese erfolgt vor allem auf 2 Ebenen:

*1. Rückenmark*

Reizung niederschwelliger rezeptiver A-Beta-Fasern vermindert die Schmerzleitung der C-Faser-Afferenzen über prä- und postsynaptische Hemmechanismen. Die Hemmung wird u. a. von Endorphin ausschüttenden Interneuronen vermittelt. A-Beta-Afferenzen erzeugen bevorzugt segmentale Schmerzhemmung. Polysegmentale Hemmechanismen lassen sich mit Reizen höherer Intensität, die auch A-Delta- und C-Faser-Afferenzen aktivieren, auslösen.

*2. Hirnstamm*

A- und C-Faser-Afferenzen aktivieren descendierende schmerzhemmende Bahnen, die den nozizeptiven Input auf Rückenmarksebene steuern. Starke Schmerzen führen zu einem Anstieg der Endorphinspiegel in Liquor und Blut.

Andere Mechanismen, wie Konkurrenz um konduktive Systeme und elektrischer Leitungsblock spielen wohl eine untergeordnete Rolle. Gegenirritationstechniken haftet der Ruf des Paramedizinischen und Suggestiven an. Zweifellos ist der Placeboeffekt nicht unbedeutend. Moderne, neurophysiologische Erkenntnisse haben jedoch die Brücken zwischen traditionellen Methoden der Volks- und Außenseitermedizin wie Akupunktur und Quaddeltherapie sowie »modernen« Reizverfahren wie transkutane Nervenstimulation, periphere elektrische Nervenstimulation, Spinal-Cord-Stimulation und Deep-Brain-Stimulation geschlagen. Die Wahl des Verfahrens wird heute durch Spezifität, Effizienz und praktische Durchführbarkeit und weniger durch Vorbehalte bestimmt. Methoden wie die intrakutane Quaddelung haben durchaus eine Berechtigung, wenn neben der Gegenirritation eine suggestive Therapiekomponente hilfreich erscheint. Stimulationskomponenten wohnen zahlreichen physiotherapeutischen Techniken (z. B. Wärme- und Kälteanwendung, Massage) inne. Die reinen Stimulationsverfahren Akupunktur und transkutane Nervenstimulation sind sich nicht nur hinsichtlich der Stimulationsorte und der Stimulationsintensität-Wirkungs-Relation, sondern auch in der Erfolgsrate ähnlich. Transkutane Nervenstimulation findet wegen der Selbstbehandlungsmöglichkeit zunehmende Verbreitung.

# Elektrostimulation

## Transkutane Nervenstimulation (TNS)

Transkutane Nervenstimulationssysteme bestehen aus einem Impulsgenerator, Kabeln und Elektroden (Abb. 24). Am Generator lassen sich Reizfrequenz, Reizstärke und manchmal auch Impulsbreite einstellen. Der elektrische Kontakt zur Haut wird über leitende Silikongummi-Elektroden oder Aluminiumfolie hergestellt. Zwischen Elektroden und Haut bringt man Elektrodengel. Ziel der Stimulationsbehandlung ist, im oder möglichst nahe zum schmerzhaften Areal Parästhesien ohne muskuläre Kontraktionen oder Dysästhesien zu erzeugen. Die Elektroden können in der schmerzhaften Region selbst, über Hautnervenästen, über Nervenstämmen, paravertebral, in Nachbarsegmenten oder kontralateral angelegt werden (Abb. 25–28). Je näher Schmerz und Stimulationsort beieinander liegen, desto größer ist die Erfolgsaussicht. Ein Versagen der transkutanen Nervenstimulation ist praktisch immer auf eine Mißachtung dieses einfachen Grundsatzes oder eine falsche Diagnose, die einen projizierten oder psychogenen Schmerz verkennt, zurückzuführen. Große Elektroden erzeugen geringe Stromdichten, die manchmal unzureichende Reizeffekte erzielen. Lokalisierte

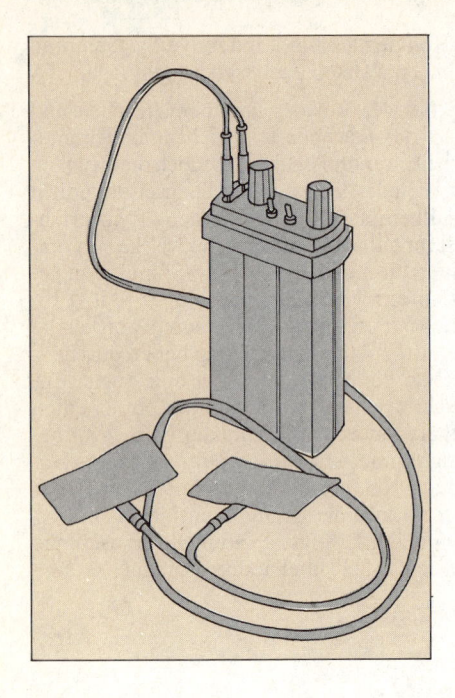

Abb. 24 Reizgerät zur transkutanen Nervenstimulation.

Schmerzen sprechen besser als diffuse Schmerzen auf transkutane Nervenstimulation an.

Die Stimulationshäufigkeit variiert erheblich. Zweimal tägliche Stimulation kann ausreichende Analgesie erzeugen. Andere Patienten benötigen zur Schmerzfreiheit Dauerstimulation. Im allgemeinen genügen 20–30 Min. Stimulationszeit. Typische Stimulationsparameter sind Stromdichten von 1–5 mA/cm$^2$ Elektrodenfläche, eine Stimulationsfrequenz von 50–100 Hz und eine Impulsbreite von 0,1–0,5 ms. Ob diskontinuierliche Impulsserien bessere Effekte als kontinuierliche Impulsfolgen erzielen, muß derzeit unbeantwortet bleiben.

Akuter Schmerz läßt sich mit transkutaner Nervenstimulation besser als chronischer Schmerz behandeln. Postoperativ und posttraumatisch (z.B. bei Rippenfrakturen) erzeugt die transkutane Nervenstimulation regelmäßig gute Analgesie. Chronischer Schmerz ist initial bei 60% der Patienten deutlich reduzierbar. Die Erfolgsrate sinkt nach 1–2 Jahren jedoch auf unter 25% ab (Abb. 29). Durch Wechsel der Stimulationsorte kann der Wirkungsverlust manchmal gebremst werden.

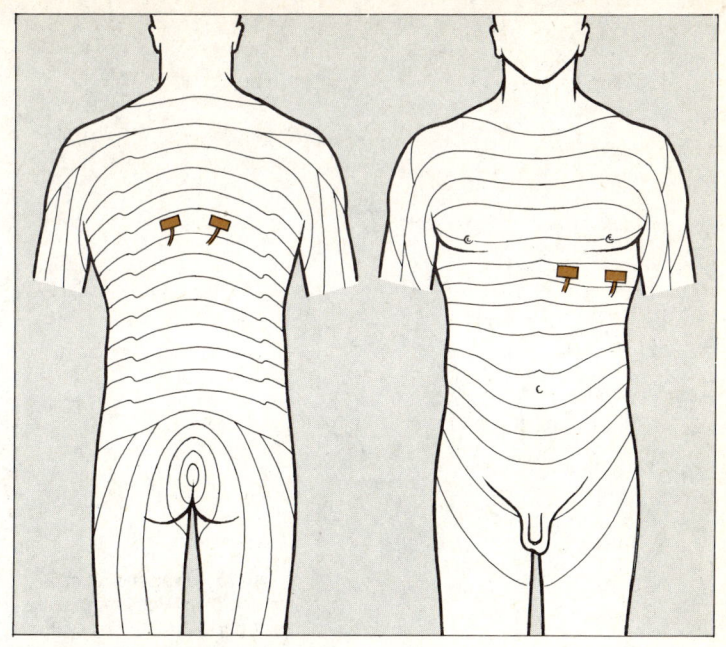

Abb. 25–28 Elektrodenplazierungen.

Abb. 25 Elektrodenlage paravertebral oder interkostal bei postzosterischer Neuropathie des Segments Th6 links.

Wichtigste Indikationen für transkutane Nervenstimulation stellen Schmerzen im Gefolge neuronaler Läsionen, muskuloskelettale Erkrankungen und Tumorerkrankungen dar (Tab. 6).

Patienten mit Herzschrittmachern sind von transkutaner Nervenstimulation auszunehmen. Am ventralen Hals sollte wegen Nähe von Kehlkopf und N. vagus grundsätzlich nicht stimuliert werden. Lymphödeme nehmen unter transkutaner Nervenstimulation manchmal zu. Recht häufig beobachtet man nach Stimulation ein Erythem im Elektrodenbereich. Eine vom Hersteller angegebene maximale Stimulationsdauer ist zu beachten, da anderenfalls Verbrennungen auftreten.

Leihgeräte können von diversen Herstellern auf Rezept angefordert werden.

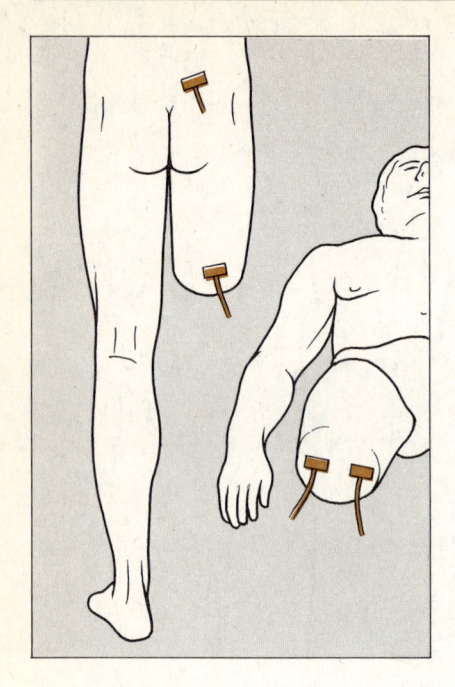

Abb. 26 Typische Stimulationsorte bei Postamputationsschmerz.

Tabelle 6   Anwendungsbereiche der transkutanen Nervenstimulation

**Indikationen mit hoher Erfolgsaussicht**

Periphere Nervenverletzungen
Nervenkompressionen
Postherpetische Neuralgien
Postamputationsschmerz

Muskuloskelettaler Schmerz
Geburtsschmerz
Postoperativer Schmerz
Posttraumatischer Schmerz

**Indikationen mit gewisser Erfolgsaussicht**

Wurzelkompressionen
Wurzelausrisse
Plexusläsionen
Rückenmarksverletzungen
Arachnoiditis
Knochenmetastasen

Rheumatoide Arthritis
Arthrosen
Narbenschmerzen
Kausalgie
Juckreiz

**Fehlindikationen**

Psychogener Schmerz
Ischämischer Schmerz
Viszeraler Schmerz
Migräne

Vasomotorischer Kopfschmerz
Kokzygodynie
Thalamusschmerz

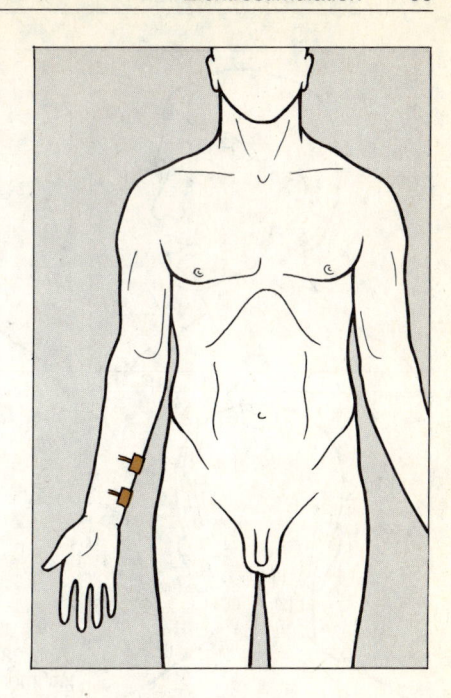

Abb. 27 Typische Stimulationsorte bei unterer Armplexusparese.

## Periphere elektrische Nervenstimulation (PENS)

Direkte periphere elektrische Nervenstimulation mittels epineural implantierter Knopfelektroden ist bei Schmerzen nach neuronalen Läsionen indiziert, wenn die transkutane Stimulation versagt. Mittels induktiver Übertragung von einem externen Impulsgenerator wird ein subkutan verlagerter Empfänger, der mit den Elektroden verbunden ist, angesteuert.

## Spinal-Cord-Stimulation (SCS)

Spinal-Cord-Stimulation erfolgt über peridural eingeführte Elektroden, die an einen subkutanen Empfänger angeschlossen sind. Die Sonde wird in Lokalanästhesie so positioniert, daß durch Reizung der Hinterstränge Parästhesien in den schmerzenden Arealen (meist Extremitäten) auftreten. Da keine direkte Fixationsmöglichkeit der Elektrodenspitze besteht, treten Dislokationen auf, die zur Neuimplantation der Sonde zwingen.

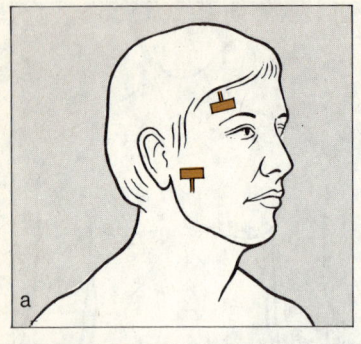

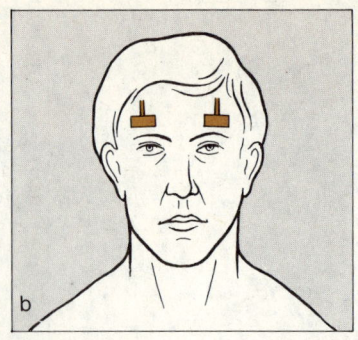

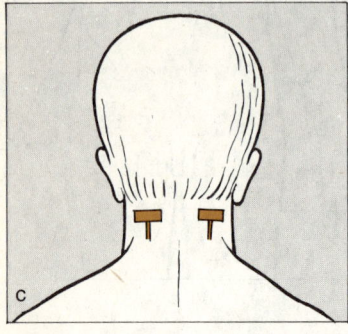

Abb. **28a–c** Spannungskopfschmerz. **a** Elektrodenlage temporal, **b** frontal, **c** nuchal.

Indikationen für Spinal-Cord-Stimulation sind vor allem Deafferenzierungsschmerzen.

## Deep-Brain-Stimulation (DBS)

Diese Technik ist intraktablen, zentralen Schmerzzuständen wie der Anaesthesia dolorosa vorbehalten. Mittels eines stereotaktischen Zielapparates werden Elektroden in Strukturen des schmerzhemmenden Systemes (z. B. dem periventrikulärem Grau) plaziert. Durch elektrische Reizung setzt Analgesie ein. Der endgültige Stellenwert dieser Methode in der Behandlung schwerster Schmerzen steht noch nicht fest.

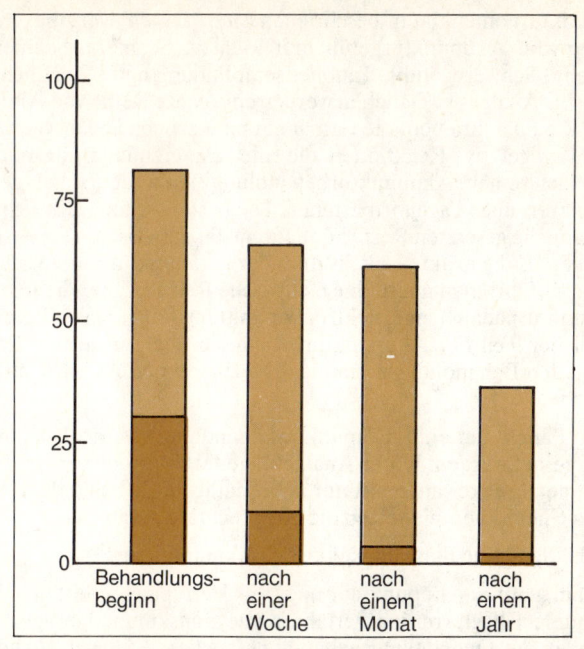

Abb. 29 Wirkungsverlust der transkutanen Nervenstimulation. Nach einem Jahr ist der Behandlungserfolg von ursprünglich 80% auf 30% abgefallen. Ordinate: Erfolgreich behandelte Patienten, schwarz: Anteil des Placeboeffekts (nach *Woolf*).

## Akupunktur

Akupunktur ist ein weiteres Stimulationsverfahren, das über Intensivierung des lokalen, sensorischen Inputs Hypalgesie oder Analgesie erzeugt. Die Akupunkturwirkung benötigt ein intaktes Nervensystem: In innervationsgestörten Arealen und unter Lokalanästhesie der Akupunkturpunkte tritt keinerlei Wirkung ein. Auch reicht es zumeist nicht, den Akupunkturpunkt lediglich zu verletzen. Je stärker der lokal erzeugte Schmerz, desto ausgeprägter der Akupunktureffekt. Dabei ist unerheblich, durch welche physikalische Einwirkung (Nadelstich, Elektrostimulation, Laser usw.) der Reiz bzw. Schmerz gesetzt wird. Wahrscheinlich aktiviert Akupunktur das zentrale schmerzhemmende System.

Akupunktureffekte gehen bevorzugt von druckschmerzhaften, im myofaszialen Gewebe gelegenen Punkten aus, die als »Locus dolendus« der

Akupunkturnomenklatur beschrieben sind. Durch Reizung entsteht das typische Akupunkturgefühl mit lokalem Schmerz, Schmerzausstrahlung, Schweregefühl, Taubheitsempfindung und schließlich Hypalgesie bis Analgesie. Daneben werden eine ganze Reihe von Akupunkturpunkten beschrieben, die fern der Schmerzzonen liegen. Sie vermitteln z. T. vegetative Reaktionen, die eine Schmerzminderung unterstützen. Nach einer Akupunkturbehandlung kann der lokal gesetzte Schmerzreiz über Tage fortbestehen. Die beste Wirkung läßt sich erzielen, wenn die gesetzten Reize hohe Intensität aufweisen. Dieses scheint wichtiger als die exakte Lokalisation der Akupunkturpunkte selbst. In der Praxis führt man meist eine elektrische Reizung über die liegenden Akupunkturnadeln (sog. Elektroakupunktur) durch. Sicher kommt ein erheblicher Teil der Akupunkturhypalgesie über suggestive Komponenten der Behandlung zustande. Der Placeboeffekt wird mit 30% angegeben.

Ob ein Patient auf eine Akupunkturbehandlung anspricht, kann nicht vorhergesagt werden. Unter Analgetika oder Psychopharmaka stehende Schmerzkranke sind meist nur unbefriedigend zu behandeln. Radiatio und Chemotherapie setzen die Ansprechrate herab.

Entscheidend sind die Fähigkeiten des Akupunkteurs!

Steht ein geübter Akupunkteur nicht zur Verfügung, greift man besser auf andere Gegenirriationsverfahren wie transkutane Nervenstimulation oder die Quaddelungsbehandlung zurück. Sachgemäß durchgeführt, hat die Akupunktur einen festen Platz unter den Stimulationsverfahren. Seltene Komplikationen sind Hämatome, Pneumothoraxes und Infektionen.

## Quaddelungstherapie

Mit intrakutanen Quaddeln läßt sich eine potente Gegenirritation herbeiführen. Der Aufwand ist minimal, die technische Durchführung einfach. In der täglichen Praxis stellt die Quaddelung bei akuten Schmerzen, Exazerbationen chronischer Schmerzzustände und funktionellen Störungen des Bewegungsapparates das Gegenirritationsverfahren der Wahl dar. Die streng intrakutane Injektion verursacht Schmerzen, so daß meist mit Lokalanästhetikum gequaddelt wird. Der Gegenirritationseffekt dürfte von der intraepidermalen Läsion, weniger vom Injektionsschmerz ausgehen und ungefähr proportional zur Quaddelgröße sein.

Wie bei anderen Gegenirritationstechniken läßt sich der beste Effekt mittels segmentbezogener Anwendung erzielen. Idealerweise wird die Quaddel in Schmerzprojektionszonen (Referenzzonen) gesetzt. Fehlen sie, injiziert man im Dermatom der schmerzverursachenden Struktur oder in benachbarten oder kontralateralen Dermatomen.

Folgende Quaddellokalisationen haben sich für schmerzhafte Störungen im Bewegungsapparat bewährt:

Wirbelsäule: über Dornfortsätzen, 2–6 cm paramedian.
Sakralregion: über Foramina sacralia, Iliosakralgelenk, Steißbeinspitze.
Gelenke: in Beugefalten, Quaddelkranz um Knochenvorsprünge, ggf. auch zirkulär.

Die Technik der intrakutanen Injektion ist auf S. 82 dargestellt.

# Lokal- und Regionalanästhesie

Nervenblockaden haben in der Schmerztherapie weite Verbreitung gefunden. Die entwickelten Techniken ermöglichen, eine Vielzahl von Problemen mit einfachsten Mitteln zu lösen, was der Forderung nach einer überschaubaren Medizin entgegenkommt. Nervenblockaden sind selektiv und spezifisch wirksam. Ihr Effekt setzt schnell ein. Die Komplikationsrate ist minimal, die Belästigung für den Patienten gering. Die Blockadedauer ist exakt vorhersehbar.

*Grundvoraussetzungen für eine gelungene Blockade sind Beherrschung der Technik und einwandfreies Instrumentarium.*

*Es versteht sich von selbst, daß jede* Nervenblockade eines in der Behandlung allergischer und toxischer Komplikationen geübten Arztes bedarf. Das zur Bewältigung von Zwischenfällen benötigte Instrumentarium (Abb. **30–32**) muß *vollständig* und sofort *einsatzbereit* vorliegen. Einzelheiten sind Lehrbüchern der Anästhesiologie zu entnehmen.

Eine derart sorgfältig gesetzte Blockade hat hohe diagnostische, therapeutische und prognostische Relevanz.

Die Blockadedauer läßt sich durch verschiedene Substanzen und Verfahren steuern (s. Tab. **7**). Lokalanästhetika haben Wirkzeiten von 1–2 Std. (Lidocain) bis zu 4 Std. (Bupivacain). Ein Adrenalinzusatz (der in der Schmerztherapie aber oft kontraindiziert ist) kann die Wirkdauer verdoppeln. Intravenöse Guanethidinblockaden, die die efferente, sympathische Leitung unterbrechen, wirken 24–72 Std. Chemische Neurolytika und Kryoblockaden unterbrechen die Schmerzleitung bis zu 12 Monate. Da viele chronische Schmerzen durch etablierte Reflexkreise unter Einbeziehung sympathischer Leitungsbahnen unterhalten werden, kann der Blockadeeffekt bei Unterbrechung derartiger reflektorischer Vorgänge weit über die pharmakologische Wirkdauer des Anästhetikums hinausreichen. Langanhaltende Besserung eines Schmerzbildes nach einer intravenösen regionalen Guanethidingabe beweist die Beteiligung des sympathischen Nervensystems an der Schmerzgenese. Damit hat man gleichzeitig diagnostische Aussagen gewonnen.

---

Abb. **30** 1a–c Endotrachealtuben verschiedener Größe; 2 Führungsstab; ▶
3 Wendl-Tubus; 4 Gazebinde; 5a–c Guedel-Tuben verschiedener Größe;
6 Beißkeil; 7 Blockungsklemme; 8 Venenverweilkanüle; 9 Laryngoskop;
10 Pflaster.

Lokal- und Regionalanästhesie 75

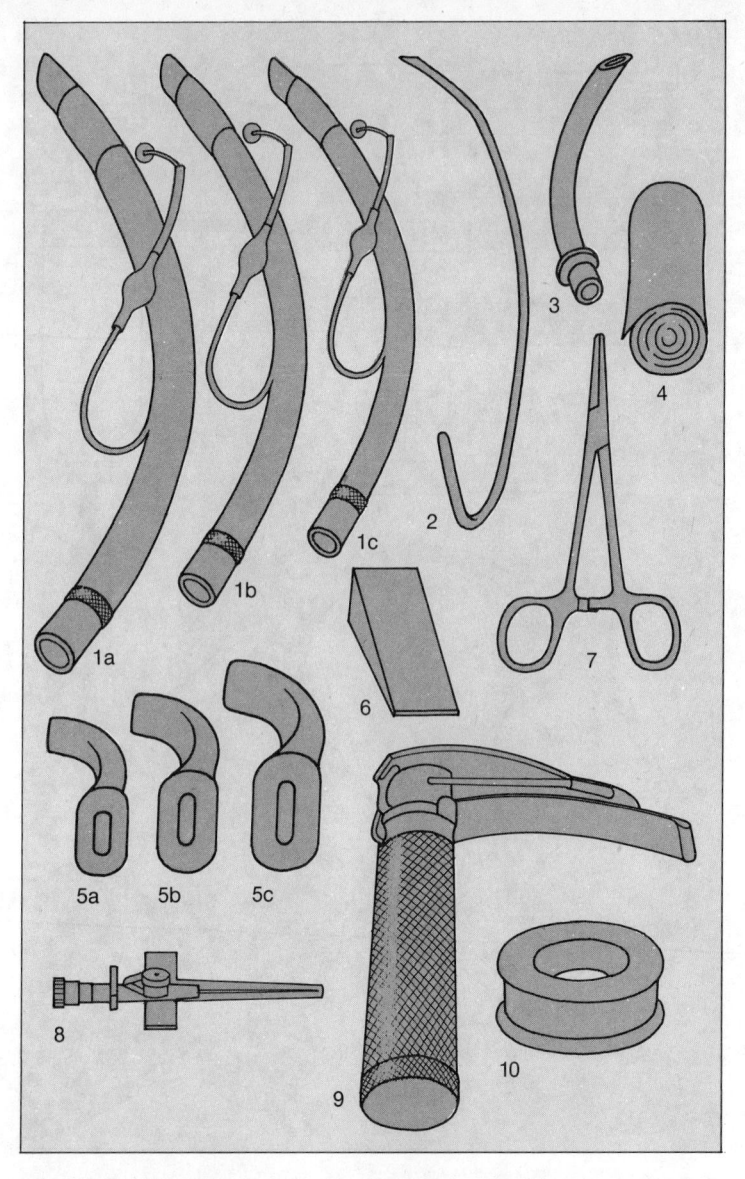

Abb. **30–32** Notfallausrüstung zur Behandlung des Lokalanästhesie-Zwischenfalls. Alle Geräte müssen griffbereit, die Medikamente aufgezogen sein.

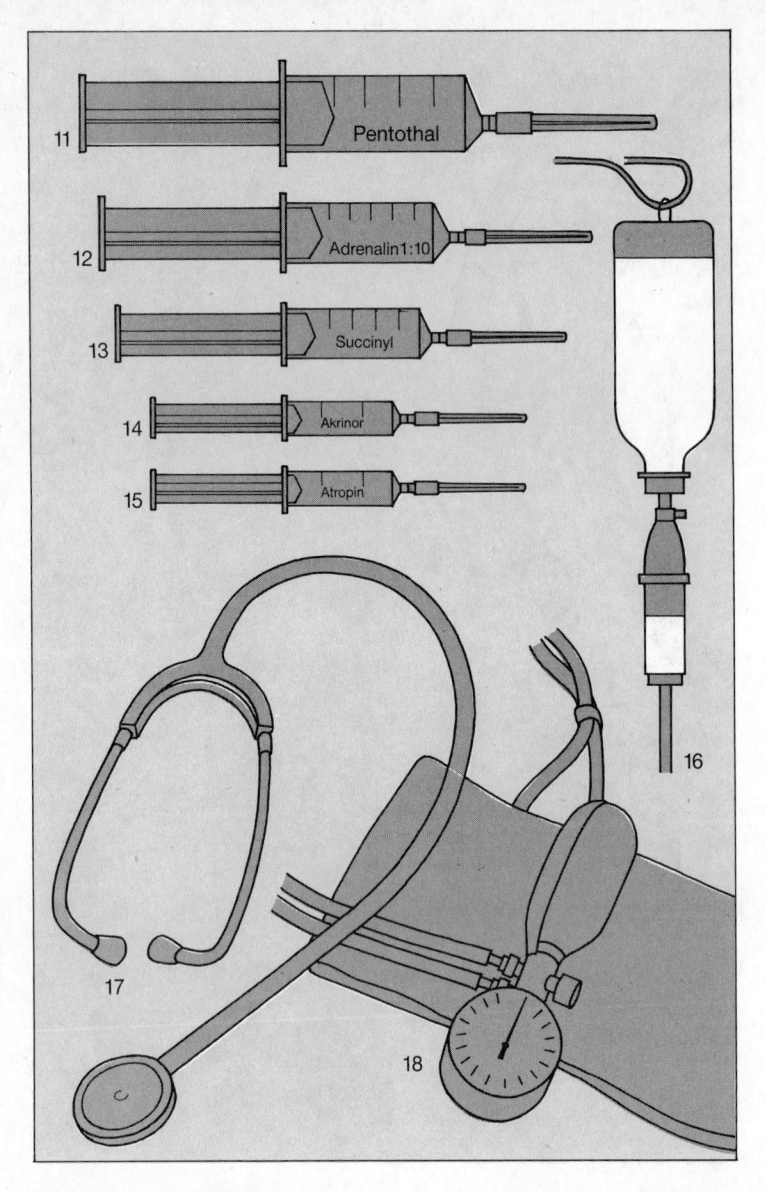

Abb. 31  11–15 Notfallmedikamente; 16 Plasmaexpander; 17 u. 18 Geräte zur Kreislaufüberwachung.

Lokal- und Regionalanästhesie 77

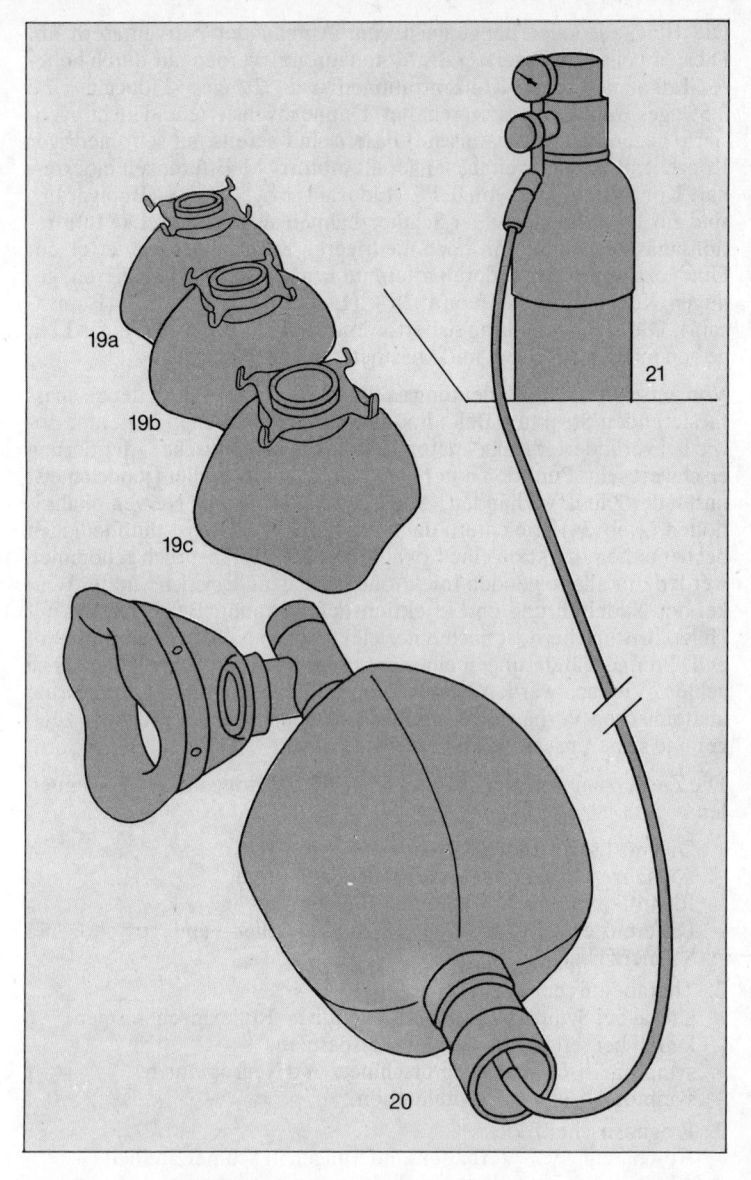

Abb. 32   19a–c Beatmungsmasken unterschiedlicher Größe; 20 Beatmungsbeutel; 21 Sauerstoffflasche.

Die Blockadedauer hängt auch vom Aufbau der Nervenfasern ab. Dicke myelisierte Fasern (z. B. Motoneurone) werden nur durch höhere Lokalanästhetika-Konzentrationen wie 2%iges Lidocain und 0,5%iges Bupivacain ausgeschaltet. Dünne myelisierte und nichtmyelisierte vegetative (sympathische) Fasern sind bereits mit sehr niedriger Konzentration und weitaus länger als motorische Efferenzen blockierbar. Konzentrationen von 0,5% (Lidocain) bzw. 0,125% (Bupivacain) sind zur Unterbrechung der Schmerzbahnen ausreichend. Die Infiltrationsanästhesie kann mit noch niedrigeren Konzentrationen erfolgen. Um Nozizeptoren und deren afferente Einzelfasern zu blockieren, genügen Konzentrationen von 0,25% (Lidocain) bzw. 0,05% (Bupivacain). Die Schmerzleitung sistiert, wenn Nervenstämme auf einer Länge von mindestens 5 mm mit Anästhetikum umspült sind.

Von entscheidender Bedeutung ist die exakte Lokalisation der zu anästhesierenden Struktur. Bei adipösen und dysplastischen Patienten sowie bei veränderter Lokalanatomie kann die anatomische Orientierung erschwert sein. Punktion unter dem Röntgenbildwandler (jedoch meist nur in der Klinik vorhanden, Abb. 33) und elektrische Nervenlokalisationen (Abb. 34) erleichtern dann das Vorgehen. Meist muß lediglich bei der ersten Injektion eine Lokalisationshilfe in Anspruch genommen werden, für alle folgenden Injektionen sind dann Einstichpunkte, Winkel der Nadelführung und Injektionstiefe bekannt. Bei Patienten mit Herzschrittmachern ist nach einer elektrischen Nervenlokalisation auf evtl. Frequenzänderungen eines programmierbaren Schrittmachers zu achten. Vielfach werden Lokalisationshilfen auch bei unkomplizierten anatomischen Verhältnissen empfohlen, zumal man die Blockade zügiger und sicherer setzen kann.

Die Zielsetzung von Nervenblockaden läßt sich folgendermaßen einteilen:

1. Diagnostischer Block
– Aufspüren schmerzverursachender Strukturen,
– Identifikation schmerzleitender Bahnen,
– Differenzierung organischer, funktioneller und psychogener Schmerzursachen.
2. Therapeutischer Block
– kausal bei Sympathalgien und vegetativen Reflexmechanismen,
– kausal bei reflektorischen Muskelspasmen,
– symptomatisch bei Rezeptorschmerz und Neuropathien,
– symptomatisch zur Vasodilatation.
3. Prognostischer Block
– Abschätzung von Verhaltensänderungen in Schmerzfreiheit,
– Abschätzung des schmerzbedingten Anteiles physischer Leistungseinschränkungen,

Lokal- und Regionalanästhesie 79

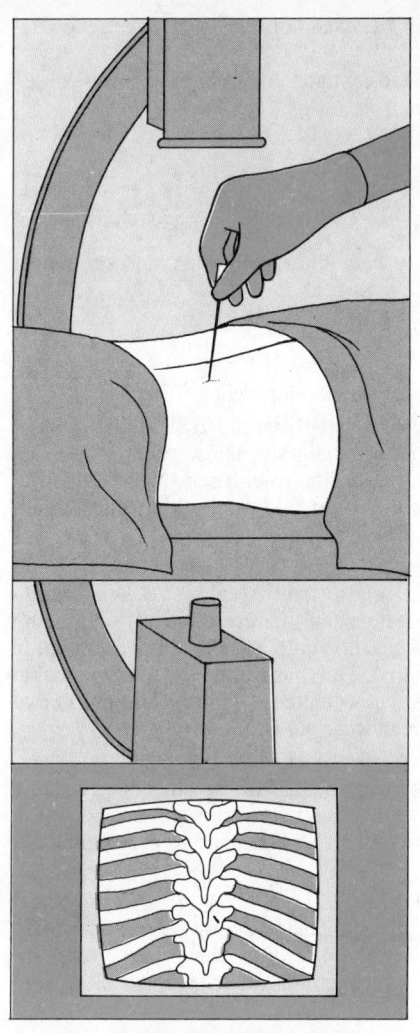

Abb. 33 Lokalisation thorakaler Facettengelenke mittels Röntgenbildwandler.

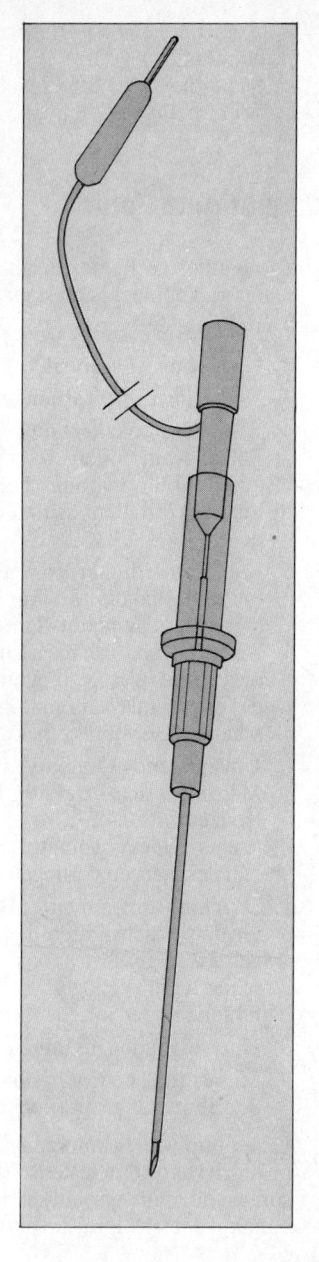

Abb. 34 Elektrische Stimulationsnadel (Verweilkanüle).

- Ausschluß einer Verlagerung des Schmerzes nach erfolgreicher Behandlung,
- Sicherung des Effektes beabsichtigter neurolytischer Blockaden oder operativer Neurolysen.

## Häufigste Fehler

Die häufigsten Fehler diagnostischer, therapeutischer und prognostischer Nervenblockaden sind:

1. Kein intravenöser Zugang!
2. Ungeübter Therapeut.
3. Notfallinstrumentarium ungenügend oder nicht griffbereit.
4. Unpräzise Lokalisation der zu anästhetisierenden Struktur.
   Folge: Keine oder inkomplette Analgesie. Dieser Fehler läßt sich durch subtile anatomische Orientierung, elektrische Nervenlokalisation und Kanülenpositionierung unter Bildwandlerkontrolle vermeiden.
5. Injektion zu hoher Volumina.
   0,5 ml Lokalanästhetikum penetriert ein Areal bis zu 2 cm Durchmesser und schaltet darin gelegene Nozizeptoren aus. Gemischte Nerven lassen sich nach Lokalisation mittels elektrischer Stimulation durch 1 ml (z. B. N. ilioguinalis), 2 ml (paravertebrale Wurzelblockade) oder 5 ml (N. ischiadicus) ausschalten. Höhere Volumina verwischen das Ergebnis einer diagnostischen Blockade völlig.
6. Ungenügende Objektivierung des Blockadeerfolges.
   Man muß sich sorgfältig vergewissern, daß die mit der gewählten Konzentration objektivierbaren Effekte (motorischer Block, sensorischer Block, sympathischer Block) im gesamten Versorgungsgebiet des Nerven vorliegen.
7. Durchführung nur einer Blockade.
   Grundsätzlich sollten mehrere Blockaden zu reproduzierbaren Ergebnissen geführt haben, bevor ein diagnostischer oder prognostischer Schluß gezogen wird. Anderenfalls unterliegt man Placeboeffekten und technischen Fehlern.
8. Ungenügende Dokumentation von Technik und Ergebnis.
9. Mißachtung neurophysiologischer und psychologischer Faktoren bei der Bewertung von Blockadeergebnissen.

Eine periphere Schmerzursache darf vermutet werden, wenn eine reproduzierbare mindestens 90%ige Schmerzlinderung eintritt, die entsprechend dem gewählten Lokalanästhetikum unterschiedlich lange anhält. Eine erfolgreiche periphere Nervenblockade beweist nicht, daß eine neuropathische Läsion *distal* des Blockadeortes liegt (s. S. 8). Bestimmte Formen zentraler Schmerzen lassen sich ebenfalls durch periphere Blockaden beeinflussen. Ggf. ist eine hohe Spinalanästhesie vorzunehmen. Führt das Ergebnis der diagnostischen Anästhesie zur Diagnose einer psychogenen Schmerzform, bedarf diese der weiteren Absicherung durch psychologische und psychiatrische Verfahren!

## Kontraindikationen

Allgemeine Kontraindikationen für Nervenblockaden bilden Blutgerinnungsstörungen, Allergien gegen Lokalanästhetikapräparationen und bestimmte Reizleitungsstörungen des Herzens. Spezielle Einschränkungen sind in den einzelnen Kapiteln abgehandelt. Ein überängstlicher Patient und Verständigungsschwierigkeiten sind als relative Kontraindikationen zu betrachten.

Neurolytische Blockaden somatischer Nerven sind bei benignen Schmerzen kontraindiziert, da häufig das Beschwerdebild einer chemischen Neuritis mit Brennschmerz, Hyperpathie und Dysästhesien folgt.

Die nachfolgende Zusammenstellung gebräuchlicher anästhesiologischer Verfahren kann keinesfalls das Lehrbuch oder gar praktische Schulung ersetzen! Sie soll jedoch in der Schmerztherapie gebräuchliche Modifikationen bekannter Techniken darstellen und der schnellen Orientierung dienen. Auf Erörterung im Text erwähnter seltener Blokkaden wurde bewußt verzichtet. Die getroffene Auswahl ist für die allermeisten schmerztherapeutischen Fragestellungen ausreichend, technisch einfach durchzuführen und mit keinen unvertretbaren Risiken behaftet. Eingreifende Blockadeformen (zervikaler Armplexusblock, Stellatumblock, zervikaler, thorakaler und lumbaler Spinalnervenblock, perkutaner Zöliakusblock, Periduralkatheter, Facettengelenksanästhesie) sollten Anästhesisten überlassen werden!!

## Grundsätzliches zur Injektionstechnik

Voraussetzung für die schonende Anästhesie tiefer Strukturen ist das Setzen einer intradermalen Hautquaddel mittels feinster Nadel (Abb. 35). Der Einstich erfolgt horizontal zur Hautoberfläche in das Korium. Dabei zeigt die Öffnung der Nadelspitze nach unten. Weniger als ½ ml Lokalanästhetikum reichen aus, um eine schmerzfreie Punktion zu gestatten. Ist das Vorschieben der Injektionsnadel durch tiefer gelegene Gewebe schmerzhaft, kann kontinuierlich eine kleinste Menge Lokalanästhetikum entleert werden. Vor der endgültigen Injektion muß eine Aspirationsprobe in allen Ebenen erfolgen! Die Infiltration

82　Lokal- und Regionalanästhesie

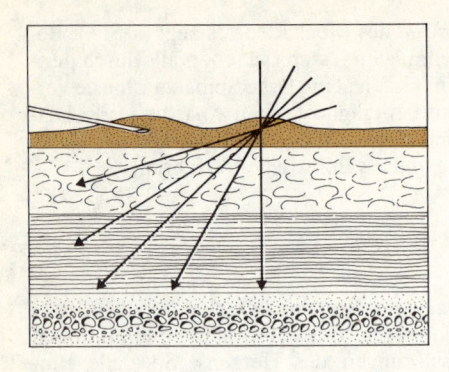

**Abb. 35** Intrakutane Hautquaddel.

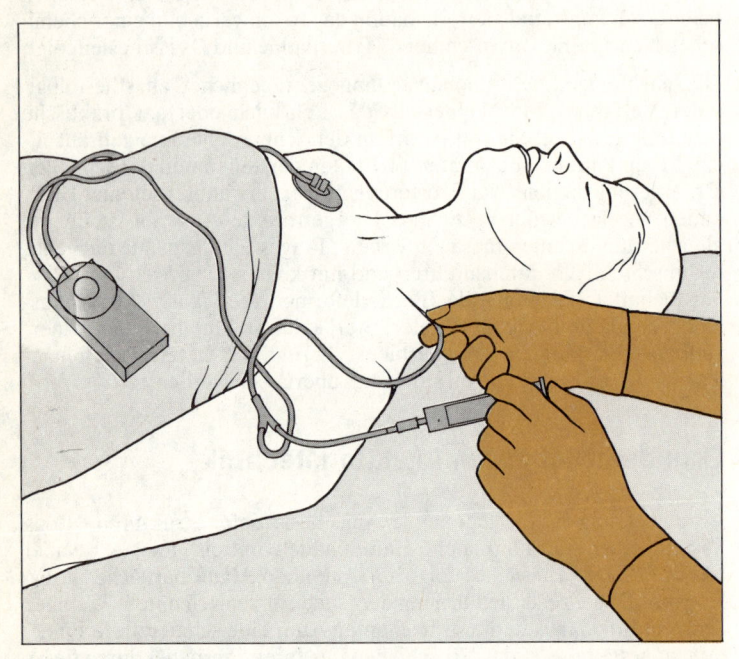

Abb. **Abb. 36** Elektrische Nervenlokalisation. Der Verlängerungsschlauch ermöglicht, die Injektion auch von einer Hilfsperson durchführen zu lassen. Die Injektionsnadel bleibt sicher fixiert.

paraossärer Gewebe sollte erst *nach* Kontakt mit der knöchernen Leitstruktur und geringem Zurückziehen der Nadel vorgenommen werden. Ausbleibende Anästhesie und Zwischenfälle durch fehlplazierte Injektionen sind häufig auf eine Mißachtung dieses einfachen Grundsatzes zurückzuführen. Zu schonendem Vorgehen gehört auch, daß der Patient über zu erwartende Schmerzreize (z. B. während der Injektion) informiert wird. Nach Eintritt der Anästhesie darf im betäubten Gebiet kein weiterer Einstich erfolgen, da die Gefahr der Nervenverletzung gegeben ist. Ein Verbindungsschlauch zwischen Nadel und Injektionsspritze hilft, die Kanülenposition während der Injektion zu sichern (sog. immobile Nadel, Abb. **36**). Durch Verwendung von elektrischen Nervenstimulatoren lassen sich Parästhesien durch direkten Kontakt mit Nervenstämmen umgehen. In manchen Fällen intensiviert sich der Schmerz nach Abklingen der Anästhesie. Dieses liegt in der Regel nicht an einer fehlerhaften Technik, sondern in neurophysiologischen und psychologischen Vorgängen begründet.

## Lokalanästhetika

Nervenblockaden erfüllen diagnostische und therapeutische Zwecke. Die Wahl von Substanz, Konzentration und Volumen richtet sich nach dem Blockadeziel.

Therapeutische Anästhesien erfordern ein langwirkendes Anästhetikum. Durch wahlweisen Einsatz kurz- oder langwirkender Substanzen für diagnostische Anästhesien läßt sich Aufschluß über die Zuverlässigkeit von Patientenangaben zur Dauer der Schmerzfreiheit gewinnen. Grundsätzlich ist die niedrigste Konzentration zu wählen, mit der das Blockadeziel herbeigeführt werden kann. Determinierende Faktoren sind Blockadeort (Rezeptor, Nervenstamm, Rückenmark), Faserart (A-Alpha-, A-Beta-, A-Gamma-, A-Delta-, B-, C-Fasern), Diffusionsbarrieren (Faszien, Synovialepithel, Dura) und gewünschte Anschlagzeit. Die Wirkdauer steigt mit höheren Konzentrationen nur unwesentlich an.

Langwirkende Anästhetika haben höhere molekulare Toxizität und sind für ausgedehnte Infiltrationsanästhesien ungeeignet. Zur Nozizeptorenblockade genügen niedrige Dosierungen (0,05–0,125%). Die erlaubten Höchstmengen müssen **strikt** eingehalten werden. Das Injektionsvolumen entspricht dem gewünschten Verteilungsraum und ist der Statur des Patienten anzupassen.

Aus praktischer Sicht scheint eine Beschränkung auf zwei Substanzen sinnvoll. Die gewünschte Konzentration wird durch Verdünnung mit physiologischer Kochsalzlösung eingestellt.

Tabelle 7  Lokalanästhetika

|  | Relative Wirksamkeit (Procain = 1) | Relative Toxizität (Procain = 1) | Latenzzeit bei infiltrativer Anwendung | Analgesiedauer | Maximaldosen |
|---|---|---|---|---|---|
| Prilocain* | 4 | 1,5 | < 2 Min. | 2– 3 Std. | 400 mg** |
| Lidocain | 4 | 2,0 | < 2 Min. | 2– 4 Std. | 200 mg** |
| Mepivacain | 4 | 2,9 | < 2 Min. | 2– 4 Std. | 300 mg** |
| Bupivacain | 16 | 8,0 | 2–3 Min. | 6–12 Std. | 150 mg |

\* Methämoglobinbildner
\*\* 6 mg/kg nach *Bonica*

Tab. 7 gibt die wichtigsten Eigenschaften gebräuchlicher Anästhetika wieder.

Alle im folgenden angegebenen Volumina sind für einen 70 kg schweren Patienten normaler Statur ausreichend. Die vorgeschlagenen Konzentrationen erzielen sichere diagnostische Anästhesien mit Lidocain bzw. therapeutische Anästhesien mit Bupivacain.

# Blockaden

## Occipitalis-major- und -minor-Block

*Anatomie:* Der N. occipitalis major versorgt die medialen, der N. occipitalis minor die lateralen Anteile der dorsalen Galea. Sie grenzen ventral an das Versorgungsgebiet des N. trigeminus.

*Technik:* Die Punktionsstelle für die Blockade des N. occipitalis major liegt auf der Linea nuchae 2,5–3 cm lateral der Protuberantia occipitalis externa. Der N. occipitalis minor verläuft weitere 2,5 cm lateral. Die Injektion erfolgt jeweils nach Knochenkontakt.

*Anästhetika:*
3 ml Lidocain 1% oder Bupivacain 0,25% je Injektionsort.

## Blockade des Nervus supraorbitalis

*Anatomie:* Der N. supraorbitalis ist Endast des I. Trigeminusastes. Er versorgt die anteriosuperiore Galea.

*Technik:* Der Nerv wird unmittelbar überhalb seines Austrittes durch die Incisura supraorbitalis (ungefähr 2,5 cm lateral der Mittellinie) blockiert.

*Anästhetika:*
1,5 ml Lidocain 1% oder Carbostesin 0,25%.

## Blockade des Nervus infraorbitalis

*Anatomie:* Der N. infraorbitalis ist Endast des II. Trigeminusastes. Er versorgt das mittlere Gesicht.

*Technik:* Der Nerv wird am Foramen infraorbitale (ca. 1 cm unterhalb des medialen Orbitarandes palpierbar) blockiert.

*Anästhetika:*
1,5 ml Lidocain 1% oder Carbostesin 0,25%.

## Temporale Abriegelung der Kalotte

*Anatomie:* Die temporale Galea wird vom N. auriculotemporalis und N. trigeminus innerviert. Durch Umspritzen der Sehne des M. temporalis verteilt sich das Anästhetikum in der Muskelloge und blockiert den Muskel penetrierende Trigeminusäste. Der N. auriculotemporalis begleitet die Temporalarterie.

*Technik:* Der Einstich erfolgt in Höhe des lateralen Lidwinkels unmittelbar hinter dem Os zygomaticum. Die Injektion wird nach Knochenkontakt und minimalem Zurückziehen der Nadel vorgenommen. Der N. auriculotemporalis wird unmittelbar vor der Lamina tragi blockiert.

*Anästhetika:*
Temporalissehnenumspritzung:
3 ml Lidocain 1% oder Bupivacain 0,25%.
Aurikulotemporalisblockade:
1,5 ml Lidocain 1% oder Bupivacain 0,25%.

## Zervikale Armplexusblockade

*Anatomie:* Der Armplexus entspringt den ventralen Ästen der Spinalnerven C5–Th1. Es verläßt den seitlichen Halsbereich durch die Skalenuslücke zusammen mit der A. subclavia in einer gemeinsamen Faszienscheide.

*Technik:* Der Einstichpunkt liegt in der Scalenuslücke, die sich bei Anheben des Kopfes und tiefer Inspiration gut tasten läßt. Am distalen Ende pulsiert die A. subclavia. Die Kanüle wird bei zur Gegenseite gedrehtem Kopf nach medial, 45° kaudal und leicht dorsal vorgeschoben, bis Parästhesien im Arm (ggf. Nervenstimulator!) auftreten. Als Leitstruktur dient der Querfortsatz von C6.

*Anästhetika:*
30 ml Lidocain 0,5% oder Bupivacain 0,125–0,25%.
Soll nur der Schulterbereich erfaßt werden, genügen 20 ml.

*Spezielle Komplikationen:* Intraarterielle Injektion (A. vertebralis), Spinalanästhesie, Periduralanästhesie, Phrenikusparese, Rekurrensparese, Pneumothorax.

## Axilläre Armplexusblockade

*Anatomie:* Der Armplexus zieht im Gefäß-Nerven-Strang durch die Fossa axillaris in den Sulcus bicipitalis medialis. Durch Auffüllung des neurovaskulären Raumes mit Anästhetikum lassen sich fast alle sensorischen, motorischen und vegetativen Nerven des Armes blockieren.

*Technik:* Die Gefäß-Nerven-Scheide wird in ca. 1 cm Tiefe des rechtwinklig abduzierten Armes erreicht. Der Einstichpunkt liegt knapp distal der Kreuzung von A. axillaris und M. pectoralis kranial des pulsierenden Gefäßes. Die Kanülenlage ist korrekt, wenn unter minimaler elektrischer Stimulation Parästhesien und Zuckungen in Unterarm und Hand auftreten.

*Anästhetika:*
30 ml Lidocin 0,5% oder Bupivacin 0,125–0,25%.

*Spezielle Komplikationen:* Gefäßpunktion.

## Kontinuierliche axilläre Plexusblockade

*Technik:* Eine Verweilkanüle wird zuerst flach durch die Haut geschoben und dann im 30°-Winkel zur Arterie langsam kranialwärts eingeführt, bis die Faszienscheide durchstoßen ist. Die Schlifffläche der Kanüle sollte von der Faszienscheide weg zeigen. Der Kunststoffteil wird um weitere 3 mm vorgeschoben, die Kanüle dann abgesenkt und der Kunststoffteil vollends eingeführt. Über einen Mandrin läßt sich ein flexibler Verweilkatheter positionieren, der festgenäht und verbunden wird. Vor Einführen des Mandrins injiziert man die Hälfte des Anästhetikums.

*Anästhetikum:*
Je nach Lage der Katheterspitze (Rö.-Kontrolle) und Schmerzlokalisation werden 5–30 ml 0,125%iges Bupivacain benötigt.

## Intravenöse Regionalanästhesie der oberen Gliedmaße

*Anatomie:* Diese Technik nutzt als Verteilungsweg das Kapillarbett.

*Technik:* Nach Venenpunktion wird der Arm angehoben und nach 60 s ein Tourniquet (oder eine Doppelkammermanschette) am Oberarm oder Unterarm angelegt. Der arterielle Zustrom (Puls!) muß sicher unterbrochen sein (Staudruck = systolischer Druck plus 50 mmHg). Frühestens 20 Min. (Guanethidin) bis 30 Min. (Lokalanästhetikum) nach Injektion wird der Blutstrom in Etappen freigegeben.

*Anästhetika:*
Regionalanästhesie: 40 ml 0,5% Lidocain.
Intravenöse Sympathikusblockade: Bis zu 40 ml NaCl 0,9% mit 10 mg Guanethidin und 50 mg Lidocain.

*Spezielle Komplikationen:* Toxische Lokalanästhetikaeffekte, wenn die Fixationszeit nicht eingehalten wird (Krämpfe, Bradykardien, Blutdruckabfälle). Schmerzen nach Guanethidin-Injektion, wenn der Lokalanästhetikumzusatz fehlt.

## Nervenblockaden im Ellbogenbereich

### Nervus ulnaris

*Anatomie:* Der N. ulnaris verläuft im Sulcus ulnaris zwischen Olekranon und Epicondylus medialis humeri.

*Technik:* Die Injektionsstelle liegt 1 cm proximal des Sulcus ulnaris. Eine feine Kanüle wird senkrecht zur Haut eingeführt. Die Injektion erfolgt nach Auslösung von Parästhesien in den ulnaren Fingern (ggf. Nervenstimulator).

*Anästhetika:*
1,5 ml Lidocain 1%ig oder Carbostesin 0,5%.

### Nervus medianus

*Anatomie:* Der Nerv läuft sehr oberflächlich (!) medial der A. brachialis durch die Ellenbeuge.

*Technik:* Auf einer Verbindungslinie der Oberarmepikondylen wird 0,5 cm medial der A. brachialis eingegangen. Nach Auslösung von Parästhesien (Nervenstimulator) in den radialen Fingern wird injiziert.

*Anästhetika:*
1,5 ml Lidocain 1% oder Bupivacain 0,5%.

## Supraskapularisblock

*Anatomie:* Der N. suprascapularis zieht durch die Incisura scapulae in die Fossa supraspinata. Die Blockade erfolgt am Austritt aus der Incisura scapulae.

*Technik:* Akromion und medialer Skapularand werden markiert und mit einer über der Spina scapulae laufenden Linie verbunden. In der Mitte dieser Strecke fällt man das Lot. Der Injektionspunkt liegt auf der Winkelhalbierenden, 1,5 cm vom Kreuzungspunkt der Geraden entfernt. Man dirigiert die Nadelspitze nach Knochenkontakt mit dem Margo superior scapulae medialwärts, bis die Kanülenspitze in die Incisura scapulae gleitet und Parästhesien auslöst. Ein Bildwandler erleichtert das Vorgehen.

*Anästhetika:*
5 ml Lidocain 1% oder Bupivacain 0,125–0,25%.

*Spezielle Komplikationen:* Pneumothorax.

## Stellatumblockade

*Anatomie:* Über das Ganglion stellatum laufen sämtliche sympathische Fasern von Kopf, Hals und Arm sowie die meisten Fasern der Hals- und Thoraxorgane. Das Ganglion liegt auf dem Querfortsatz des 7. Halswirbels hinter den Halsgefäßen.

*Technik:* Der Einstichpunkt befindet sich 3 cm lateral und kranial der Fossa jugularis. Er liegt unmittelbar über dem Querfortsatz des 6. Halswirbels. M. sternocleidomastoideus und A. carotis werden kräftig nach lateral gezogen und die Kanüle streng sagittal bis zum Knochenkontakt eingeführt. Nach geringem Zurückziehen und sorgfältiger Aspiration in allen Ebenen erfolgt die Injektion. Anschließend wird der Patient mit erhöhtem Oberkörper gelagert.

*Anästhetikum:*
6–10 ml Bupivacain 0,5%.

*Spezielle Komplikationen:* Rekurrensparese, Armplexusparese, intraarterielle Injektion, hohe Spinalanästhesie, hohe Periduralanästhesie, Pneumothorax, Ösophagusperforation, Trachealperforation.

Das Auftreten eines Horner-Syndroms ist nicht als Komplikation zu werten, sondern beweist den Erfolg der Blockade.

## Blockade thorakaler Spinalnerven

*Anatomie:* Die thorakalen Spinalnerven teilen sich im Foramen intervertebrale in R. dorsalis und R. ventralis auf. Der ventrale Ast verläuft im Sulcus costae, der dorsale Ast verzweigt sich über der Lamina dorsalis. Die Anästhesie erfolgt paravertebral zur Blockade der Wurzel, am Angulus costae (oder weiter peripher) zur Blockade des ventralen Astes oder durch Infiltration der autochtonen Muskulatur zur Blokkade des dorsalen Astes.

### Thorakaler Paravertebralblock

*Technik:* Man zieht eine Horizontale, durch den oberen Rand des nächsthöheren Dornfortsatzes. Die Einstichstelle liegt ca. 3 cm lateral der Mittellinie der Horizontalen. Nach 2,5–3,5 cm senkrechter Kanülenführung trifft man auf den Querfortsatz des zu blockiernden Segmentes (Bildwandler!). Die Kanüle wird nun kaudal am Querfortsatz vorbeidirigiert und um max. 2,5 cm weiter vorgeschoben. Nach sorgfältiger Aspiration (Liquor!) erfolgt die Injektion.

*Anästhetika:*

5 ml Lidocain 1% oder Bupivacain 0,25%. Unter Elektrostimulation und Bildwandlerkontrolle genügen 2 ml.

*Spezielle Komplikationen:* Pneumothorax, Spinalanästhesie, Periduralanästhesie, Rückenmarksverletzung.

### Interkostalblock am Angulus costae

*Technik:* Die Punktionsstelle liegt ca. 7 cm lateral der Mittellinie am Unterrand der Rippe des zu blockierenden Segmentes. Nach Knochenkontakt wird die Haut kaudalwärts gezogen, die Nadel angesenkt und unter den Rippenrand im flachen Winkel ca. 3 mm in den Sulcus costae vorgeschoben.

*Anästhetika:*

3 ml Lidocain 1% oder Bupivacain 0,25%.

Zur Neurolyse: 3 ml 95% Äthylalkohol über die liegende Nadel nach Vorinjektion von 1–2 ml Lidocain 2%.

*Spezielle Komplikationen:* Pneumothorax, Alkoholneuritis nach Alkoholneurolyse.

### Blockade der Rami dorsales nervi spinalis thoracalis

*Technik:* Ca. 1,5 cm neben der Mitte des nächsthöheren Dornfortsatzes wird unter Bildwandlerkontrolle eingegangen, die Nadel nach Knochenkontakt etwas zurückgezogen und injiziert.

*Anästhetika:*

10 ml Bupivacain 0,25%.

*Spezielle Komplikationen:* Periduralanästhesie, Spinalanästhesie, Rückenmarksverletzung.

## Lumbaler Paravertebralblock

*Anatomie:* Die lumbalen Spinalnerven ziehen unterhalb der Querfortsätze in die Peripherie. Oberkante des Dornfortsatzes und Unterkante des entsprechenden Querfortsatzes liegen in der Regel auf einer Horizontalen. Jedoch kann eine beachtliche Variabilität der knöchernen Orientierungspunkte bestehen.

*Technik:* Mit einer 10-cm-Nadel wird entweder 1,5 cm neben dem Mittelpunkt oder 3–4 cm neben dem Oberrand des entsprechenden Dornfortsatzes senkrecht eingegangen. Man trifft die Lamina dorsalis oder den Querfortsatz des Wirbelkörpers. Die Nadel wird dann lateralwärts bzw. kaudalwärts dirigiert und 1,5–2 cm vorgeschoben, bis Parästhesien auftreten. Mit einem Nervenstimulator bzw. unter Durchleuchtung ist die Blockade problemlos ausführbar.

*Anästhetika:*
5 ml Lidocain 1% oder Bupivacain 0,25%.
Unter Elektrostimulation und Bildwandlerkontrolle genügen 2 ml.

*Spezielle Komplikationen:* Spinalanästhesie, Rückenmarksverletzung.

## Blockade der Rami dorsales nervi spinalis lumbalis

*Technik:* Man geht ca. 1,5 cm neben der Mitte des entsprechenden Dornfortsatzes senkrecht bis zur Lamina ein und injiziert nach geringem Zurückziehen der Nadel. Bildwandler!

*Anästhetikum:*
10 ml Bupivacain 0,25%.

*Spezielle Komplikationen:* Periduralanästhesie, Spinalanästhesie, Rückenmarksverletzung.

## Lumbaler Periduralkatheter

*Anatomie:* Sämtliche somatischen und fast alle autonomen Nerven durchziehen den Periduralraum. Er wird von zwei festen Häuten, dem Wirbelkanalperiost und der Dura mater begrenzt.

*Technik:* Je nach auszuschaltenden Segmenten wird der Periduralkatheter im Bereich des thorakolumbalen Überganges oder in der kaudalen Lendenwirbelsäule plaziert (Abb. **37**), festgenäht und verbunden. Nachinjektionen erfolgen durch einen Bakterienfilter. Alternativ kann

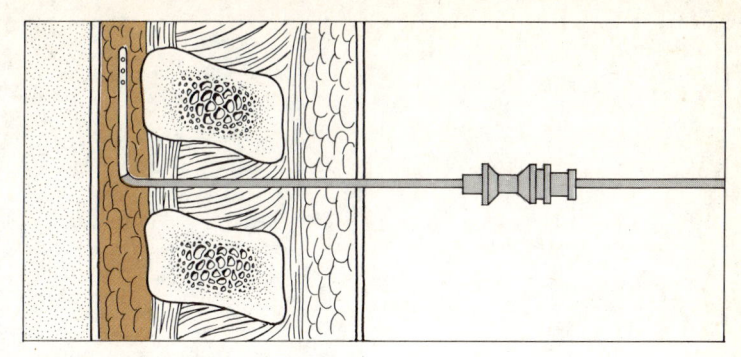

Abb. 37   Epidural eingeführter Katheter.

der Katheter über ein subkutanes Port (Abb. 38) oder mittels einer externen oder subkutanen »Opiatpumpe« gefüllt werden (Abb. 39a–e). Anlage, Festlegung des Injektionsplanes, Schulung des Patienten und seiner Familie sowie Katheterpflege sollten in engem Kontakt mit einer Anästhesieabteilung geschehen.

*Anästhetika:*
2–5 mg, selten bis zu 20 mg Morphin/Dosis
oder Bupivacain 0,125–0,25%.

*Spezielle Komplikationen:* Unbemerkte Duraperforation des Katheters oder tumoröse Duraarrosion mit nachfolgender spinaler Injektion. Todesfälle sind beschrieben.

### Sakralblock
(Periduralanästhesie durch sakralen Zugang)

*Anatomie:* Der Periduralraum wird kaudal von der Membrana coccygea verschlossen. Mittels einer durch den Hiatus sacralis eingeführten Kanüle läßt sich der sakrale und lumbale Periduralraum auffüllen. Der Duralsack endet in Höhe von S2.

*Technik:* Die laterale Begrenzung des Hiatus sacralis, die Cornua sacralia, sind meist direkt tastbar. Bei Adipösen findet man den Zugang 5–6 cm kranial der Steißbeinspitze. Nach Durchstoßen der Kokzygealmembran in einem Winkel von 70° wird die Kanüle abgesenkt und parallel zur Kreuzbeinrückfläche max. 3 cm vorgeschoben. Eine Duraperforation ist dann praktisch ausgeschlossen.

*Anästhetika:*
25 ml Bupivacain 0,125%–0,25% für eine Anästhesiehöhe bis ca. Th12.

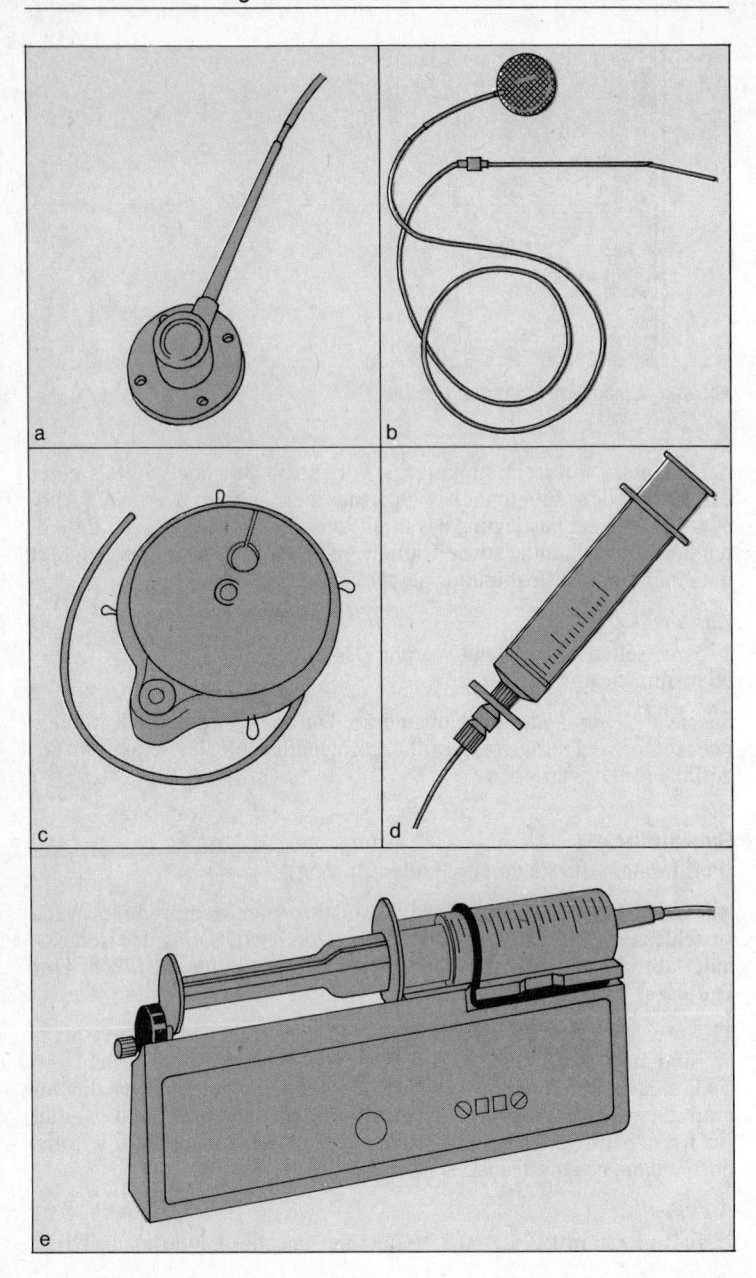

92  Lokal- und Regionalanästhesie

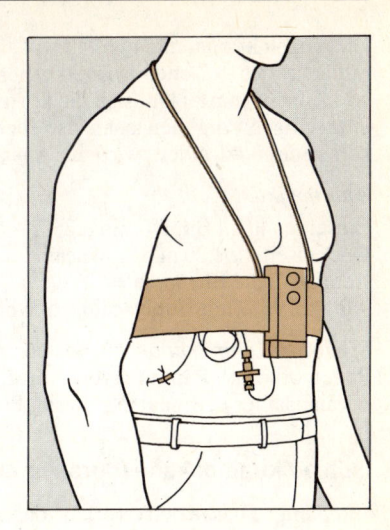

Abb. 39 Kontinuierliche peridurale Opiatapplikation mit externer Pumpe (Verband der Kathetereintrittsstelle abgenommen).

Drucksakralblockade:
20 ml Bupivacain 0,25%, nach Anästhesieeintritt 40–80 ml NaCl 0,9%, ggf. mit Corticosteroidzusatz (50 mg Prednisolon Kristallsuspension).

### Transkutaner Plexus-coeliacus-Block

*Anatomie:* Der Plexus coeliacus samt Ganglien breitet sich im Retroperitoneum auf Höhe des 12. Brustwirbelkörpers und des 1. Lendenwirbelkörpers aus. Das Peritoneum bildet die ventrale, die Wirbelkörpervorderkante die dorsale Begrenzung. Abdominale Aorta, V. cava und Ductus thoracicus werden vom Nervengeflecht umsponnen. Es gilt, diesen Raum mit Lokalanästhetikum oder Neurolytikum aufzufüllen.

*Technik:* Die Kanülenspitze sollte linksseitig anterolateral vor dem oberen Drittel des 1. Lendenwirbelkörpers, rechtsseitig ca. 1 cm weiter kranialwärts zu liegen kommen. Der Patient liegt in Seitenlage oder auf dem Bauch. Unter Bildwandlerkontrolle geht man mit einer 12 cm langen Kanüle 4–6 cm neben der Mittellinie ein und dirigiert die Nadel

◀ Abb. 38 Peridurale Applikationssysteme.
a Port.
b Periduralkatheter mit Port und Punktionskanüle. Katheter zur Demonstration vorgeschoben
c Interne Opiatpumpe.
d Periduralkatheter mit aufgesetztem Bakterienfilter.
e Externe Opiatpumpe.

leicht nach kranial und medial, so daß sie tangential an der Anterolateralfläche des 1. Lendenwirbelkörpers vorbeigleitet. Durch Injektion von Kontrastmittel läßt sich die korrekte Kanülenlage verifizieren. Ein linksseitiges Vorgehen ist anzustreben. Erzielt eine einseitige Blockade keine Schmerzfreiheit, wird die Anästhesie doppelseitig gesetzt.

*Anästhetika:*
Einseitig: 40 ml Bupivacain 0,25%.
Doppelseitig: je 20 ml Bupivacain 0,25%.
Neurolytische Blockade:
Äthanol 95% mit Bupivacain 0,5% im Verhältnis 1:1 gemischt.

*Spezielle Komplikationen:* Verletzung von Niere und Rückenmark, Pneumothorax. Punktion von Aorta, V. cava, Ductus thoracicus. Periduralanästhesie, Spinalanästhesie. Protrahierte Hypotension.

## Ischiadikusblockade (dorsaler Zugang)

*Anatomie:* Dieser Nerv verläßt das kleine Becken unter der Glutäalmuskulatur. Die exakte anatomische Lokalisation ist ohne Nervenstimulator schwierig.

*Technik:* Der Patient liegt mit leicht angebeugten Beinen in Seitenlage. Man verbindet die Spina iliaca posterior superior und die Oberkante des Trochanter major. Durch die Mitte dieser Strecke wird eine Senkrechte gezogen. Der Einstichpunkt liegt 4–4,5 cm kaudal der Kreuzungsstelle. Mit einer 10 cm langen Stimulationsnadel geht man senkrecht zur Haut ein. Trifft man auf Knochen (meist in der Umgebung der Spina ischiadica), wird die Nadel auf der Hilfslinie nach kaudal dirigiert. Zuckungen der Unterschenkelmuskulatur zeigen, daß die Kanülenspitze richtig liegt.

*Anästhetikum:*
15 ml Lidocain 1%.

*Spezielle Komplikationen:* Nervenverletzung.

## Femoralisblock und 3-in-1-Block

*Anatomie:* Der Plexus lumbalis (N. femoralis, N. obtoratorius, N. cutaneus femoris lateralis) verläuft in einer Faszienloge zwischen M. psoas major und M. quadratus lumborum. Unterhalb des Leistenbandes umschließt die Faszienscheide den N. femoralis und die Beingefäße. Durch Installation unterschiedlicher Lokalanästhetikavolumina wird entweder nur der N. femoralis oder der gesamte Plexus lumbalis einschließlich der sympathischen Versorgung des Beines unterbrochen.

*Technik:* Man sticht 1,5 cm unterhalb des Leistenbandes knapp lateral der Arterie ein, bis Parästhesien und Muskelzuckungen auftreten (Nervenstimulator). Der Nerv liegt durchschnittlich 2 cm tief.

*Anästhetika:*
Femoralisblockade: 5 ml Lidocain 1%.
3-in-1-Block: 30 ml Bupivacain 0,125%–0,25%.

## Ilioinguinalisblock

*Anatomie:* Der N. iliogiunalis verläuft nahe der Spina iliaca anterior superior zwischen den Schichten der Bauchwandmuskulatur parallel zum 1,5 cm weiter mediokranial gelegenen N. iliohypogastricus.

*Technik:* Man sticht 2 cm oberhalb der Spina iliaca auf einer Verbindungslinie zum Nabel ein. Mittels Nervenstimulator werden Parästhesien ausgelöst.

*Anästhetikum:*
2 ml Lidocain 1%.

## Blockade des N. cutaneus femoris lateralis

*Anatomie:* Dieser Hautnerv tritt 2,5 cm von der Spina iliaca anterior superior entfernt unter dem Leistenband hindurch. Er wird von der Fascia lata bedeckt.

*Technik:* Der Einstich erfolgt senkrecht, knapp unterhalb des Leistenbandes. Mittels Nervenstimulation werden ggf. zur sicheren Tiefenlokalisation Parästhesien ausgelöst.

*Anästhetikum:*
2 ml Bupivacain 0,25%.

## Bänder- und Gelenkinjektionen

### Akromioklavikulargelenk

*Technik:* Der Gelenkspalt des Akromioklavikulargelenkes wird palpatorisch lokalisiert und eine Kanüle von kranial eingeführt. Im Zweifelsfalle stellt man den Gelenkbinnenraum unter Durchleuchtung mit Kontrastmittel dar.

*Anästhetika:*
3 ml Lidocain 1% oder Bupivacain 0,5%.

## Bursa subacromialis

*Anatomie:* Die Bursa subacromialis kommuniziert meist mit der Bursa subdeltoidea. Die Schleimbeutel liegen zwischen M. deltoideus, Akromion und Supraspinatussehne.

*Technik:* Von einer Quaddel 3 cm lateral des Akromions wird die Kanüle senkrecht zur Haut durch den M. deltoideus vorgeschoben. In etwa 2–3 cm Tiefe trifft man auf die Bursa subdeltoidea, erkennbar am Widerstandsverlust beim Vorschieben der Injektionsnadel. In Zweifelsfällen bringt eine Kontrastmittelinstillation (Bursographie) Aufschluß über die Kanülenlage.

*Anästhetika:*
5 ml Lidocain 1% oder Carbostesin 0,25%.

## Facettengelenke

*Technik:* Unter Bildwandlerkontrolle wird eine 8 cm Kanüle senkrecht an das Facettengelenk herangeführt und das Anästhetikum nach Knochenkontakt deponiert.

*Anästhetika:*
1 ml Lidocain 1% oder Bupivacain 0,5%.

*Spezielle Komplikationen:* Rückenmarksverletzung.

## Lig. iliolumbale

*Anatomie:* Das Lig. iliolumbale zieht vom Querfortsatz des 5. Lendenwirbels zur medialen Crista iliaca.

*Technik:* Von einer Hautquaddel über dem Dornfortsatz des 5. Lendenwirbels aus wird die Kanüle im Winkel von 30° zur Haut nach lateral dirigiert, bis man in 5–6 cm Tiefe auf den Querfortsatz trifft.

Der breite laterale Bandansatz ist mit flacher Kanülenführung aufzusuchen.

## Dorsale sakroiliakale Bandansätze

*Anatomie:* Os. ileum und sacrum sind durch einen straffen Bandapparat miteinander verklammert. Nozizeptorenreizungen bestehen häufig an der medialen Gelenkseite des Iliosakralgelenkes (Ligg. sacroiliacalia dorsalia und interossea) und am distalen Sakrum (Lig. sacrotuberale und Lig. sacrospinale).

*Technik:* Vom Einstichpunkt über dem Dornfortsatz des 5. Lendenwirbels bringt man eine 8 cm lange Kanüle unter palpatorischer Führung mit dem Daumen an die Spina iliaca posterior superior, das Iliosakralgelenk und das distale Kreuzbein. Pro Injektionsort werden 1 ml Lokalanästhetikum deponiert. Je nach Stärke des Subkutangewebes liegt der Knochen in 1–2 cm Tiefe unter dem palpierenden Daumen.

*Anästhetika:*
Pro Injektionsort 0,5 ml Lidocain 1% oder Bupivacain 0,25%.

**Ligg. supra- und interspinalia**

*Anatomie:* Die Ligg. supraspinalia überziehen die Dornfortsatzreihe und setzen sich auf der Crista sacralis mediana fort. Die Ligg. interspinalia füllen den dorsalen interspinösen Raum aus. Zur Nozizeptorenblockade wird das Band am kranialen und kaudalen Dornfortsatz sowie im interspinösen Raum mit Lokalanästhetikum umspritzt.

*Anästhetika:*
Pro Injektionsort 0,5 ml Lidocain 1% oder Bupivacain 0,25%.

**Karpaltunnel**

*Anatomie:* Der N. medianus verläuft im Handwurzelbereich oberflächlich knapp lateral der Palmarus-longus-Sehne und taucht dann in den Karpaltunnel.

*Technik:* Man sticht mit einer feinen Kanüle 2 cm proximal der Handgelenkfurche medial der Sehne des M. palmarus longus ein und schiebt die Nadel in einem Winkel von 60° in den Karpaltunnel vor, bis die Kanülenspitze 1½ cm distal der Handgelenksfurche zu liegen kommt. Zur Vermeidung unangenehmer Parästhesien setzt man dem Corticosteroid ein Lokalanästhetikum zu. Beim Zurückziehen der Nadel wird injiziert.

*Anästhetikum:*
1 ml Prednisolon Kristallsuspension (25 mg) mit 1 ml Bupivacain 0,5% gemischt.

# Physikalisch-manuelle Therapieverfahren

## Wärme- und Kältetherapie

Erwärmung und Abkühlung von Körperstrukturen kann potente Analgesie erzeugen. Die neurophysiologischen Zusammenhänge zwischen Temperaturänderungen und Schmerz sind nur teilweise bekannt.

Hierzu zählen:

1. Reduktion des Skelettmuskeltonus.
   Durch Abkühlung oder Erwärmung des Skelettmuskels wie auch durch Erwärmung der Haut sinkt die Entladungsrate der Muskelspindeln ab. Schmerzhafter Muskelhartspann schwindet. Am nachhaltigsten wirkt Abkühlung des Skelettmuskels.
2. Verbesserung der viskoelastischen Gewebeeigenschaften.
   Eine Erwärmung verbessert schlagartig die »Morgensteifigkeit« rheumatischer Gelenke.
3. Herabsetzung der Schmerzrezeption.
   Abkühlung beeinflußt die Membraneigenschaften von Nozizeptoren und Nervenfasern. Unterhalb einer Temperatur von −7 bis −9°C besteht ein Leitungsblock. Durch Stoffwechselbremsung ist eine Abnahme der Gewebsspiegel algogener Mediatoren denkbar. Die Aktivität lytischer synovialer Enzyme nimmt unter Temperatursenkung deutlich ab. Als Folge dieser lokalen Einzeleffekte sind die nozizeptiven Afferenzen vermindert.
4. Aktivierung des zentralen schmerzhemmenden Systemes.
   Die Schmerzhemmung durch gleichzeitigen, zentralen Einstrom von A-Beta-Afferenzen ist gut bekannt. Man darf annehmen, daß kutane Kältereize über ähnliche Mechanismen die Schmerzperzeption dämpfen.
5. Auslösung viszeraler Reflexe.
   Erwärmung der Bauchdecken steigert abdominale Peristaltik und Sekretion. Kälte führt zu gegenteiligen Effekten.
6. Sedierung durch Wärmeeinwirkung.

Je nach Körperregion und Krankheitsbild kommen unterschiedliche Verfahren zum Einsatz. In der Kryotherapie arbeitet man bevorzugt mit auf −3 bis −8°C gefrorenen, in Salzwasser getauchten Tüchern, die nach kurzem Abspülen mit Warmwasser anmodelliert werden. Wiederverwendbare Gelbeutel verhindern Durchnässen von Kleidung und

Behandlungstisch. Soll eine Extremität behandelt werden, bietet sich das Eintauchen in Eiswasser an. Eiswürfelmassage ist auch für den häuslichen Bereich gut geeignet und häufig das wirkungsvollste Verfahren. Durch Vereisen der Haut mit leicht verdampfendem Spray (z. B. Äthylchlorid) werden Dehnungsbehandlungen verspannter Muskulatur (»Spray-and-Stretch-Technik«) erleichtert. Tiefere Strukturen wie Muskeln, Bänder und Gelenkkapsel lassen sich nur bei ausreichend langen Einwirkzeiten (10–20 Min.) abkühlen, da das Subkutangewebe eine wirkungsvolle Isolationsschicht darstellt.

Zur Erwärmung einer Körperstruktur nutzt man je nach Tiefe Infrarotstrahlung, Kurzwellen, Mikrowellen und Ultraschall. Die Eindringtiefe nimmt in dieser Reihenfolge zu. Ultraschall überwärmt selektiv Gelenke, Sehnen, Bänder, Faszien und Nervenwurzeln. Wärmepackungen, Wärmebäder und Heißluft erreichen allenfalls das Subkutangewebe. Sie wirken mehr über reflektorische Vorgänge. Elektromagnetische Wellen lassen sich mit geeigneten Applikatoren zur Erwärmung von Muskeln, Sehnen und Knochen einsetzen.

Akute Schmerzen traumatischer, degenerativer und entzündlicher Genese sprechen gut auf Kälteapplikation an. Wärme wirkt bei akuten Schmerzen schmerzverstärkend und ist allenfalls im Stadium reparativer Vorgänge bzw. geringer Krankheitsaktivität indiziert. Morgensteifigkeit des Rheumatikers und Schmerzen bei Gelenksteife lassen sich ausschließlich durch Überwärmung bessern. Wichtigste Indikation für Kryo- und Thermotherapie stellen Muskelverspannungen dar. Die günstige Wirkung der Kälte bei rheumatischen Systemerkrankungen beruht größtenteils auf einer Durchbrechung schmerzhafter Muskelspasmen.

Letztlich entscheidend für die Anwendung eines Verfahrens ist, ob es dem Patienten hilft.

Kontraindikationen für Applikation von Hochfrequenzstrahlung bestehen bei Herzschrittmacherträgern, Metallimplantaten sowie in der Schwangerschaft. Durchblutungsgestörte Extremitäten sind von Wärmeanwendungen auszunehmen. Kontraindikationen für Kältetherapie umfassen die klassische Kälteurtikaria, vasospastische Erkrankungen und Kälteantikörper. Wichtigste Komplikation sind Erfrierungen über Knochenvorsprüngen.

## Krankengymnastik

Krankengymnastische Übungen nehmen eine dominierende Stellung in der Behandlung chronischer muskuloskelettaler Schmerzen ein, zumal sie oft den einzigen kausalen Behandlungsansatz darstellen. In einer Übungsschulung erlernte und selbst fortgeführte Gymnastik gibt dem

Patienten die Möglichkeit, aus eigener Kraft etwas gegen den Schmerz zu tun. Sofern er die »Belohnung mit Schmerzfreiheit« als durch harte Arbeit (Krankengymnastik) erkauft akzeptiert, ist der richtige Weg beschritten. Das Gegenteil, Abbruch der Krankengymnastik wegen lästigen Übens, ist leider häufiger. Die Mehrzahl der Schmerzpatienten neigt dazu, passive Verfahren, wie die beliebte Massage und die Analgetikaeinnahme vorzuziehen. Sogar die Konsequenz einer Wirbelsäulenstabilisierungs-Operation wird nicht selten als Alternative zu zweimal täglich durchzuführenden Krankengymnastik gewählt! Die erlebte Erfahrung, nach einer Übungsschulung vorerst schmerzfrei zu sein, wird schnell vergessen. Erfolge der Krankengymnastik beim chronischen Schmerz sind nicht zuletzt wegen des algogenen Psychosyndroms, das zumindest rudimentär bei vielen Schmerzpatienten vorliegt, limitiert.

Was kann der Schmerztherapeut zur Verbesserung der Compliance tun?

Die Einwirkungsmöglichkeiten auf den Patienten sind bekanntermaßen gering. Auf den Einzelfall zugeschnittene Übungen sollten relativ schnellen (»verspürbaren«) Erfolg bringen. Ein nicht in den Tagesablauf passendes oder gar langweiliges Programm führt zum Mißerfolg. Chancen hat die Krankengymnastik, wenn sie mit größtmöglichem »Komfort« angelegt wird, was aber nicht in einem insuffizienten Übungsprogramm gipfeln darf. Bei ausreichender Übungsintensität sind gewisse Schmerzsensationen unvermeidbar. Wird vorher abgebrochen und der marginale Bewegungsraum nicht erreicht, bleibt eine Mobilitätsverbesserung aus. Meist gelingt es, den Patienten durch diese Phase der übungsinduzierten Beschwerdezunahme zu leiten, indem man ihm die eingetretenen Verbesserungen seiner Biomechanik vor Augen führt. Alle Rahmenbedingungen müssen dem Krankengymnasten zur Festlegung eines individuellen Übungsprogrammes bekannt sein. Enge Kooperation zwischen Schmerz- und Übungstherapeuten ist unerläßlich. Zunehmende Beliebtheit gewinnt der ergänzende Einsatz audiovisueller Techniken. Übungsbücher, Tonbandkassetten und Videofilme können die Effizienz des Übens steigern.

Grundlage der Verordnung geeigneter Übungen ist die Analyse vorliegenden Störungen. Schmerzpatienten weisen meist drei Befundgruppen auf:

1. *Verkürzung von Muskeln und Muskelgruppen*
   Häufig betroffen sind M. erector trunci, Schulterfixatoren, M. pectoralis und Hüftadduktoren.
2. *Insuffizienz von Muskeln und Muskelgruppen,* auch relative Insuffizienz bei Hypermobilität durch ligamentäre Lockerung. Häufig findet man diese Störungen in M. erector trunci, Bauchwandmuskulatur, Glutäen und Schulterfixatoren.

3. *Mindermobilität einzelner Körperabschnitte und unphysiologische Bewegungsabläufe*
Das Augenmerk ist auf Bewegungsmuster zu richten, die einzelne Körperstrukturen unnötig belasten. Analysen der statischen und dynamischen Abläufe in Wohnung, Automobil, am Arbeitsplatz usw. sichern die Korrekturbedürftigkeit. Man achte auf Fehlhaltungen, Zwangshaltungen und Bewegungsstereotypien.

Aus diesen drei Befundgruppen leitet sich das krankengymnastische Programm ab. Verkürzungen von Muskeln werden durch Dehnungstechniken, muskuläre Insuffizienz mit Kräftigungsübungen korrigiert. Besonders bewähren sich isometrische Übungen, die Kräftigung (Muskelanspannung) und Tonusabnahme (postisometrische Relaxation) herbeiführen. Zusätzlich wird psychische Entspannung gebahnt.

Unphysiologische Bewegungsabläufe bedürfen einer Haltungs- und Bewegungsschulung mit praktischen Hinweisen für den Alltag. Der Patient soll lernen, seine Haltung ständig zu überprüfen. Eine visuelle Haltungskontrolle vor dem Spiegel leistet oft gute Dienste. Auch die Familie kann ein verbales Feedback beisteuern.

Isometrische Übungen sind nicht nur sehr effektiv, sondern auch leicht erlernbar und können überall (am Arbeitsplatz, im Auto) durchgeführt werden. Grundsätzlich ist zu prüfen, ob praktische Tätigkeiten wie Fahrradfahren, Gartenarbeit und Sport nicht ebenso zum Ziel führen. Kontraindikationen für bestimmte Sportarten sind zu berücksichtigen.

## Manuelle Therapie

Arthromuskuläre Erkrankungen sind häufig von einer Mindermobilität begleitet. Über Aktivierung von Mechano- und Nozizeptoren werden Gelenke muskulär fixiert (»blockiert«) und in ihrem Gleitvorgang (Gelenkspiel, joint play) behindert. Als Symptom der gestörten Feinbewegung (»Blockierung«) treten Schmerzen auf. Nicht selten bleibt die Ursache der Bewegungsstörung verborgen. Oft liegen unkoordinierte Bewegungen, Traumen, Überbelastungen, Gelenkerkrankungen und ligamentäre Insuffizienz zugrunde. Bevorzugt weisen kleine Wirbelgelenke, Kopfgelenke, Kostotransversalgelenke und Ileosakralgelenk Blockierungen auf. Sie lassen sich durch passive Prüfung der Gelenkbeweglichkeit (Funktionsprüfung) erfassen.

Manuelle Therapie hat eine Normalisierung des Gelenkspieles zum Ziele, was schlagartig Beschwerdefreiheit herbeiführt. Man bedient sich sog. Weichteiltechniken (Dehnung der Muskulatur durch direkten Druck), Mobilisationen (Dehnung von Muskeln, Bänder und Gelenkkapseln durch passives Bewegen), Muskelenergietechniken (isometrische Anspannung, dann Dehnung der Muskulatur während der postisometrischen Relaxation) und Manipulation (kurze gerichtete Bewegungsimpulse definierter Stärke, die das Gelenk aus seinem physiologischen Bewegungsraum hinausführen). Manipulationen üben deutliche höhere Kräfte auf Gelenkfläche, Diskus und Gelenkkapseln aus. Als Folge manualtherapeutischer Handgriffe nimmt der pathologisch gesteigerte Muskeltonus ab. Dieser Effekt wird u. a. über die Aktivierung artikulärer Rezeptoren vermittelt.

Kontraindikationen für manualtherapeutische Handgriffe sind Entzündungen, Destruktionen, Mißbildungen, metabolische Knochenerkrankungen, Wurzelkompressionssyndrome und ligamentäre Insuffizienz. In akuten Krankheitsstadien kommen – wenn überhaupt – Techniken geringer Energie zur Anwendung.

Die einzelnen Handgriffe sind Lehrbüchern der Manualtherapie zu entnehmen.

# Entspannungstechniken

Schmerzen gehen mit einer veränderten, vegetativen Reaktionslage einher.

Man beobachtet eine Verschiebung des zentralen autonomen Tonus in Richtung Sympathikotonie, Zunahme des Muskeltonus und Erniedrigung der Schmerzschwelle. Diese Veränderungen vermögen die Schmerzempfindung zu steigern und einen Circulus vitiosus in Gang zu setzen, der im Extremfall den ursächlichen Schmerz ablöst.

Eine Verschiebung der vegetativen Reaktionslage in Richtung Vagotonie hat schmerzmindernde Effekte. So liegt es nahe, das Vegetativum derart mit Entspannungstechniken zu beeinflussen. Da es sich um aktive, übende Verfahren handelt, wird dem Patienten eine Möglichkeit der Schmerzsteuerung gegeben, die er selbst ohne jegliche Hilfe einsetzt. Das Gefühl, dem »Schmerz ausgeliefert zu sein« und der Abhängigkeit von therapeutischen Institutionen wird so abgebaut. Im günstigsten Fall schlägt leidvolle Passivität in steuerbare Schmerzkontrolle um. Manche Patienten befinden sich jedoch auf einem so hohen Anspannungsniveau, daß der Einstieg in diese Techniken nur unter begleitenden schmerzdämpfenden Maßnahmen (Analgetika, Psychopharmaka, Lokalanästhesie) gelingt.

Die sog. unspezifischen psychotherapeutischen Techniken (z.B. progressive Muskelrelaxation, autogenes Training) und das Biofeedback finden zunehmende Verbreitung. Neben psychologisch-psychiatrisch ausgerichteten Praxen bieten Physiotherapeuten und Institutionen Übungskurse an. Progressive Muskelrelaxation kann nach kurzer Einweisung unter Zurhilfenahme einer Tonbandkassette erlernt werden. Biofeedback-Geräte für den Heimgebrauch sind käuflich erhältlich.

In der Behandlung von Spannungsschmerzen der quergestreiften Muskulatur nehmen diese Verfahren eine Schlüsselstellung ein.

Bei 2- bis 3mal täglichem Üben ist eine hohe Erfolgsquote gegeben.

## Progressive Muskelrelaxation

Progressive Muskelrelaxation nutzt die Entspannungsempfindung einer isometrischen Muskelanspannung aus, um das Gefühl für Entspannung zu vermitteln. In bequemer Körperposition werden einzelne Muskelgruppen 5–10 s innerviert und dann 60 s maximal entspannt. Die Technik unterscheidet 16 Muskelgruppen, die je nach Lokalisation und Intensität des Schmerzes einbezogen bzw. ausgeschlossen werden. Verbale suggestive Untermauerung vertieft die Entspannung.

## Autogenes Training

Mit autogenem Training ist Entspannung deutlich schwieriger als mit progressiver Muskelrelaxation zu erzielen; es gilt, unter Zuhilfenahme bildlicher Vorstellung Übungskommandos in Körperempfindungen umzusetzen. Angestrebt werden Schwere- und Wärmegefühl von Arm und Bein, abdominelles Wärmegefühl, Kühle des Kopfes und Bremsung von Atem- und Herzfrequenz. Zum Erlernen dieser Technik ist eine kursorische Unterweisung notwendig. Manchmal gelingt es dem Patienten nicht, eine ausreichende Entspannungsempfindung herbeizuführen. Es wird dann auf andere Verfahren ausgewichen.

## Biofeedback

Biofeedback trainiert die Steuerbarkeit vegetativer Reaktionen durch operantes Konditionieren. Mittels einer Meßanordnung werden Parameter wie EMG, Hauttemperatur oder Hautleitfähigkeit ermittelt, die in direkter Abhängigkeit zur vegetativen Reaktionslage stehen. Durch optische und akustische Signale erfährt der vegetative Zustand des Patienten Belohnung (Signalabnahme) oder Bestrafung (Signalzunahme).

Die Wirkung des Biofeedbacks ist für Spannungsschmerzbilder gut belegt. Akute Schmerzen sprechen nicht auf Biofeedback an.

Abb. 40 faßt die Möglichkeiten der Schmerzbeeinflussung zusammen.

---

Abb. 40 Möglichkeiten der Schmerzbeeinflussung (stark vereinfacht). Angriffspunkte der Psychopharmaka sind nicht dargestellt (nach *Zimmermann*). ▶

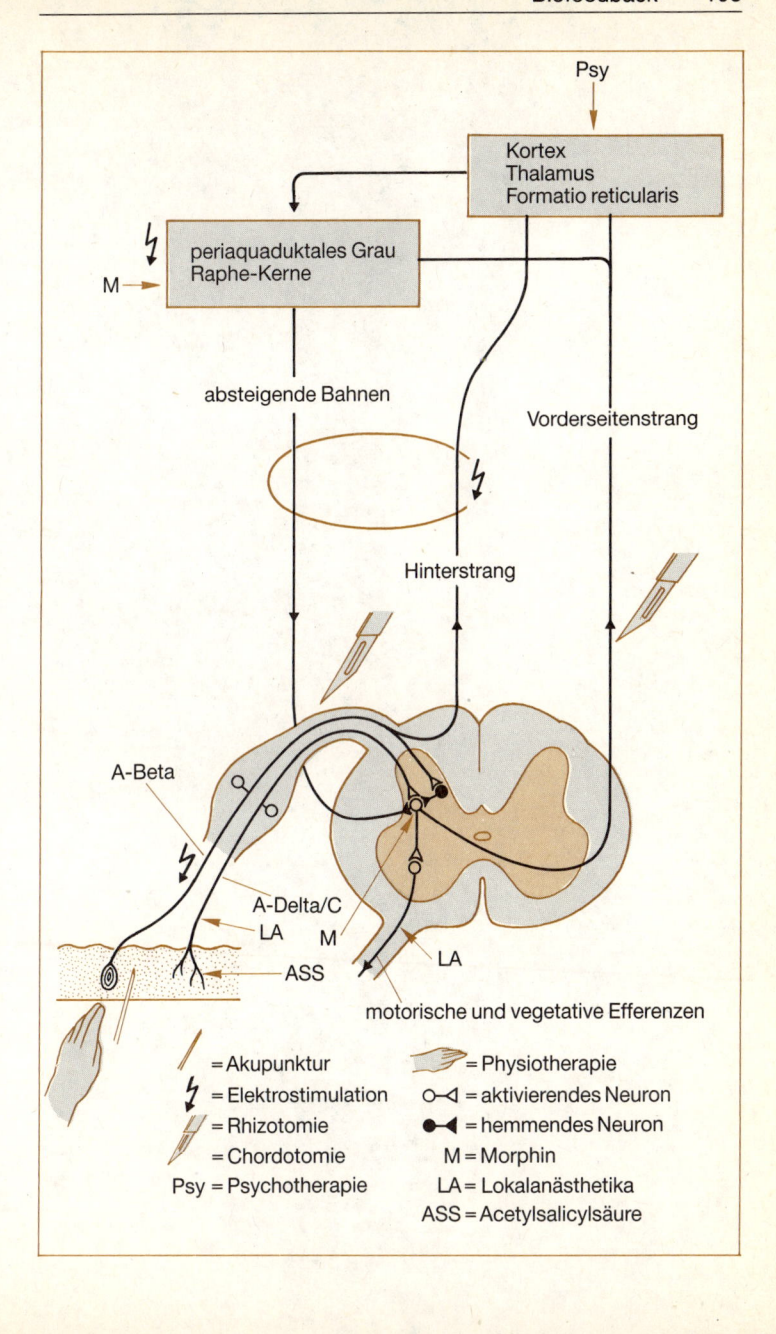

## Biofeedback

Psy

Kortex
Thalamus
Formatio reticularis

periaquaduktales Grau
Raphe-Kerne

M →

absteigende Bahnen

Vorderseitenstrang

Hinterstrang

A-Beta

A-Delta/C
LA    M
ASS        LA

motorische und vegetative Efferenzen

- ⚡ = Akupunktur
- ⚡ = Elektrostimulation
- 🔪 = Rhizotomie
- 🔪 = Chordotomie
- Psy = Psychotherapie
- 🖐 = Physiotherapie
- ○—◁ = aktivierendes Neuron
- ●—◀ = hemmendes Neuron
- M = Morphin
- LA = Lokalanästhetika
- ASS = Acetylsalicylsäure

# Spezieller Teil

# Kopf

## Untersuchungsmethodik

*Diagnostisches Minimalprogramm:* Allgemeine Anamnese, Schmerzanamnese, körperlicher und psychosozialer Befund.

Man achte besonders auf:

Druckschmerz von Nervenaustrittspunkten, Gesichtsmuskulatur, Kaumuskulatur, Halsmuskulatur, Galea, Segmentpunkten, Querfortsätzen und Schmerzausstrahlung.

Klopfschmerz von Kalotte, Oberkiefer, Unterkiefer, Nasennebenhöhlen, Dornfortsätzen.

Okklusionsverhältnisse, Kiefergelenksgeräusche.

Funktionsprüfungen:

Rotation aus Inklination: Prüfung der Atlantoaxialgelenke. (Normalbefund: 45° zu beiden Seiten.)

Nickbewegung: Prüfung der Atlantookzipitalgelenke.

*Ergänzende Untersuchungsmethoden:*
Röntgenuntersuchung von Schädel und oberer Halswirbelsäule, Rheumaserologie, CT, EEG, Lumbalpunktion, psychometrische Testverfahren, psychiatrische Exploration.

## Spannungskopfschmerz

*Klinik:* Ursache des Spannungskopfschmerzes ist eine erhöhte Grundinnervation der am Schädel ansetzenden Muskulatur, aus deren unphysiologischem Tonus lokale und projizierte Schmerzempfindungen resultieren. Neben reflektorischen Muskelanspannungen bei skelettalen Erkrankungen sind vor allem psychogene Muskelverspannungen anzutreffen. Von der persönlichkeitseigenen Anspannung durch berufliche und soziale Überforderung bis hin zu neurotischer Angst, Hysterie und Depression lassen sich vielfältige Auslöser für eine neuromuskuläre Exzitation finden. Während Muskelspasmen des Schultergürtels und des unteren Halses als Ausdruck einer inneren Verspanntheit akzeptiert werden, fällt diese Betrachtungsweise für Kopfschmerzen schwerer, zumal die Schädelmuskulatur nur schwach ausgebildet ist. Eine Erklärung für diese scheinbare Diskrepanz folgt aus der Beobachtung, daß dem Spannungskopfschmerz nicht nur eine Tonuserhöhung der ortsständigen Muskulatur sondern – viel häufiger – *projizierter* Schmerz aus verspannter mimischer Muskulatur sowie Kau-, Nacken- und Halsmuskulatur zugrunde liegt (s. Abb. 5–23). Große Bedeutung kommt den Gelenkkapselrezeptoren der oberen Halswirbelsäule zu. Gelenke und inserierende Nackenmuskeln bilden eine funktionelle Einheit mit hoher Rezeptorendichte, deren Funktionsstörungen (Muskelverspannung, Gelenksblockierung, Gelenksinstabilität) als Schmerz in der Schädelbedeckung registriert werden.

Erlernte und tradierte Verhaltensweisen bilden die Grundlage der familiären Weitergabe von Spannungsschmerzen.

*Schmerzbild:* Prädilektionsstellen des Spannungskopfschmerzes sind die frontale und okzipitale Region, von denen hemikrane, kappenförmige oder gürtelförmige Schmerzausbreitung erfolgt. Oft bleibt der Schmerz ausschließlich retrookulär oder okzipital lokalisiert. Meist setzt er parallel zur täglichen Aktivität ein, steigert sich bis in den Nachmittag und erlischt in der Nacht. In fortgeschrittenen Stadien sind diese Abhängigkeiten nicht mehr so regelhaft. Der Patient kann dann auch mit Kopfschmerz erwachen. Vorherrschende Schmerzqualitäten sind ein dumpfes, drückendes, bohrendes Gefühl, Ziehen oder Spannungsempfinden. Vegetative Begleitsymptome (Übelkeit, Erbrechen, Magen-Darm-Atonie, Diarrhoe, Polyurie, Hypertonie, Tachykardie, Schwitzen, Vasokonstriktion, Lichtempfindlichkeit, Schwindel) treten wie bei jedem anderen starken oder psychisch mitbedingtem Schmerz auf. Die Abb. **41a–e** zeigen typische Schmerzlokalisationen.

*Untersuchungsbefund:* Druckschmerz der Gesichts-, Kau-, Nacken- und Halsmuskulatur, manchmal auch der Galea mit Ausstrahlung in die typischen Schmerzzonen und Provokation vegetativer Symptome (s. Abb. **5–23**). Muskelverspannungen und Myogelosen am okzipitalen Übergang, machmal schmerzhaft eingeschränkte Kopfbeweglichkeit. In der Exploration Hinweise auf eine Überforderung oder neurotisches Erleben. Spannungskopfschmerz in der Familie oder bei Bezugspersonen.

*Sicherung der Diagnose:* Anamnese, klinischer Befund.

*Therapie* (Tab. **8**): Das therapeutische Prinzip ist ebenso einfach wie schwer durchzusetzen: Der Patient muß nach Einsicht in die pathogenetischen Prinzipien des Spannungskopfschmerzes sein Streß- und Aktivitätsniveau absenken. Selten lassen sich eliminierbare Einzelfaktoren finden, die den Anspannungszustand unterhalten. Die Entdeckung, daß der jahrelange, lebensbegleitende Kopfschmerz manipulierbar ist, beflügelt aber nicht wenige, ihr Umfeld zu durchforsten und sich sozioökonomischen Zwängen zu entziehen. Leider wird dieses Erleben häufig nur in einer Schmerz- oder Kurklinik ermöglicht, da die heimischen Lebensumstände unverrückbar erscheinen. Der Schmerztherapeut hat

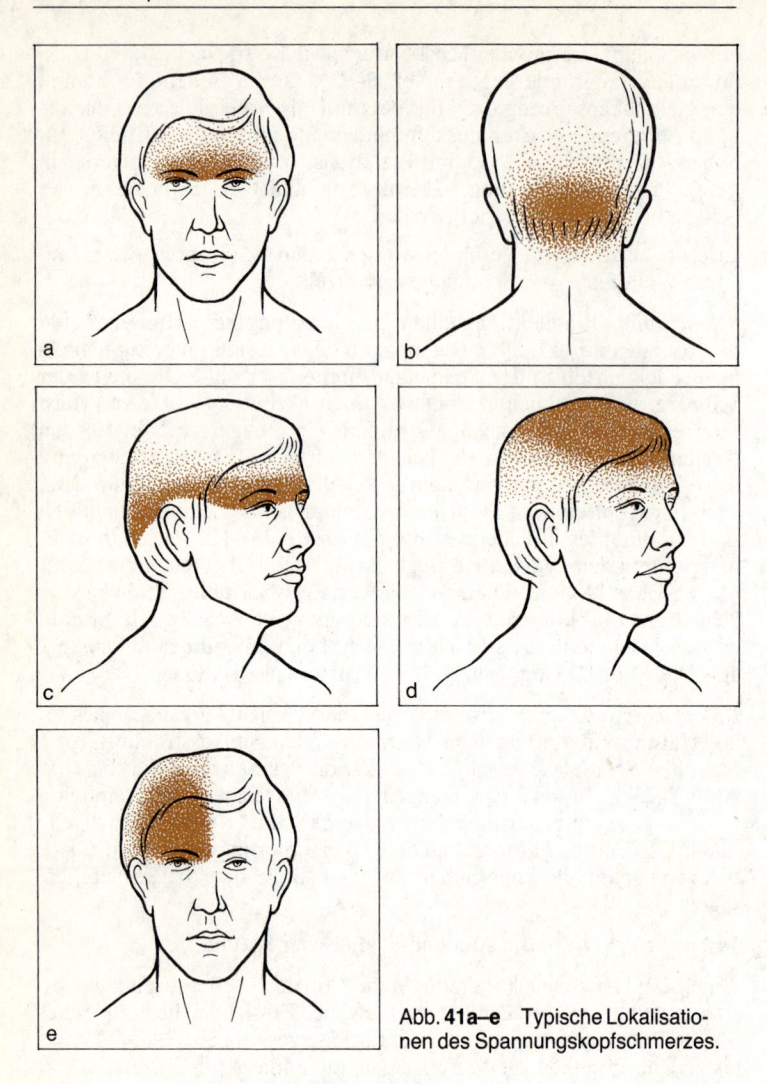

Abb. **41a–e** Typische Lokalisationen des Spannungskopfschmerzes.

in diesem Fall Aufgaben eines Sozialberaters oder Verhaltenstrainers zu übernehmen. Je nach Lernfähigkeit des Patienten können kleine Schritte oder ganze Verhaltensstrategien projektiert und erprobt werden. Der Erfolg bedarf individuellen Eingehens auf dem Patienten mögliche Verhaltenskorrekturen. Selbstentspannungsübungen wie au-

Tabelle 8 Therapie des Spannungskopfschmerzes
- Entspannungsübungen
  (autogenes Training, Biofeedback, Yoga)
- Muskelrelaxationsübungen
  evtl. verbunden mit isometrischer Halswirbelsäulen-Gymnastik
- Therapeutische Lokalanästhesie der Kalotte
  Okzipitalisblockaden,
  Supraorbitalisblockaden,
  Temporalissehnenumspritzungen
- Transkutane Nervenstimulation
- Eiskappe
- Akupunktur
- Tranquilizer
  Diazepam 2,5–15 mg/die p.o.
- Analgetika
  Acetylsalicylsäure 1000 mg bei Bedarf p.o.
- β-Blocker
  Propranolol 30–60 mg/die p.o

togenes Training, Muskelrelaxationstechniken und Biofeedback können helfen, ein niedriges Anspannungsniveau zu halten. Eiskappen und transkutane Nervenstimulation vermögen symptomatisch einzugreifen. Transkutane nuchale Elektrostimulation wirkt häufig günstig (s. Abb. 28). Anästhesie der Galea kann den Kopfschmerz auch bei zervikalem Ursprung durchbrechen, wobei der neurophysiologische Mechanismus nicht vollständig geklärt ist. Eine Nervenblockade ist meist die effektivste symptomatische Therapieform. Sie wird von vielen Patienten wegen der definitiven Schmerzfreiheit geschätzt und nimmt ihnen das Gefühl, dem Schmerzleiden machtlos ausgeliefert zu sein. Tranquilizer wirken oft vorzüglich, können aber zur Gewöhnung führen. Antidepressiva sind ebenfalls gut wirksam und besitzen praktisch kein Abhängigkeitspotential. Rezeptoranalgetika eignen sich zur Bekämpfung des nur selten auftretenden Kopfschmerzes. Mischpräparate mit Barbituraten und Ergotamin werden wegen der Gefahr analgetikainduzierten Kopfschmerzes nicht verordnet. Liegen sympathikotone Organfunktionsstörungen vor, sind Beta-Blocker indiziert, die in Einzelfällen auch den Spannungskopfschmerz günstig beeinflussen.

Eine medikamentöse Therapie sollte kausale Behandlungsansätze allenfalls flankieren, nie aber substituieren.

## Dysfunktion des Kauapparates

*Klinik:* Funktionsstörungen von Kiefergelenk und Kaumuskulatur sind eine der häufigsten Ursachen für Kopf- und Gesichtsschmerzen. Überwiegend werden Frauen mittleren Alters betroffen. Neben Arthrosen und Arthritiden liegen dem Schmerz Fehlbelastungen von Kiefergelenken und Kaumuskulatur bei gestörten Innervations- und Okklusionsverhältnissen zugrunde. Man unterscheidet zwei Ursachen:

1. Muskuläre Hyperaktivität der Kaumuskulatur aus psychogener Veranlassung.

Psychische Anspannung wird in eine Steigerung des Muskeltonus umgesetzt. Oft bestehen zusätzlich andere Spannungsschmerzsyndrome. Die Kaumuskulatur kann aber isoliert (im Sinne eines »die Zähne Zusammenbeißens«) betroffen sein. Klinische Korrelate sind habituelle Okklusion, nächtliches Zähneknirschen und Schleifkanten an den Frontzähnen. Meist wird die Zunge gegen die Zahnreihen gepreßt, so daß Zahnimpressionen sichtbar sind.

2. Muskuläre Hyperaktivität der Kaumuskulatur bei Fehlbelastungen des Kiefergelenkes.

Dieses Schmerzbild resultiert aus muskulärem Spannungsschmerz und Schmerzimpulsen, die vom Kiefergelenk ausgehen. Durch mandibulomaxilläre Koordinationsstörungen wird vermehrte Muskelarbeit erforderlich. Zusätzlich löst das fehlbelastete Kiefergelenk reflektorische Muskelanspannungen aus. Ursachen sind Arthrosen und Arthritiden des Kiefergelenkes mit enauralem Bewegungsschmerz, Reiben und Knacken, habituelle Luxationen und Subluxationen, Okklusionsanomalien, Bißanomalien, Verlust der seitlichen Stützzonen und insuffiziente prothetische Versorgung.

*Schmerzbild:* Die Patienten klagen über dumpfe, ziehende Schmerzen, die sich in einen Krampfzustand der Kaumuskulatur steigern können. Hauptschmerzort ist das seitliche Gesicht mit Ausstrahlung zum Ohr und Kieferwinkel, zur Schläfe sowie in obere und untere Zahnreihen (Abb. 42, s. auch Abb. 5–22). Oft treten die Beschwerden einseitig auf.

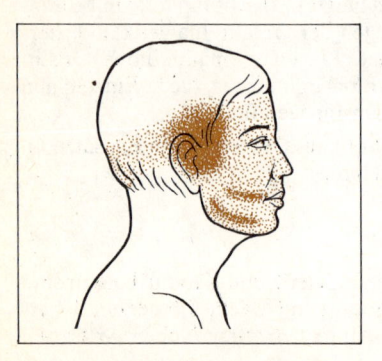

Abb. 42 Schmerzlokalisation bei Dysfunktion des Kauapparates.

Tabelle 9  Schmerztherapie der Dysfunktion des Kauapparates

- Korrektur der Okklusionsverhältnisse
- Entspannungsübungen
  (autogenes Training, Biofeedback, Yoga)
- Muskelrelaxationsübungen
- Aurikulotemporalisblockaden
- Diazepam 2,5–15 mg/die p.o.
- Amitryptilin 75 mg/die p.o.

Nächtlicher und morgendlicher Schmerz sind nicht ungewöhnlich. Manchmal werden Kauen und Sprechen durch einen Spasmus der Kaumuskulatur behindert. Jahrelange Verläufe mit vielfachen erfolglosen Zahnbehandlungen kommen vor.

*Untersuchungsbefund:* Zusätzlich zu den beschriebenen Veränderungen Druckschmerz von M. masseter, M. temporalis und Mm. pterigoidei (bimanuelle Palpation). Eingeschränkte Mundöffnung (< 30 mm).

*Sicherung der Diagnose:* Klinischer Befund. Psychosomatische Exploration.

*Therapie* (Tab. 9): Die Behandlung des muskulären Spannungsschmerzes gehorcht den allgemeinen Grundsätzen (s. S. 109ff). Liegen Okklusionsstörungen vor oder besteht eine Kiefergelenkserkrankung, werden spezielle gnathologische Maßnahmen (z.B. Prothesenkorrektur, Aufbißschiene) erforderlich. Das bewußte Vermeiden einer habituellen Okklusion gelingt oft nur für Minuten. Diazepam und Amitryptilin in kleinen Dosen können hierbei unterstützend eingreifen. Die Blockade des N. auriculotemporalis schafft bei Kiefergelenksaffektionen akute Schmerzfreiheit. Kieferchirurgische Maßnahmen sind bei weniger als 5% der Patienten erforderlich.

## Vasomotorischer Kopfschmerz

*Klinik:* Ursache dieses Schmerzes ist eine Gefäßreaktion (Dilatation mit perivaskulärer Ödembildung), die durch endogene und exogene Faktoren ausgelöst, einsetzt. Der Schmerz kann Stunden bis Tage anhalten und wird – meist reproduzierbar – durch Alkohol, Lösungsmitteldämpfe, Tabakgeruch, Kohlenmonoxid, Nitrit, Nitroglycerin, Tyramin, körperliche Arbeit und Fieber provoziert. Nicht immer läßt sich die Ätiologie der Schmerzattacke erkennen. Einige Patienten beschreiben regelmäßige Schmerzauslösung beim Durchzug von Wetterfronten.

*Schmerzbild:* Der Schmerz ist im typischen Fall pulssynchron pochend und überlagert ein dumpfes Druckgefühl (Abb. 43). Nicht selten bleibt der Schmerz halbseitig. Das Maximum kann in Minuten erreicht sein.

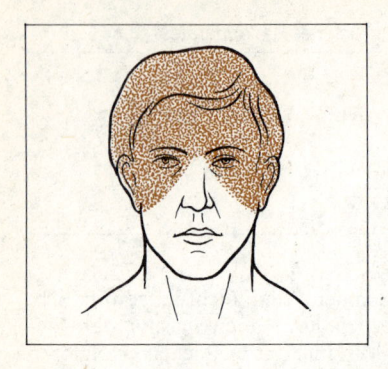

Abb. 43  Lokalisation des vasomotorischen Kopfschmerzes.

*Untersuchungsbefund:* Schmerzverstärkung durch Husten, Niesen, Pressen. Häufig begleitende vegetative Symptome (Nausea, Hypertonie, Tachykardie, Akrozyanose).

*Sicherung der Diagnose:* Anamnese. Besserung auf Ergotamingabe, Verschlimmerung durch sublingual appliziertes Nitroglycerin.

*Therapie* (Tab. **10**): Der Patient muß auslösende Situationen meiden. Inhalation von Ergotamintartrat im Schmerzbeginn vermag die Attacke abzubrechen.

## Hormonelle Dysfunktion

*Klinik:* Zwischen hormonellem Status und Kopfschmerz bestehen nicht selten Zusammenhänge. So berichten Patientinnen über Besserung des Schmerzleidens in der Schwangerschaft. Häufig war dies die einzige kopfschmerzlose Phase ihres Lebens. Andere geben an, den Kopfschmerz in der Gravidität akquiriert zu haben, während weitere prämenstruelle Zephalgien oder Schmerzen unter Einnahme von Kontrazeptiva beschreiben. Die Beurteilung dieser Beobachtungen erschwert, daß bisher keine eindeutige Abhängigkeiten des Kopfschmerzes von der hormonellen Sekretionsrhythmik und deren Störungen *nachgewiesen* werden konnten. Als gesichert darf gelten:

Tabelle **10**  Therapie vasomotorischer Kopfschmerzen

- Expositionsprophylaxe
- Ergotamintartrat per inhalationem
  bis zu 3 Sprühstöße à 0,45 mg p.o.
  im Abstand von je 10 Min.
- Analgetika
  Acetylsalicylsäure 1000 mg bei Bedarf p.o.

1. Kontrazeption mit Östrogen/Gestagen-Kombinationen und Gestagenen senkt die Kopfschmerzrate.
2. Östrogeneinnahme kann akute schwere Zephalgien mit Herdsymptomen induzieren. Die Symptomatik entspricht einem Migräneanfall.

*Schmerzbild:* Die Patientinnen beklagen einen uncharakteristischen, dumpfen, prämenstruellen Kopfschmerz unterschiedlicher Lokalisation, der seit der Menarche besteht. In der Schwangerschaft waren sie dagegen meist schmerzfrei.

*Untersuchungsbefund:* Normal. Unauffällige oder uncharakteristisch veränderte Serumspiegel der Sexualhormone und Gonadotropine. Kein Anhalt für eine psychosoziale Schmerzinduktion.

*Sicherung der Diagnose:* Anamnese.

*Therapie:* Die Einnahme von Östrogen/Gestagen-Kombinationen kann Schmerzfreiheit schaffen. Man verordnet ein Kombinationspräparat niedrigen Östrogengehaltes ($< 30$ µg/Tag) über 21 Tage. Tritt in der Einnahmepause Kopfschmerz auf, wird eine ununterbrochene Medikation vorgenommen. Besteht weiterhin Kopfschmerz, erhält die Patientin nur Gestagen. Die Therapie wird wegen begleitender Probleme (vollständige Menstruationshemmung, Zwischenblutungen, Kontrazeption) in enger Kooperation mit dem Gynäkologen durchgeführt.

Es darf jedoch nicht übersehen werden, daß scheinbar hormonabhängige Kopfschmerzen in der überwiegenden Zahl der Fälle *nicht* über diesen Mechanismus zustande kommen. Psycho-soziale Auswirkungen von Zyklus und Kontrazeption bergen häufig Konflikte, für die Schmerz eine Lösung oder Ausdruck der Hilflosigkeit darstellt. Eine Gravidität kann sowohl Erfüllung wie auch Niederlage bedeuten und dieses in Körpersymptomen widerspiegeln.

## Schmerzmittelabusus

*Klinik:* Schmerzmittelinduzierter Kopfschmerz muß in Wohlstandsgesellschaften zu den häufigsten Schmerzformen überhaupt gerechnet werden. Regelmäßige Einnahme von einfachen Analgetika, Mischpräparaten mit Barbiturat- und Ergotaminanteil oder zentralwirkenden Analgetika führt ohne Fortbestehen der eigentlichen Schmerzursache zum sich selbst unterhaltenden Schmerzkreis mit Tendenz zur Dosissteigerung. Analgetikakarenz oder Dosisreduktion haben entweder schmerzauslösende Veränderungen des zephalen Vasomotorentonus (Ergotaminderivate, Phenazetin, Pyrazolone) oder Entzugserscheinungen bei physischer und psychischer Abhängigkeit zur Folge. Auch Rezeptoranalgetika (z. B. Metamizol) besitzen ein geringes Abhängigkeitspotential. Obligatorisches Entzugssymptom ist eine Verstärkung des Kopfschmerzes. Die weitere Symptomatik kann von milden, vegetativen Reaktionen und Gereiztheit bis zu schweren Kreislaufdepressionen mit Notwendigkeit stationärer Behandlung reichen. Der Erfolg eines Analgetika-, Barbiturat-, Tranquilizer- oder Ergotaminentzuges ist für Patienten und Arzt beeindruckend.

*Schmerzbild:* Uncharakteristisch.

Die Diagnose ist eindeutig, wenn Nachtschlaf und Tagesaktivitäten auf Einhaltung des Einnahmerhythmus abgestimmt sind oder Entzugssymptome vorliegen.

*Untersuchungsbefund:* Hinweise auf anfängliche Kopfschmerzursache; bei Ergotamin-Abusus (> 1 mg/die) evtl. Zeichen akraler Durchblutungsminderung, bei Mißbrauch von Sedativa und zentralwirkenden Analgetika psychomotorische Auffälligkeiten. Hohe Dosen Rezeptoranalgetika – (wir sahen einen Patienten, der 24 g Metamizol/die einnahm) – können die Schmerzschwelle herabsetzen und das Bild einer Panalgesie mit multilokulärem Spontan- und Druckschmerz hervorrufen.

*Diagnosesicherung:* Anamnese, Urinuntersuchung auf Barbiturate und Tranquilizer.

*Therapie* (Tab. 11): Einzig sinnvolle Maßnahme ist der Medikamentenentzug und – wenn überhaupt erforderlich – Neueinstellung auf Präparate mit geringem Abhängigkeitspotential. Die Entzugsbehandlung ist ambulant nur bei einem Bruchteil der Patienten erfolgreich, da die Heftigkeit der Entzugssymptome regelmäßig zur Wiederaufnahme der Medikation führt. Ein erfolgreicher Entzug setzt permanente psychische Führung und flankierende pharmakologische Maßnahmen voraus, die sich dem ständigen Wechsel des Befindens anpassen müssen.

Gleichzeitig wird die Grundkrankheit – soweit noch aktiv – angegangen.

Dauerhafte Abstinenz von Präparaten mit Suchtpotential bedarf des Einübens sinnvoller Medikationsweisen unbedenklicher Präparate.

Tabelle 11  Therapie des Schmerzmittelabusus

- Entzug von jeglichen Mischpräparaten
  Tranquilizern, Barbituraten und (inadäquaten) zentralen Analgetika
- Flankierende Psychotherapie
- Nichtmedikamentöse Schmerzbehandlung, ggf. Neueinstellung auf Substanzen mit geringem Abhängigkeitspotential wie Antidepressiva, Neuroleptika, Rezeptoranalgetika oder Ergotamintartrat in adäquater Dosierung

Ohne »pharmakologische Notanker« ist die Überwindung einer Postentzugsphase meist unrealistisch.

Entzugserscheinungen werden mit Neuroleptika und sedierenden Antidepressiva gedämpft.

## Posttraumatischer Kopfschmerz

*Klinik:* Ein nicht unerheblicher Teil Schädel-Hirn-Traumatisierter entwickelt persistierende Kopfschmerzen ohne erkennbar bleibende organische Schädigung. Zur Schwere des Traumas besteht keine Beziehung. Auffällig ist die regelhaft dysphorisch-reizbare Stimmungslage der Patienten, das Vorbringen von Bagatellbeschwerden und körperlicher Inaktivität. Oft fügen sich die Klagen zu einem Bild aus Unfallangst, Entschädigungsvorstellungen, Schuldgefühlen und Verlustdenken zusammen, das einem Spannungsschmerz oder einem »Versagen durch Schmerz« zugrunde liegen kann. Dramatisierung der Verletzung durch den Arzt, inadäquat lange Bettruhe trotz Wohlbefinden oder gar der Hinweis auf eine Hirnschädigung sind geeignet, den Patienten auf sein Schmerzgeschehen zu fixieren.

Neuropathien durch Nervenverletzungen und Schmerzen struktureller muskuloskelettaler Schäden sind ausgesprochen selten für bleibende posttraumatische Beschwerden verantwortlich. Liquorverlustsyndrome und -Abflußstörungen, Meningitiden sowie das chronische subdurale Hämatom müssen differentialdiagnostisch ausgeschlossen werden.

*Schmerzbild:* Meist bestehen dumpfe, diffuse Schmerzen des Nackens und des Kopfes sowie allgemeine Schwäche, Schwindel, Nervosität, Angst und funktionelle Organbeschwerden.

*Untersuchungsbefund:* Psychovegetative Auffälligkeiten. Zeichen von Spannungsschmerzen der Hals- und Kopfmuskulatur. Selten posttraumatische Defektzustände von Krankheitswert.

Tabelle 12  Therapie posttraumatischer Kopfschmerzen

- Analgetikaentzug
- Antidepressiva
  Amintryptilin 75 mg/die p.o.
  oder Chlomipramin 75 mg/die p.o.
- Wiederaufnahme körperlicher Aktivitäten und Belastungen
- Akupunktur
- Wärmeanwendungen
- Beta-Blocker
- Calciumantagonisten

*Therapie* (Tab. 12): Die Behandlung des posttraumatischen Kopfschmerzes muß so wenig eingreifend wie möglich sein. Alle invasiven und apparativen Verfahren sind geeignet, vom Patienten in das Schmerzkonzept eingebaut zu werden. Läßt sich die Hauptkomponente als Spannungskopfschmerz identifizieren, verordnet man dämpfende Antidepressiva. Mit Aufhellung und Egalisierung der Stimmungslage wird der Patient zu vermehrter Aktivität gedrängt. Das wiedergewonnene Vertrauen in die körperliche Belastbarkeit schafft die Grundlage für die Distanzierung vom traumatischen Allgemeinsyndrom. Der Hinweis auf die Harmlosigkeit des Schmerzes wird oft vom Patienten gesucht und positiv aufgenommen.

Psychische Führung steht ganz im Vordergrund.

## Motilitätsstörungen der oberen Halswirbelsäule

*Klinik:* Die Schmerzausstrahlung der oberen drei Zervikalsegmente projiziert sich in die Schädelbedeckung. Ein gestörter Bewegungsablauf in diesem Wirbelsäulenabschnitt kann hartnäckige Schmerzen verursachen. Man unterscheidet Blockierungen und Hypermobilitäten. Kopffehlhaltungen und muskuläre Verspannungen führen zu funktionellen Blockierungen (z. B. Verbleiben des Atlas in einer Superiorstellung bei Kopfneigung, Atlasdrehfehlstellung, fixierte Rotationsstellung eines Halswirbels), okzipitozervikale Fehlbildungen (Fusions- und Assimilationsstörungen) zu strukturell bedingten Blockierungen. Beispiele für Hypermobilitäten sind die atlantoaxiale Pseudoluxation und die atlantookzipitale Subluxation. Ursächlich kommen Traumen, ein hypoplastischer Bandapparat und Bandzerstörungen durch rheumatische Erkrankungen in Frage.

*Schmerzbild:* Die Patienten verspüren einen dumpfen, umherwandernden, okzipital beginnenden Kopf- und Gesichtsschmerz, der fast immer von muskulären Spannungsschmerzen verdeckt wird. Für Hypermobilitäten ist der Wechsel von morgendlichem dumpfen zu späterem hellen, reißenden Schmerz typisch. Dagegen zeigen Hypomobilitäten meist ein morgendliches Schmerzmaximum mit Besserung im Laufe des Tages. Anfallsartig einschießende Nacken- und Hinterkopfschmerzen gehören nicht in dieses Krankheitsbild und sind auf Subarachnoidalblutungen und Einklemmungssyndrome im Hinterhauptsloch bei Hirndruck hin verdächtig (Meningismus!).

*Untersuchungsbefund:* Druckschmerzhafte okzipitale Muskelansätze, paravertebraler Druckschmerz der oberen und mittleren Zervikalsegmente, Beweglichkeitseinschränkungen, besonders in Inklination. Endgradiger Bewegungsschmerz. Bei atlantoaxialer Instabilität Schmerzprovokation durch Anteflektion des Kopfes.

*Sicherung der Diagnose:* Klinische Untersuchung, Röntgenbilder in Neutral- und Funktionsstellungen.

*Therapie:* Ein operatives Vorgehen ist nur bei Instabilitäten angezeigt, die eine Rückenmarksschädigung verursachen können. Handelt es sich um eine funktionelle Blockierung **ohne** röntgenologischen Nachweis von Mißbildungen, Subluxationen oder knöchernen Destruktionen, werden manualtherapeutische Handgriffe zur Beseitigung der Bewegungssperre eingesetzt.

Schmerztherapie der Instabilitäten s. S. 135f.

Behandlung von Spannungsschmerzen s. S. 109ff und S. 131ff.

## Intrakranielle Raumforderung

*Klinik:* Kopfschmerz ist eines der wichtigsten Symptome des Hirntumors. Als Initialsymptom wird Kopfschmerz in 40% der Fälle angegeben. Betrachtet man den gesamten Verlauf, klagen 60% aller Patienten mit einem Hirntumor oder einem chronischen subduralen Hämatom über Kopfschmerzen. Bei jedem langsam progredienten, therapierefraktärem Kopfschmerz ist daher ein Hirntumor auszuschließen. Die Diagnose wird bei leerer Kopfschmerzanamnese wahrscheinlicher.

Schmerz intrakranieller Raumforderung entsteht durch Zerrung sensibler meningealer und paravasaler Strukturen bei Verlagerung von Hirngewebe. Ein perifokales Hirnödem hat oft entscheidenden Anteil an Raumforderung und Schmerz.

*Schmerzbild:* Über Wochen (beim subduralen Hämatom und bei der Verlegung der Liquorwege durch einen Tumor) bis zu Jahren (beim Meningeom) entwickelt sich ein langsam progredienter Kopfschmerz. Anfangs bestehen beschwerdefreie Intervalle. Der Schmerz wandert wenig, sein Charakter ist dumpf. Durch Hirndruckanstieg wird der Schmerz generalisiert, diffus und heftig. Supratentorielle Prozesse verursachen Schmerzen im Stirn- und Gesichtsbereich. Bei intratentoriellem Sitz wird der Schmerz meist im Hinterkopf und Nacken empfunden.

*Sicherung der Diagnose:* Röntgenbild, CCT.

Tabelle **13** Schmerztherapie des inoperablen Hirntumors

- Radiatio
- Dexamethason 4 × 4–8 mg/die p.o.
- zentrale Analgetika
- Neuroleptika
  Haldol 0,5–30 mg/die p.o.
- Ventrikeldrainage

*Therapie* (Tab. **13**): ist eine Tumorexstirpation nicht indiziert, werden Hirnödem und Hirndruck durch Radiatio, Ventrikeldrainage und Dexamethasontherapie bekämpft. Bei weiterbestehenden Schmerzen gibt man Morphin, bei Übelkeit und Erbrechen zusätzlich Neuroleptika.

## Klassische Migräne

*Klinik:* Hierunter sollten ausschließlich anfallsartige Kopfschmerzen verstanden werden, die von *passageren* Symptomen fokaler zerebraler Minderperfusion wie Parästhesien, Sprachstörungen, Skotomen und Paresen begleitet sind. Ursache und genauer Ablauf der zerebralen und meningealen Gefäßveränderungen sind nicht endgültig geklärt. Zuerst scheint eine Vasokonstriktion mit konsekutiver lokaler Hypoxie, auf dem Höhepunkt des Schmerzes eine (reaktive) Vasodilatation zu bestehen. Spezifische Auslöser gibt es nicht. Die genetische Disposition spielt eine gewisse Rolle.

Eine Subsumierung von Kopfschmerz mit Erbrechen, Nausea, Licht- und Geräuschempfindlichkeit sowie jeglicher Hemikranie unter dem Begriff Migräne verkennt die Allgemeingültigkeit dieser Symptome. Die Diagnose »Migräne« darf nicht zum Sammeltopf eigenständiger Kopfschmerzformen gemacht werden.

*Schmerzbild:* Der Schmerzcharakter ist meist klopfend – pochend, später dumpf und drückend, seine Lokalisation hemikran (Abb. **44**). Isolierter okzipitaler und frontaler Kopfschmerz ist die Ausnahme. Nur anfallsartig **vor** dem Schmerz auftretende Herdsymptome sprechen für eine Migräne.

*Sicherung der Diagnose:* Anamnese

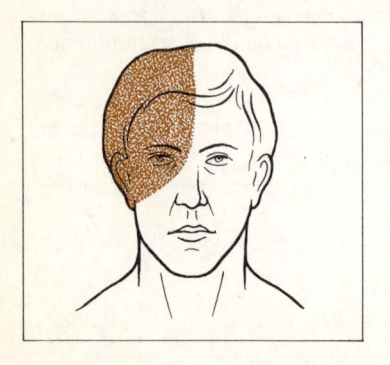

Abb. **44** Schmerzlokalisation bei klassischer Migräne.

**Tabelle 14** Therapie des Migräneanfalles

- Ergotamininhalation
  3–4 mal 0,45 mg im Abstand von je 10 Min.
- Analgetika
  Acetylsalicylsäure 1000 mg bei Bedarf p.o. oder i.v.
- Metoclopramid 20 mg rektal oder 10 mg i.v. bis zu 3mal täglich
- zentrales Analgetikum + Neuroleptikum
  Tramadol 50–100 mg
  + Haldol 2,5–5 mg bei Bedarf i.v.

**Tabelle 15** Prophylaxe des Migräneanfalles (»Intervalltherapie«)

- Dihydroergotamin 2,5 mg 2 × täglich p.o.
- Propranolol 60–180 mg/die p.o.
- Kalziumantagonisten
  Flunarizin 10 mg/die p.o.
- Akupunkturbehandlung

*Therapie:* Die *Anfallstherapie* (Tab. **14**) sollte frühestmöglich einsetzen. Substanz der Wahl ist Ergotamin, das offenbar den Pathomechanismus des Anfalls zu durchbrechen vermag. Da oft eine schmerzbegleitende gastrointestinale Motilitätsstörung besteht, bietet sich Inhalation von Ergotamin an. Eine Tagesdosis von 1 mg und eine Wochendosis von 7 mg sollte nicht überschritten werden. Bessert sich der Schmerz unzureichend, werden zusätzlich ggf. rektal oder i.v. Analgetika gegeben. Übelkeit und Erbrechen lassen sich mit Metoclopramid bekämpfen. Ist die Beeinträchtigung des Patienten durch Schmerz und Erbrechen stark und eine psychische Dämpfung geboten, verschafft die Injektion eines zentralwirkenden Analgetikums in Kombination mit einem Neuroleptikum *nach* Ergotamingabe meist Linderung.

Die *Intervalltherapie* (Tab. **15**) vermag Inzidenz und Intensität der Migräneanfälle zu vermindern. Substanzen der Wahl sind Dihydroergotamin (insbesondere bei Hypo- und Normotonie), Propranolol (bei Normo- und Hypertonie) und Calciumantagonisten. Die höchsten Erfolgsraten erzielen Dihydroergotamin und Propranolol. Zeigt sich nach 6wöchiger Behandlung kein Effekt, wird auf einen Calciumantagonisten übergewechselt. Herzfrequenzabfälle unter 50 Schläge/Min. bei Verordnung von Beta-Blockern und periphere Mangeldurchblutung durch Dihydroergotamin müssen vermieden werden. Ist die Therapie erfolgreich, sollte nach 6 Monaten ein Auslaßversuch erfolgen. Akupunktur ist ebenfalls zur Anfallsprophylaxe geeignet.

Bleibt der Therapieerfolg aus, muß vordringlich die Diagnose überprüft werden.

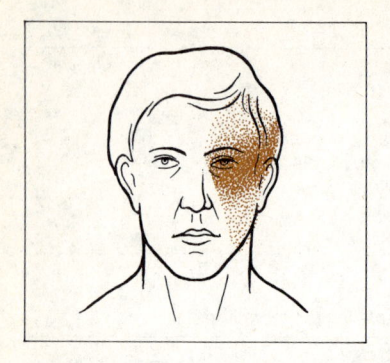

Abb. 45 Schmerzlokalisation beim Cluster Headache.

## Cluster-Kopfschmerz

*Klinik:* Diese anfallsweise auftretende Kopfschmerzform unbekannter Ätiologie befällt vorwiegend Männer mittleren Alters. Pathognomonisch sind strenge Einseitigkeit der Beschwerden und begleitende vegetative Reaktionen im Schmerzareal, die auf passagerem Ausfall der sympathischen Innervation beruhen.

*Schmerzbild:* In Minuten entwickelt sich ein einseitiger, brennender, bohrender, periokulärer und/oder temporaler Gesichtsschmerz, der von Tränenfluß, Rötung der Konjunktiven und Rhinorrhö begleitet wird. Die Schmerzattacken dauern Minuten bis (selten!) 12 Stunden an und treten bevorzugt nachts auf. Monatelange freie Intervalle sind eingeschaltet. Auf dem Höhepunkt des Anfalles strahlt der Schmerz in Kiefer, Nacken und Kalotte aus (Abb. **45**). Jahreszeitliche Häufungen, Provokation durch Alkohol und andere Vasodilatatoren sowie durch Hitze und Kälte werden beobachtet.

*Sicherung der Diagnose:* Anamnese, klinische Untersuchung im Anfall.

*Therapie* (Tab. **16**): Zur Anfallskupierung ist die Inhalation von Ergotamin geeignet. 1–3 Hübe reichen aus, um die (ohnehin meist kurzen)

Tabelle **16** Therapie und Prophylaxe des Cluster-Kopfschmerzes

---
Anfall:
- Ergotamininhalation
  3–4 × 0,45 mg im Abstand von je 10 Min.

Intervall:
- Dihydroergotamin
  2,5 mg 2 × täglich p.o.
- Lithium
- Prednisolon (Erhaltungsdosis 10–20 mg/die p.o.)

Schmerzattacken abzubrechen. Zur Prophylaxe werden Dihydroergotamin und Lithium eingesetzt. Prednisolon reduziert Anfallshäufigkeit und -Intensität ebenfalls. Die Erhaltungsdosis liegt jedoch oft bedenklich hoch.

## Herpes zoster cranialis

*Klinik:* Die Zostererkrankung des Kopfes tritt meist im 1. und 2. Trigeminusast auf. Befall des Auges ist die Regel. Die Wurzeln C2–C4 sind seltener betroffen.

Nicht jeder Schmerz nach einem Herpes zoster beruht jedoch auf einer postzosterischen Neuropathie. Eine Dysfunktion des Kauapparates wie auch ein Spannungsschmerzbild können im Gefolge eines Zosters manifest werden.

*Schmerzbild:* Die eruptive Phase ist von Wundschmerz begleitet, der mit Verschorfung der Läsion abklingt. 10% der erkrankten Patienten befällt brennender Zweitschmerz als Ausdruck einer Zosterneuropathie. Der Brennschmerz kann den Hautläsionen allerdings auch um Tage bis 3 Wochen(!) vorausgehen. Paroxysmale einschießende Schmerzen werden seltener geklagt. Meist besteht Spannungsgefühl der betroffenen Gesichtshälfte. Luftzug löst Dysästhesien aus und wird gemieden. Visusminderungen und Tränen des Auges sind häufig.

*Untersuchungsbefund:* Hypalgesie, Hypästhesie, Hyperpathie, Dysästhesie und Hautveränderungen (fakultativ).

*Therapie:* Methode der Wahl zur Behandlung des *akuten* Schmerzes und *Prophylaxe einer postzosterischen Neuropathie* (Tab. 17) ist die Sympathikusblockade. Bei Brennschmerz sollten unverzüglich (spätestens innerhalb von 2 Wochen) 1- bis 2tägig Stellatumblockaden vorgenommen werden. Bei nur milden initialen Beschwerden ohne Brennschmerzkomponente wird der Patient durch ein zentral wirkendes Analgetikum schmerzfrei gehalten. Die Lokalbehandlung mit Idoxuridin in Dimethylsulfoxid soll die Inzidenz postzosterischer Neuropathien ebenfalls herabsetzen.

Tabelle 17  Behandlung des akuten Zosterschmerzes

- Stellatumblockaden über 5–10 Tage
- Lokalbehandlung mit Idoxuridin 40%ig in DMSO
- Zentrale Analgetika
  Tramadol 50–100 mg 4- bis 6mal/die p.o.
  ggf. Morphin
  initial: 10 mg 12stündlich

**Tabelle 18** Behandlung des chronifizierten Zosterschmerzes

- Antidepressiva
  Amitryptilin 30–75 mg/die p.o.
- Hautnervenblockaden
  oder Stellatumblockaden
- Transkutane Nervenstimulation
- Eispackungen
- Akupunktur
- Antiepileptika
  Carbamazepin 600–1200 mg/die p.o.
- Zentrale Analgetika
  Tramadol 50–100 mg 4- bis 6mal/die p.o.
  oder Morphin 20–60 mg/die p.o.
- Neuroleptika
  Haldol 3–10 mg/die p.o.

Die Beeinflussung des *chronifizierten* Zosterschmerzes (Tab. 18) ist wesentlich schwieriger. Viele der älteren Patienten weisen dysphorische und depressive Charakterzüge auf, mit denen der Schmerz in symbolhafte Symbiose tritt. Eine antidepressive Behandlung – unter vorsichtiger Dosissteigerung – sollte die Therapie einleiten. Stellatumblockaden helfen nicht mit der Regelhaftigkeit wie beim akuten Geschehen. Zeigt sich nach drei Blockaden keine Schmerzminderung, wird die Serie abgebrochen. Blockaden der Hautäste sind einfacher durchzuführen und sollten auf ihre Wirkung hin geprüft werden. Die transkutane Nervenstimulation in befallenen Arealen ist nur bei erhaltener Sensibilität erfolgversprechend. Alternativ wird in intakten Dermatomen des Kopfes stimuliert. Die Neutralelektrode kommt präaurikulär, die aktive Elektrode nahe der Mittellinie zu liegen. Kälteanwendungen (Eispackungen) und Akupunkturbehandlung sind einen Therapieversuch wert. Bei lanzinierenden Schmerzen kommen Antiepileptika (Carbamazepin) zum Einsatz. Analgetika und Sedativa verstärken die Depressivität der oft alten Patienten und sollten allenfalls in Kombination mit einem Antidepressivum gegeben werden. Häufig ist die Kombination aus antidepressiver Therapie, Blockaden und transkutaner Nervenstimulation zweckmäßig.

## Trigeminusneuralgie

Kraniale Neuralgien zeichnen sich durch hohe Schmerzintensität bei minimalen (»Neuropathie«) oder fehlenden (»Neuralgie«) neurologischen Defekten aus. Pathogenetisch werden Läsionen uneinheitlicher Ätiologie im intra- oder extrakraniellen Verlauf der Kopfnerven vermutet. Eine tumoröse Raumforderung ist auszuschließen.

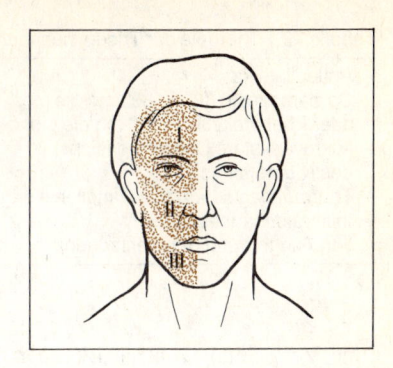

**Abb. 46** Schmerzlokalisationen der Trigeminusneuralgie.

*Klinik:* Diese Erkrankung manifestiert sich fast immer in der zweiten Lebenshälfte. Nicht selten liegt eine Kompression der Nervenwurzeln durch eine Arterie (meist Äste der A. cerebelli superior) oder Vene am Eintritt in die Pons zugrunde. Seltenere Ursachen sind ein Akustikusneurinom, ein Aneurysma, eine Multiple Sklerose sowie Durchblutungsstörungen und Entzündungen.

*Schmerzbild:* Den Patienten befällt blitzartig einschießender heller Schmerz höchster Intensität, der meist im Innervationsgebiet des 2. oder 3. Trigeminusastes lokalisiert ist (Abb. 46) und über Triggermechanismen (Berührung, Rasieren, Kämmen, Sprechen, Kauen, Schlukken, Lachen, kalter Luftzug) ausgelöst wird. Die Triggerzonen liegen im Kopf- und Halsbereich. Gleichzeitig können Muskelzuckungen (Tic doloureux) auftreten. Der einzelne Schmerzimpuls dauert nur Sekunden. Aus Salven resultiert eine Dauerschmerzempfindung. Die Beeinträchtigung des täglichen Lebens durch dieses Schmerzbild kann in den Suizid führen.

*Untersuchungsbefund:* Im idiopathischen Fall neurologisch unauffällig.

*Sicherung der Diagnose:* Anamnese.

*Therapie* (Tab. **19**): Bei Erstmanifestation ist mit Carbamazepin oder Phenytoin meist Schmerzfreiheit zu erlangen. Sistiert der Schmerz nach Einnahme von 0,6–1 g Carbamazepin nicht, stellt dies die Diagnose in Frage. Die individuelle Erhaltungsdosis variiert erheblich. Wird der Schmerz durch Antiepileptika zunehmend schlechter beeinflußbar, drängen die Patienten oft auf einen neurochirurgischen Eingriff. Methode der Wahl ist die mikrochirurgische Dekompression des Nerven über eine subokzipitale laterale Kraniotomie (microvascular decompression of trigeminal nerve, MVD). Der Eingriff garantiert bei 80% der operierten Patienten bleibenden Erfolg. Thermokoagulation des Ganglion Gasseri und Rhizotomien bleiben Rezidiven sowie inoperablen Patienten vorbehalten.

**Tabelle 19** Therapie der Trigeminusneuralgie

- Antiepileptika
  Carbamazepin 600–1800 mg/die p.o.
  oder Phenytoin 300–500 mg/die p.o.
- Mikrovaskuläre Dekompression
  des N.trigeminus
- Thermokoagulation des Ganglion n. trigemini (Gasseri)
- Infiltrationsanaesthesie
  von Trigger- und Schmerzzonen

---

Eine Verordnung zentralwirkender Analgetika ist problematisch, da keine Spontanheilung zu erwarten ist. Die Lokalanästhesie der Trigger- und Schmerzzone schafft nur in Ausnahmefällen länger Schmerzfreiheit, als der Wirkdauer des Anästhetikums entspricht.

Andere symptomatische Therapieversuche (Psychopharmaka, transkutane Nervenstimulation, Akupunktur) sind meist frustraner Natur.

## Seltene Kopfneuralgien

### Aurikulotemporalisneuralgie

*Klinik:* Ursächlich werden Fehleinsprossungen parasympathischer Fasern in sudomotorische und sensible Hautnerven innerhalb der Glandula parotis nach Parotitiden angenommen.

*Schmerzbild:* Durch Kauen und Geschmacksreize ausgelöst, treten paroxysmale brennende, präaurikuläre Schmerzen und Parästhesien auf, die von Wärme- und Spannungsgefühl, Hautrötung und Schwitzen der Wangen begleitet sind.

*Untersuchungsbefund:* Hyperästhesie und Hyperpathie im Versorgungsgebiet des N. auriculotemporalis, manchmal Auslösung von Parästhesien durch Druck auf die Parotis.

*Therapie:* Wenn überhaupt erforderlich, kommt die Blockade des N. auriculotemporalis mit Lokalanästhetikum in Betracht.

### Genikulatumneuralgie

*Klinik:* Dieses Schmerzbild tritt im Gefolge eines Zoster oticus auf.

*Schmerzbild:* Charakteristisch sind paroxysmale lanzinierende Schmerzen in der Tiefe des Ohres und im äußeren Gehörgang mit variabler Ausstrahlung. Nach längerem Bestehen treten Dauerschmerzen und

Hypersalivation hinzu. Gelegentlich besteht eine passagere Facialisparese.

*Therapie:* Carbamazepin, evtl. Durchtrennung des N. intermedius.

**Glossopharyngeusneuralgie**

*Schmerzbild:* Durch Reizung von Triggerpunkten des Gaumens, Zungengrunds oder der Tonsillennische werden lanzinierende sowie dumpfe bis brennende Schmerzen am Rachenring provoziert, die die Nahrungsaufnahme behindern.

*Sicherung der Diagnose:* Triggerzoneninfiltration.

*Therapie:* Carbamazepin, neurovaskuläre Dekompression der Nervenwurzel.

**Laryngeus-superior-Neuralgie**

*Schmerzbild:* Diese Neuralgie wird durch Schlucken, Sprechen oder Singen getriggert. Der Schmerz strahlt vom seitlichen Kehlkopf in Unterkiefer, Ohr und Schulter aus.

*Sicherung der Diagnose:* Lokalanästhesie des Nerven am Durchtritt durch die Membrana hyothyroidea.

*Therapie:* Carbamazepin, evtl. Neurolyse.

## Operative Trigeminus-Schädigung

*Klinik:* Zahlreiche neurochirurgische Methoden werden zur Behandlung der Trigeminusneuralgie eingesetzt. Die 5-Jahres-Erfolgsquote liegt zwischen 50% (Thermokoagulation) und 80% (Mikrovasculäre Dekompression). Beim derzeitigen Krankengut mit Gesichtsschmerz nach Trigeminus-Operationen wurden entweder Thermokoagulationen des Ganglion Gasseri oder retroganglionäre Rhizotomien (Zugangswege nach Dandy oder Frazier) durchgeführt. Gefürchtetste Spätfolge ist die *Anaesthesia dolorosa* in 2% (Thermokoagulation) bis 5% der Fälle (Rhizotomie). Sie entspricht einem Deafferenzierungsschmerz. Häufige Komplikationen sind Gesichtsparästhesien und leichte Brennschmerzen, die Keratitis pseudoparalytica und Kaumuskelparesen (Gesamtkomplikationsrate bis zu 40%). Je ausgeprägter das sensorische Defizit nach einem Eingriff ist, desto stärker sind meist die postoperativen Beschwerden.

Bei einem nicht unbeträchtlichen Teil der Patienten mit Gesichtsschmerz und Trigeminusastverletzungen besteht weder ein Rezidiv der Trigeminusneuralgie noch ein der Anaesthesia dolorosa entsprechen-

**Tabelle 20** Behandlung der Anaesthesia dolorosa n.trigemini

- Antidepressiva
  z.B. Doxepin 75–150 mg/die p.o.
- Neuroleptika
  z.B. Promethazin 50–100 mg/die p.o.
  oder Haldol 10–30 mg/die p.o.
- L-Tryptophan 1,5–3 g/die p.o.
- Zentrale Analgetika
- Tranquilizer
- Transkutane Nervenstimulation
- Akupunktur
- Elektrostimulation oder Ausschaltung
  zentraler Schmerzbahnen und Kerne

des Schmerzbild. Die therapeutische Chance liegt hier in der Aufdeckung einer *anderen* Schmerzgenese. Häufig belegt die Erforschung der Eingriffsumstände Unsicherheiten bei der Indikationsstellung, die nicht selten auf Drängen des Patienten oder der Familie zustande kam. Retrospektiv müssen Diagnosen wie Spannungskopfschmerz, Dysfunktion des Kauapparates und psychogener oder zentral fixierter Gesichtsschmerz gestellt werden.

*Schmerzbild:* Die *Anaesthesia dolorosa n. trigemini* setzt Monate bis Jahre nach der Operation mit Parästhesien ein und steigert sich zu einem unerträglichen, dauerhaften Brennschmerz. Sie darf nicht mit leichtem Brennschmerz verwechselt werden, der nach Trigeminusastverletzungen eher die Regel als die Ausnahme ist!

*Therapie* (Tab. 20): Eine kausale Behandlung ist derzeit nicht möglich. Erfahrungen mit der Elektrostimulation und Ausschaltung zentraler Schmerzbahnen und Kerne sind noch begrenzt. Medikamentöse symptomatische Maßnahmen können Antidepressiva, Neuroleptika, L-Tryptophan und (eingeschränkt) Opiate und Tranquilizer einbeziehen. Einzelerfolge wurden mit transkutaner Nervenstimulation und Akupunktur erzielt.

## Wiederholte gesichtschirurgische Eingriffe

*Klinik:* Wurzelspitzenresektionen, Pulpaextraktionen und Zahnextraktionen unterliegen klaren Indikationen und führen bei dentaler Schmerzgenese zur Beschwerdefreiheit. Es überrascht daher, daß offenbar probatorische Zahnextraktionen (»Fokussanierungen«) immer noch zum zahnärztlichen Repertoire gehören. Der Schmerz überdauert diese Maßnahme schadlos, wenn ihn andere Ursachen wie Spannungsschmerzen oder eine Kiefergelenksdysfunktion unterhalten. Außerdem kann durch wiederholte schmerzhafte postoperative Verläufe, Schädigung der Alveolarnerven, Wundheilungsstörungen und ständige Beschäftigung mit der gestörten Körperintegrität eine zentrale Schmerzfixierung erfolgen.

Wiederholungseingriffe an den Nasennebenhöhlen sind ähnlich zu bewerten. Eine Verletzung des N. infraorbitalis vermag die zentrale Fixierung zu beschleunigen.

Der Leidensweg selbst wiederum zieht häufig Spannungsschmerz des Gesichtes und Kopfes nach sich.

*Schmerzbild:* Regelmäßig treten bohrende, ziehende Spannungsschmerzen des Gesichtes und Kopfes auf. Bei psychogenem Schmerz werden in Intensität und Charakter wechselnde, meist auf eine Hälfte des Ober- oder Unterkiefers beschränkte Beschwerden geklagt. Der zentral fixierte Schmerz ist dagegen wesentlich beständiger und vom organisch bedingten Schmerz oft nicht zu unterscheiden.

*Sicherung der Diagnose:* Anamnese, klinische Untersuchung, Exploration und psychometrische Testverfahren, Probeblockade der Trigeminusäste in der Fossa pterygopalatina.

*Therapie:* Zentral fixierter Schmerz s. S. 217 f.

Spannungskopfschmerz s. S. 108 ff.

Dysfunktion des Kauapparates s. S. 111 ff.

## Psychogener Gesichtsschmerz

*Klinik:* Gesicht und Mundhöhle kommen im Körperschema überragende Bedeutung zu und bilden – neben der Lumbalregion-Prädilektionsorte psychogener Schmerzprojektionen. Vorwiegend sind Frauen mittleren Alters mit depressiven, ängstlichen und hysterischen Persönlichkeitsmerkmalen betroffen.

*Schmerzbild:* Charakteristisch ist ein beständiger Wechsel von Lokalisation, Intensität und Art der Beschwerden. Neben atypischen Sensationen (z. B. Prickeln) werden brennende und pochende Schmerzen angegeben, die bevorzugt in einem Quadranten des Mundes beginnen. Intensität der Beschwerden und Stimmungslage stehen in direkter Abhängigkeit. Der Schlaf ist selten durch Schmerz beeinträchtigt.

*Untersuchungsbefund:* Außer psychopathologischen Deviationen und psychosomatischen Beschwerden meist keine Auffälligkeiten.

*Sicherung der Diagnose:* Psychiatrische Exploration, psychometrische Tests, Verhaltensanalyse.

*Therapie:* Im Vordergrund steht die psychotherapeutische Behandlung, ggfs. ergänzt durch Antidepressiva, Neuroleptika und Tranquilizer.

# Nacken, Schulter, Arm

**Untersuchungsmethodik**

*Diagnostisches Minimalprogramm:*
Allgemeine Anamnese, Schmerzanamnese, körperlicher und psychosozialer Befund, Röntgenuntersuchung der HWS in 2 Ebenen, der Schulter anterior – posterior.

Man achte besonders auf:

Druckschmerz von Linea nuchae, Segmentpunkten, Sternoklavikulargelenk, Schulterhebern, Akromioklavikulargelenk, Bursa subacromialis, Supraspinatussehne, Bizepssehne, Sulcus ulnaris, Humerusepikondylen, Karpaltunnel und Schmerzausstrahlung.

Klopfschmerz von Dornfortsätzen der Halswirbelsäule.

Sensibilitätsstörungen, Muskelatrophien, vegetative Phänomene.

Funktionsprüfungen:
*Schultergelenksbeweglichkeit.*
*Rotation des Kopfes aus Mittelstellung:*
Prüfung der HWS und oberen BWS.
(Normalbefund: 90° zu beiden Seiten.)

*Rotation des Kopfes aus Reklination:*
Beweglichkeitsprüfung der unteren HWS.
(Normalbefund: 60° zu beiden Seiten.)

*Segmentale Inklination und Reklination der Halswirbelsäule:*
Prüfung der segmentalen Beweglichkeit. Man ertastet die Verschiebbarkeit der einzelnen Dornfortsätze gegeneinander.

*Max. Inklination – Reklination der Halswirbelsäule (Kopf-Brust-Abstand):*
Globale Beweglichkeitsprüfung der HWS und der oberen BWS.
(Normalbefund: $< 5, > 20$ cm.)

*Provokationsmanöver:*
Axiale Stauchung der Wirbelsäule, Husten und Pressen, schmerzhafter Bogen, Plexusirritationsmanöver, Pronation und Supination gegen Widerstand.

*Ergänzende Untersuchungsmethoden:*
Röntgenuntersuchungen von HWS in schrägen Projektionen und endgradigen (Funktions-)Stellungen, Thorax und Armskelett; Elektromyographie, Nervenleitgeschwindigkeit; Rheumaserologie; Computertomographie der HWS und des Schultergürtels; psychometrische Testverfahren, psychiatrische Exploration.

## Muskuläre Verspannung

*Klinik:* Muskuläre Verspannung wird durch psychische Anspannung, unphysiologische Belastungen (Zwangshaltungen), muskuläre Insuffizienz und Halswirbelsäulenfehlhaltungen ausgelöst. Sie ist in dieser Region häufigste Ursache chronischer Schmerzen. Muskelhartspann kann strukturelle Schäden als ein Symptom begleiten, ist aber auch als eigenständige Schmerzursache von größter Bedeutung. Pathogenetisch liegt eine gesteigerte Grundinnervation des Muskels vor.

Die differentialdiagnostische Abgrenzung zur Polymyalgia rheumatica fällt gewöhnlich nicht schwer.

Sonderform des schmerzhaft veränderten Muskels ist die Myogelose (s. S. 11). Sie ist elektrisch stumm. Myogelosen treten im Gefolge eines Muskelhartspanns, aber auch isoliert bei strukturellen Schäden und funktionellen Störungen auf.

*Schmerzbild:* Typisch ist ein Wechsel der Beschwerden in Abhängigkeit von tageszeitlicher und psychischer Belastung vom drückenden Spannungsgefühl bis zum ziehenden, reißenden, schneidenden, manchmal glühenden Schmerz. Nach Ruhepausen besteht anfänglich noch Beschwerdefreiheit, bald wacht der Patient jedoch mit Schmerzen auf.

Die Abb. 7–13 geben Schmerzausstrahlungen (Referenzzonen) der wichtigsten Nacken-, Schulter- und Armmuskeln wieder. Sind Muskelgruppen verspannt, kann sich die Schmerzzone überproportional ausweiten.

*Untersuchungsbefund:* Einzelne, nur unter Vordehnung tastbare Myogelosen bis ausgedehnte, hochschmerzhafte, oft den gesamten dorsalen Stamm überziehende, harte Muskelpakete; zähe Bewegungsabläufe. Schmerzzunahme in den Referenzzonen bei Kompression des Muskels sowie Parästhesien, Hyperalgesie, druckschmerzhafte Hautfalten und vegetative Regulationsstörungen (Vasokonstriktion, Schwitzen, fleckige Zyanose).

*Sicherung der Diagnose:* Anamnese, Exploration, klinischer Befund.

*Therapie* (Tab. **21**): Grundlage bilden muskuläre und psychische Entlastung. Erster Schritt ist eingehende Erläuterung der Schmerzentste-

**Tabelle 21** Therapie muskulärer Spannungsschmerzen

- Haltungskorrektur
- Isometrisches Muskeltraining
  verbunden mit Muskelrelaxationsübungen
- Entspannungsübungen (autogenes Training, Biofeedback, Yoga)
- Triggerpunktinfiltrationen (Myogelosen, Sehnenansätze)
- Quaddeltherapie
- Akupunktur
- Transkutane Nervenstimulation
- Tranquilizer
  Diazepam 2,5–15 mg/die p.o.
- Analgetika
  Acetylsalicylsäure 1000 mg bei Bedarf p.o.

hung und Erörterung der Ursachen. Einsicht in die Schmerzgenese schafft die Voraussetzung zur Mitarbeit des Patienten. Fehlt sie, bleibt ein beständiger Therapieerfolg aus.

Emotionale Belastungen und stereotype Arbeitspositionen sind im täglichen Leben häufig nicht abwendbar, jedoch können Muskeltraining, Entspannungsübungen und Haltungskorrekturen den Tonus der Muskelfasern unter die Schmerzschwelle absenken.

Man beginnt ggf. mit einer ergonometrischen Arbeitsplatzanalyse. Durch einfache Maßnahmen wie Austausch von Hockern und Rollstühlen gegen feststehende Stühle mit Lehnen, Erhöhung der Arbeitsfläche durch Unterlegehölzer, Abpolsterung der Sitzposition mit Kissen, Schaffung von Armauflegmöglichkeiten, Abstütztechniken mit Füßen, Oberschenkeln und Schultergürtel und Austarieren des Körperschwerpunktes bei sitzenden Berufen wird die Fehlbelastung der Muskulatur reduziert. Der Patient nimmt Techniken des Muskelkrafttrainings und der psychischen und muskulären Entspannung auf, für die ein Tagesplan, der die Gegebenheiten am Arbeitsplatz berücksichtigt, notwendig ist.

Geeignete Techniken sind isometrische Halswirbelsäulen-Übungen, Muskelrelaxationstechniken, autogenes Training und Yoga; auch führen tänzerische Gymnastik oder Leichtathletik zum Erfolg.

Häufig vermag eine tägliche Ausbelastung bis zur Grenze der muskulären Erschöpfung Verspannungen zu durchbrechen. Die Verordnung von täglichem Holzhacken kann effektiver als ein vernachlässigtes Trainingsprogramm sein. Leider wird die durchlebte Erfahrung, daß nur »Selbst-Etwas-Tun« dauerhaft hilft, bei verändertem Leidensdruck leicht verdrängt. Eine nach dem Gießkannenprinzip verordnete *passive* physikalische Therapie findet zwar hohe Akzeptanz, hilft aber nur kurzfristig. Anders ist nicht zu erklären, daß Patienten über mehr als

500 Massagebehandlungen einer Region berichten! Ohne Antrainieren eines Muskelkorsettes ist das Schmerzrezidiv vorprogrammiert.

Transkutane Nervenstimulation mit Folienelektroden ist ein effektives begleitendes Analgesieverfahren für Spannungsschmerzen. Es fördert jedoch Passivität und sollte – ebenso wie Tranquilizer und Analgetika – nur initial bei hohem Schmerzniveau zur Anwendung kommen. Triggerpunktinfiltrationen und Quaddelungsbehandlung heben die Schmerzschwelle bis zum Einsetzen des Übungserfolges in idealer Weise an. Eine *kunstgerecht* vollführte Akupunktur vermag ebenfalls gute symptomatische Effekte zu erzielen.

## Zervikale Facettenarthropathie

*Klinik:* Die kleinen Wirbelgelenke der Halswirbelsäule liegen dachziegelartig übereinander. Degenerative Veränderungen wie Knochenappositionen und Kapselverkalkungen sind mit zunehmenden Alter fast regelmäßig vorzufinden. Die Diagnose »Arthropathie« wird nicht aus dem Röntgenbild gestellt, sondern entspricht klinischer Betrachtungsweise. Routine-Röntgenbefunde zeigen bei über 70jährigen fast immer, in der Lebensmitte bei ⅔ und in der Jugend bei 10% der Patienten solche »Verschleißerscheinungen« oft ohne Korrelation zu einem Schmerzgeschehen.

Das Beschwerdebild der Facettenarthropathie entsteht durch Reizung kapsulärer, periostaler und anderer gelenknaher Rezeptoren. Ursächlich sind Texturschwächen der Kapselstrukturen, muskuläre Insuffizienz, Fehlbelastungen und Arthrosen. Benachbarte Wirbelsäulenversteifungen prädisponieren zum Facettenschmerz. Untere Halswirbelsäulenabschnitte (C5/C6, C6/C7) werden bevorzugt betroffen.

*Schmerzbild:* Charakteristisch ist der einschießende, stechende, helle, recht oberflächlich lokalisierte, in die Extremität ausstrahlende Schmerz (Abb. **47** u. **48**). Häufig kann eine auslösende Bewegung angegeben werden. An den Initialschmerz schließen sich progrediente Verspannungen der stammnahen Muskulatur an. Es resultiert eine Gelenksblockierung. Das Vollbild umfaßt pseudoradikulären Schmerz, Spannungsschmerz und Bewegungsdefizit (»steifer Hals«).

*Untersuchungsbefund:* Keine neurologischen Ausfälle, kein röntgenologischer Hinweis auf knöcherne Destruktionen oder Instabilitäten der Halswirbelsäule. Druckdolenzen von betroffenen Facetten und angrenzender Halsmuskulatur, häufig auch peripher in den »Schmerzstraßen« liegender Strukturen. Nachweis eingeschränkter segmentaler Beweglichkeit, im akuten Stadium Schonhaltung bis zum Schiefhals. Schmerzprovokation durch gleiche Bewegungen, manchmal auch durch axiale Stauchung.

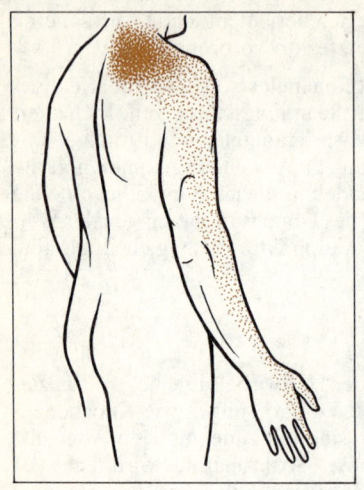

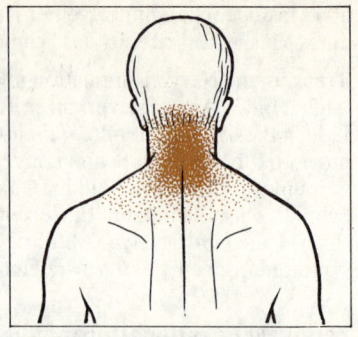

Abb. 47  Schmerzlokalisation bei oberer zervikaler Facettenarthropathie (C3, C4).
Abb. 48  Schmerzlokalisation bei unterer zervikaler Facettenarthropathie (C5, C6).

*Sicherung der Diagnose:* Klinischer Befund.

*Therapie* (Tab. 22): Wiederherstellung der Mobilität durch manuelle Therapie führt im Falle von Facettengelenksblockierungen zur schnellen Beschwerdeminderung. Die Rezidivrate ist allerdings hoch, eingefahrene Bewegungsmuster und Strukturschwächen lösen leicht Reblokkierungen aus. Vordringlich gilt, unphysiologische Bewegungsabläufe und muskuläre Insuffizienzen zu korrigieren. Mit transkutaner Nervenstimulation und Analgetikaeinnahme gelingt eine Schmerzreduktion, der kausale Behandlungsansatz muß jedoch folgen. Bestehen ausgeprägte Muskelverspannungen, wirken Antiphlogistika günstig. Begrenzte Myogelosen werden infiltriert. Wirbelsäulennahe Injektionen

Tabelle 22  Behandlung der zervikalen Facettenarthropathie

- Manualtherapeutische Deblockierung
  (Voraussetzung: klinischer und röntgenologischer Ausschluß von Destruktionen, Verletzungen und Instabilität)
- Kräftigungstraining der zervikothorakalen Muskelstränge und Haltungsschulung
- Infiltrationsanästhesie oberflächlicher Muskelverspannungen und Myogelosen
- Analgetika
  Acetylsalicylsäure 1000 mg bei Bedarf p.o.
  oder Antiphlogistika
  Ibuprofen 400 mg b. B. p.o.
- Transkutane Nervenstimulation

und die infiltrative Anwendung von Lokalanästhetika in den Halsweichteilen gebieten Vorsicht!

## Instabilität der Halswirbelsäule

*Klinik:* Unter »Instabilität« versteht man posttraumatisch oder spontan entstandene Hypermobilitäten einzelner Wirbel. Normalerweise begrenzt ein straffer Verbund die gegenseitige Beweglichkeit der Halswirbel. Bauprinzip ist eine das gesamte Achsenorgan durchlaufende Textur, deren Kontinuitätsunterbrechung oder Auflockerung durch Makrotraumen (z. B. Längsbandeinrisse), Höhenminderung der umspannten Räume (z. B. Wirbelkörperdestruktionen, alterungsbedingte Bandscheibenabflachungen) und Bänderhypoplasie, gepaart mit insuffizienter Muskulatur, erfolgen kann. Der Schmerzursprung liegt im ligamentären Rezeptor.

*Schmerzbild:* Es bestehen beidseitige, dumpfe, tiefe Schmerzen des Nackens (Abb. 49), die nach Bettruhe oder Anlehnen des Kopfes abklingen. Unter gleichförmiger Belastung setzte ein crescendoartiger Schmerz ein, der sich mit Änderung der Kopfposition bessert.

*Untersuchungsbefund:* Druckdolenzen reaktiv angespannter Muskulatur von Schulter und Nacken. Reproduzierbarer, von der Kopfhaltung abhängiger Schmerz.

*Sicherung der Diagnose:* Röntgenbild: Pathologische segmentale Beweglichkeit (Hypermobilität, »Aufklappbarkeit«) in Funktionsstellungen (Inklination, Reklination, Seitwärtsneigungen).

Einzelheiten können Tab. 23 entnommen werden.

*Therapie* (Tab. 24): Übernahme von Trage- und Haltefunktionen durch gekräftigte Muskulatur bietet neben operativer Stabilisierung die einzig

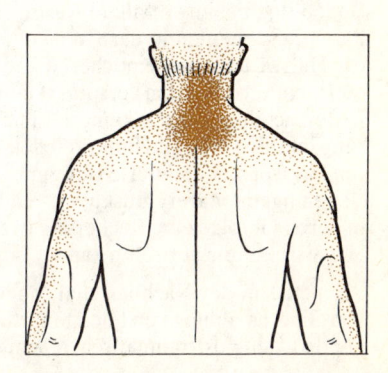

Abb. 49 Schmerzlokalisation bei Instabilität der Halswirbelsäule.

**Tabelle 23** Beweglichkeit zervikaler Segmente: mittlerer Normwert und Grenzwerte. Sprunghafte Veränderungen deuten auf Instabilitäten bzw. Blockierungen hin (nach *White* u. *Panjabi*)

|         | Anterioposterior (Grad) | Lateral (Grad) |
|---------|-------------------------|----------------|
| C2–C3   | 8 (5–23)                | 10 (11–20)     |
| C3–C4   | 12 (7–38)               | 11 ( 9–15)     |
| C4–C5   | 13 (8–39)               | 11 ( 0–16)     |
| C5–C6   | 17 (4–34)               | 8 ( 0–16)      |
| C6–C7   | 16 (4–29)               | 7 ( 0–17)      |
| C7–Th1  | 9 (4–17)                | 4 ( 0–17)      |

**Tabelle 24** Therapie der zervikalen Instabilität

- Auftrainieren der Hals-, Rücken und Schultermuskulatur
- Analgetika
  Acetylsalicylsäure 1000 mg b. B. p.o.
- Spondylodese

kausale Behandlungsmöglichkeit. Analgetikatherapie ist nur von passagerem Nutzen. Als probatorische äußere Stabilisierung ist vor jeder Operation ein Kopfkorsett anzulegen.

## Verletzungsfolgen der Halswirbelsäule (»Schleudertrauma«)

*Klinik:* Je nach Stärke und Richtung der einwirkenden Kräfte kann das Verletzungsspektrum von Mikrotraumen bis zur Wirbelkörperfraktur mit Querschnittsymptomatik reichen, die nach den Regeln der Traumatologie diagnostiziert und behandelt werden. Schmerztherapeutische Bedeutung haben vor allem Residualzustände nach Verletzungen. Die Patienten kommen in der Regel mit der Diagnose »Schleudertrauma« der Halswirbelsäule. Knöcherne und ligamentäre Verletzungen bestanden nicht oder wurden versorgt. Häufig finden sich auch bei sorgfältiger Untersuchungstechnik keinerlei Hinweise auf eine lokalisierbare Störung im statischen und funktionellen Gefüge, wohl aber durch muskulären Hartspann behinderte Bewegungsabläufe. Man muß dann Mikroläsionen ligamentärer, muskulärer und periostaler Strukturen vermuten, in deren Gefolge eine Lockerung des Wirbelgefüges mit Instabilität der Halswirbelsäule auftreten kann.

Segmente in der Nachbarschaft operativ versteifter Wirbelkörper neigen zur Ausbildung von Facettenarthropathien, deren Schmerzbild fließend an den posttraumatischen Schmerz anknüpft.

**Tabelle 25** Schmerztherapie nach »Schleudertrauma« der Halswirbelsäule

- Schanzscher Kragen
- Antiphlogistika
  Ibuprofen 200–400 mg 8stdl. p.o.
- Baldmöglichst Bewegungsübungen der HWS
- Transkutane Nervenstimulation
- Triggerpunktinfiltrationen,
  Quaddelungsbehandlung

Entschädigungsansprüche wegen unfallerworbener Schmerzen können die Symptomatik mit einer eigenen Dynamik versehen und perpetuieren.

*Schmerzbild:* Je nach Vorherrschen von Band- oder Gelenkkapselläsionen beschreiben die Patienten tiefe, dumpfe, diffuse oder mehr oberflächliche Schmerzen. Die glühend-reißende Komponente der Muskelläsionen ist meist schon abgeklungen. Pseudoradikuläre Schmerzausstrahlungen bis in die Oberarme sind typisch. Oft erfaßt die Schmerzzone die gesamte obere Thoraxapertur und vergrößert sich bei Belastung der Halswirbelsäule. Die Patienten klagen über einen steifen Hals als Ausdruck ungerichteter Mindermobilität. Das Gefühl des »Durchbrechens in Genick« oder eines »wackeligen Kopfes« kann einer Instabilität assoziiert sein. Bei ausgeprägter Tonuserhöhung der Muskulatur bestehen zusätzlich drückende, reißende Schmerzen.

*Untersuchungsbefund:* Diffuse Druckschmerzhaftigkeit der gesamten Nacken- und Schulterregion, Schmerzverstärkung bei Beklopfen der Dornfortsätze. Endgradige, allseitige Bewegungseinschränkungen, selten Blockierungen.

*Therapie* (Tab. 25): Sofern nicht Instabilität oder Facettengelenksarthropathien spezielle Maßnahmen erfordern, müssen die therapeutischen Verfahren auf Bekämpfung von Rezeptorschmerzen traumatisierter Muskeln, Gelenke und Bänder sowie Durchbrechung reflektorischer Muskelverspannungen gerichtet sein.

Transkutane Nervenstimulation mit anmodellierten Folienelektroden ist zur Analgesie ausgedehnter Schmerzursprungszonen geeignet. Triggerpunktinfiltrationen und Quaddelungen sind bei lokalisierten Beschwerden angezeigt. Die Wahl der Injektionsvolumina und -orte muß schnelle Resorption und eine mögliche Ausbreitung entlang der Halsfaszien berücksichtigen. Analgetische und muskelrelaxierende Medikamente sowie Ruhigstellung im Schanzschen Kragen wurden meist schon verordnet. Wiederholung mit adäquaten Dosen und richtiger Bemessung des Stützkragens bringen manchmal überraschende Erfolge. Wärmepackungen verbessern die Beweglichkeit, beseitigen aber selten den Schmerz. Möglichst früh sollte krankengymnastisches Training zur Vermeidung einer Inaktivitätsatrophie der Halsmuskulatur mit konsekutiven Spannungsschmerzen durch muskuläre Insuffizienz begonnen werden.

## Degenerative Schulteraffektionen

Degenerative Veränderungen der Schulter befallen fast ausschließlich den Traktionskräften ausgesetzten Kapsel- und Bandapparat. Schmerzen durch arthrotische Veränderungen des glenohumeralen Gelenkes treten in ihrer Bedeutung weit hinter die Periarthropathien zurück. Degenerative Schultergelenksveränderungen werden röntgenologisch oft überschätzt und können, wenn dem Patienten apodiktisch mitgeteilt, Schwierigkeiten in der psychischen Führung bereiten. Eine Differentialdiagnose ist auch deswegen besonders wichtig. Die Schmerzintensität der Schultergelenksperiarthropathien ist hoch. Nächtliche Ruheschmerzen sind bei akuten Schüben fast die Regel.

### Tendopathie der Supraspinatussehne

*Klinik:* Die Supraspinatussehne bildet das Dach des Schultergelenkes. Sie wird bei Abduktion gegen Bursa subacromialis und Akromion gepreßt. Als Folge chronischer Traumatisierung entstehen lamelläre Sehnenrisse und Verkalkungen.

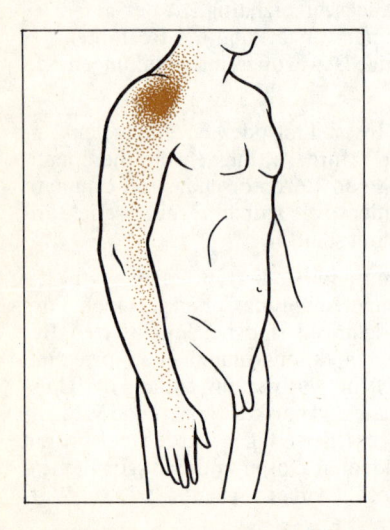

Abb. 50 Schmerzlokalisationen bei Schultergelenksperiarthropathien: Supraspinatussehne und Bursa subacromialis.

*Schmerzbild:* Pathognomonisch ist eine zwischen 30 und 120° schmerzhafte Abduktion (»schmerzhafter Bogen«) mit hellen, reißenden, in Nacken und Hand einschießenden Schmerzen (Abb. 50), die der Patient durch Außenrotation des Armes zu umgehen versucht. Im Liegen kann der Schmerz durch Kompression der Sehne zwischen Gelenkkopf und Akromion provoziert werden.

*Untersuchungsbefund:* Schmerzhafter Bogen, Druckschmerz der Supraspinatussehne und des Tuberculum majus, Myogelosen der skapulohumeralen Muskulatur.

Röntgenbild: Sehnenverkalkung.

*Sicherung der Diagnose:* Schmerzfreiheit nach Umspritzen der Sehne mit Lokalanästhetikum.

**Einklemmung der Bursa subacromialis**

*Klinik und Schmerzbild* entsprechen der Supraspinatussehnendegeneration (Abb. 50).

*Untersuchungsbefund:* Schmerzhafter Bogen mit hochdruckschmerzhafter Bursa.

*Sicherung der Diagnose:* Schmerzfreiheit durch Lokalanästhesie der Bursa.

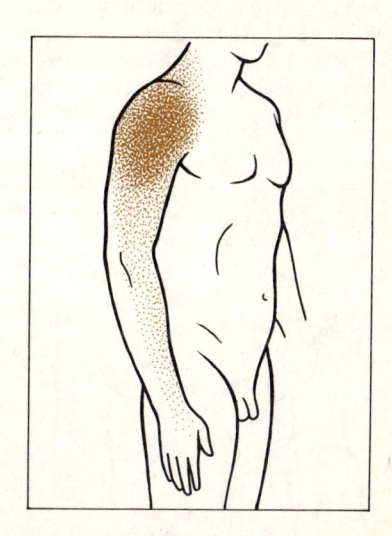

Abb. 51 Schmerzlokalisation bei Rotatorenmanschettenruptur.

## Rotatorenmanschettenruptur

*Klinik und Schmerzbild:* Bei vorgeschädigter Supraspinatussehne kommt es unter Abduktion gegen Widerstand zum akuten hochschmerzhaften Einriß von Gelenkkapsel und Sehnenplatte. Im typischen Fall besteht allseitiger Bewegungsschmerz (Schmerzlokalisation s. Abb. 51).

*Untersuchungsbefund:* Hochgradig schmerzhafte Bewegungseinschränkung, später Abduktionsschwäche. Evtl. tastbare Dehiszenz in der kranialen Gelenkkapsel.

*Sicherung der Diagnose:* Arthrographie.

## Tendopathie der langen Bizepssehne

*Schmerzbild:* Bei Anspannung des M. biceps brachii, z. B. durch Supination, treten Schmerzen im proximalen Oberarm auf (Abb. 52). Nach Ruptur der Sehne besteht Schmerzfreiheit.

*Untersuchungsbefund:* Druckschmerzhafte Sehne im Sulcus intertubercularis humeri.

*Sicherung der Diagnose:* Schmerzfreiheit durch Umspritzen des Sehnenscheide mit Lokalanästhetikum.

*Therapie* (Tab. 26): Kausale Behandlung kann in operativer Kapselrekonstruktion (Rotatorenmanschettenruptur) und Exstirpation einer schmerzhaften, degenerierten Bursa bestehen. Alle anderen Maßnahmen sind ausschließlich symptomatisch und müssen einer schmerzbedingten Schultersteife entgegenwirken. Bei akutem Beschwerdebeginn mit Ruheschmerzen erzielen periartikuläre Infiltrationsanästhesien mit 0,25% Bupivacain sofortige Schmerzdurchbrechung. Der Zusatz von

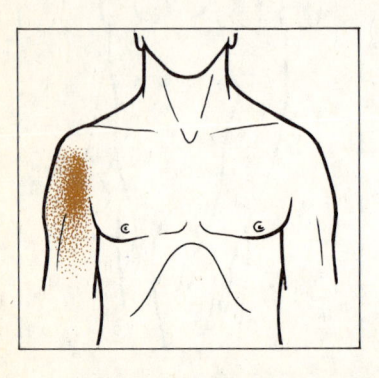

Abb. 52 Schmerzlokalisation bei Bizepssehnentendopathie.

Tabelle 26  Schmerztherapie der Schultergelenksarthropathien

**Akute Verlaufsform**
- Operative Rekonstruktion der Rotatorenmanschette
- Bursektomie
- Ruhigstellung auf einer Abduktionsschiene für 7–10 Tage
- Periartikuläre Infiltrationsanästhesien
  oder Supraskapularisblockaden
- Kryotherapie (Eispackungen)
- Antiphlogistika
  Ibuprofen 200–400 mg 8stdl. p.o.
- Zentrale Analgetika
  Tramadol 50–100 mg 4mal/die p.o.
- Perikapsuläre Steroidinstallationen
  Prednisolon-Kristallsuspension 25 mg

**Chronische Verlaufsformen**
- Erhaltung des Bewegungspielraumes
  durch erst passives, dann selbständiges Üben
- Transukutane Nervenstimulation
- Analgetika
  Acetylsalicylsäure 500–1000 mg 6 stdl. p.o. oder
  1000 mg b. B. p.o.
- Antiphlogistika
  Ibuprofen 200 mg 8stdl. p.o. oder
  400 mg b. B. p.o.
- Kryotherapie

---

Corticoid-Kristallsuspension kann die entzündliche Komponente begleitender Mikrotraumen dämpfen, birgt aber die Gefahr weiterer Gewebsatrophie.

Anfänglich können tägliche Infiltrationsanästhesien und orale Antiphlogistika nötig sein. Kryotherapie ist als ergänzendes Analgesieverfahren gut geeignet. Bedarfsweise müssen zentral angreifende Analgetika gegeben werden. Unter Ruhigstellung des Armes auf einer Abduktionsschiene läßt der Schmerz nach wenigen Tagen nach. Die postimmobilisatorische Phase muß von einer suffizienten Analgesie begleitet sein. Anderenfalls resultiert in Kürze ein Beweglichkeitsdefizit.

Größere Probleme bietet der chronifizierte Bewegungsschmerz der Schulter, der bei fast allen Patienten von einer partiellen, hypomobilitätsinduzierten Kapselschrumpfung unterhalten wird. Die Schmerzfreiheit in Ruhe hält den Patienten von regelmäßigen Analgetikaeinnahmen oder Anwendung eines transkutanen Nervenstimulators ab, was Voraussetzung für schmerzfreies Benutzen des Armes wäre. Da es sich oft um eine Dauertherapie handelt, bietet gerade die Nervenstimulation Vorteile. Die Elektrodenanlage erfolgt über dem Gelenk. Mit

Klebefolien lassen sich Gummi- und Aluminiumplättchen auch tagsüber sicher fixieren, so daß Stimulation während der Arbeit möglich ist. Bevor Antiphlogistika zum Einsatz kommen, werden Paracetamol und ASS erprobt.

**Akromioklavikulargelenksarthropathie**

*Klinik:* Bei Ausfall der Schulterheber (M. trapezius, Mm. rhomboidei, M. levator scapulae) durch Lähmungen (Hemiplegie, Plexusschädigung, Akzessoriusläsion) oder Trainingsmangel (z. B. nach längerer Bettruhe) muß die Kapsel des Akromioklavikulargelenkes zusätzliche Traktionskräfte abfangen, was zu einer Nozizeptorenreizung führt. Spätfolge ist eine schmerzhafte Lockerung. Sie kann auch degenerative Ursachen haben.

*Schmerzbild:* Der Schmerzcharakter ist ziehend. Mit zunehmender Intensität strahlen die Schmerzen von der Schulterregion in Nacken und Unterarm (Abb. 53). Reaktive Verspannung von Schulterhebern und Oberarmmuskulatur können die Schmerzzone weiter vergrößern.

*Untersuchungsbefund:* Druckschmerz des Akromioklavikulargelenkes, Schmerzprovokation durch Zug am Arm sowie Abduktion vor den Thorax.

*Sicherung der Diagnose:* Schmerzfreiheit nach intra- oder periartikulärer Lokalanästhesie.

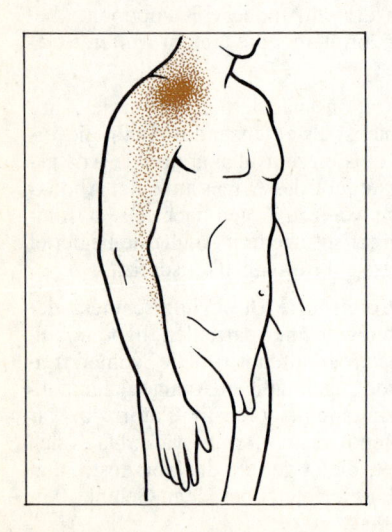

Abb. 53 Schmerzlokalisation bei Akromioklavikulargelenksarthropathie.

**Tabelle 27** Schmerztherapie der AC-Arthropathie

- Auftrainieren der Schulterheber
- Serielle Lokalanästhesie des AC-Gelenkes
- Infiltration reaktiver Myogelosen
- Arthrodese

**Tabelle 28** Schmerztherapie der Sternoklavikulargelenksarthropathie

- Auftrainieren der Schultermuskulatur
- Serielle Lokalanästhesie des Gelenkes
- Infiltration reaktiver Myogelosen

*Therapie* (Tab. 27): Auftrainieren der Schultermuskulatur, bei bleibenden Paresen Arthrodese. Besteht chronifizierter Schmerz, wirken wiederholte Lokalanästhesien günstig.

### Sternoklavikulargelenksarthropathie

*Schmerzbild:* Erst bestehen dumpfe, dann ziehende Schmerzen in Schulter und Präkordium (Abb. 54).

*Untersuchungsbefund:* Schmerzprovokation durch Stauchung, Traktion, Rotation und Druck.

*Sicherung der Diagnose:* Schmerzfreiheit nach intra- und periartikulärer Lokalanästhesie.

*Therapie* (Tab. 28): Auftrainieren der Schultermuskulatur, Blockadeserie.

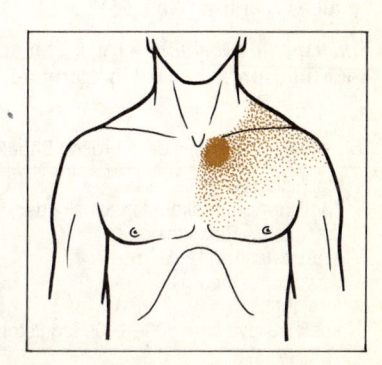

Abb. 54 Schmerzlokalisation bei Sternoklavikulargelenksarthropathie.

**Schultersteife (»Frozen shoulder«)**

*Klinik:* Eine Schultersteife ist der traurige Endzustand vieler Schultererkrankungen. Die Ursache ist im Versäumnis ausreichender Bewegungstherapie zu suchen. Plexusschäden, Oberarmfrakturen und Periarthropathien fördern das Bewegungsdefizit.

*Schmerzbild:* Alle Armbewegungen sind endgradig schmerzhaft und erfolgen unter Mitnahme der Skapula. Ausladende Bewegungen werden ängstlich vermieden.

*Therapie* (Tab. 29): Eine manifeste Versteifung läßt sich unter systemischer oder regionaler Anästhesie nur mühsam mobilisieren. Das passive Durchbewegen der Schulter in Narkose kürzt diese Behandlungsphase ab. Die anschließende Übungstherapie sollte absolut schmerzfrei sein, da sonst die Verkettung »Schmerz bei Bewegung = Einsteifung = Schmerz« wieder wirksam wird. Zu diesem Zeitpunkt bieten sich tägliche Sympathikusblockaden an. In der Mehrzahl der Fälle ist nach 5 Tagen ein ausreichender, schmerzfreier Bewegungsspielraum erreicht.

Eine Prophylaxe der Schultereinsteifung ist die beste Therapie (Krankengymnastik!).

## Epicondylopathia radialis et ulnaris

*Klinik:* Infolge ständiger Überlastung der Unterarmmuskulatur (z.B. durch Hämmern, Maschinenschreiben, Küchenarbeiten, Tennis) entstehen insertionsnahe Tendopathien des Caput commune von Handextensoren und -flexoren. Nicht selten besteht zusätzlich ein Karpaltunnelsyndrom.

*Schmerzbild:* Nach einer initialen Phase des Belastungsschmerzes setzen ziehend-reißende Beschwerden ein, die in Ruhe nur langsam abklingen. Die Schmerzausdehnung erfaßt Hand, Unterarm und angrenzenden Oberarm (Abb. 55).

*Untersuchungsbefund:* Druckschmerz von Epikondylen, Radiusköpfchen und proximalen Unterarmmuskeln. Provokationsmanöver: Ex-

Tabelle 29  Therapie der »Frozen Shoulder«

- Mobilisierung in Narkose
- Täglicher Supraskapularisblock oder (zervikaler) Plexusblock (Carbostesin 0,125%ig)
- Bewegungstherapie
- Analgetika
  Acetylsalicylsäure 500–1000 mg 6stdl. p.o.

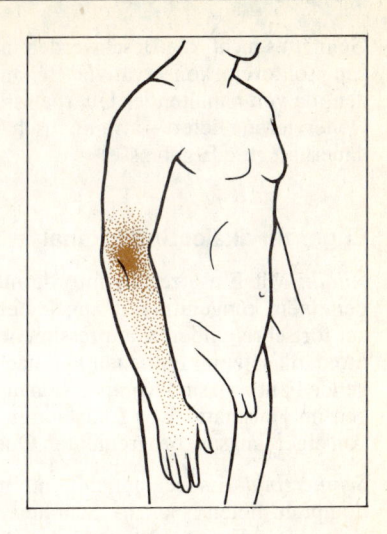

**Abb. 55** Schmerzlokalisation bei radialer Epicondylopathia humeri.

tension und Supination bei radialer, Flexion und Pronation bei ulnarer Epikondylopathie.

*Sicherung der Diagnose:* Lokalanästhesie der Epikondylen.

*Therapie* (Tab. **30**): Bei *akutem* Schmerzbeginn wird eine dreiwöchige Ruhigstellung des Ellbogens auf einer Oberarmgipsschiene vorgenommen. Lokale Corticoidinstallationen sollten zurückhaltend erfolgen, um reparative Vorgänge nicht zu suprimieren. Analgetika sind bei konsequenter Ruhigstellung überflüssig.

*Chronische* Formen sprechen meist gut auf peritendinöse Corticoidinjektionen an.

Myogelosen im M. extensor carpi radialis werden infiltriert. Die transkutane Nervenstimulation schafft exzellente Analgesieerfolge.

Tabelle **30**  Therapie der Epikondylopathien

- Oberarmgipsschiene für 3 Wochen
- Entlastung des Armes
- Perikondyläre Corticoidinstallation
  Prednisolon-Kristallsuspension 25 mg
  mit Lokalanästhetikumzusatz
  3mal im Abstand von je 1–2 Wochen
- Infiltration von Myogelosen
  in der Streckmuskulatur
- Transkutane Nervenstimulation
- Operative Denervierung

Gelingt es nicht, die Beschwerden innerhalb von 6 Wochen zu beseitigen, sollte ein konservativer Behandlungsversuch abgebrochen werden, da von anhaltender Überbelastung auszugehen ist. Die operative Denervierung liefert – atraumatisch (mikrochirurgisch) durchgeführt – dauerhaft gute Ergebnisse.

## Enger zervikaler Spinalkanal

*Klinik:* Mit Einsetzen raumfordernder degenerativer Veränderungen bei einem kongenital eng angelegtem zervikalen Spinalkanal kann es zur fortschreitenden Kompression des Halsmarkes kommen. Die Symptomatik setzt im typischen Fall nach dem 50. Lebensjahr ein. Schädigende Faktoren sind Kompression und ischämische Zirkulationsstörungen im Halsmark. Das Endstadium der zervikalen Myelopathie wird von einer langsam progredienten Querschnittssymptomatik bestimmt.

*Schmerzbild:* Es beginnt mit intermittierenden, dann hartnäckigen, dumpfen, tiefen Nacken-, Schulter-, Armschmerzen. Radikuläre Störungen und Fernsymptome in den Beinen sind manchmal durch Kopfbewegungen, die den Spinalkanal weiter einengen, provozierbar. Schwinden die Schmerzen in bestimmten Kopfpositionen (Schlaf), muß nach einem engen Spinalkanal geforscht werden.

*Untersuchungsbefund:* Neurologische Ausfälle in den oberen Extremitäten, durch Flexion und/oder Extension der Halswirbelsäule, reproduzierbare Parästhesien, Steigerung der Beinreflexe, evtl. Paraspastik.

*Sicherung der Diagnose:* (Knöcherne) Einengung des zervikalen Spinalkanales im Röntgenbild, Computertomogramm, ggf. Myelogramm.

*Therapie:* Operative Dekompression durch Laminektomie.

## Spinale Tumoren

*Klinik:* Eine tumoröse spinale Raumforderung ist vor der Behandlung von Schulter-Arm-Schmerzen stets auszuschließen. Wegen der unspezifischen Prodromi fällt dieses differentialdiagnostisch oft schwer. Beobachtet man bei scheinbar »banalen« Schmerzursachen eine Progredienz der Symptomatik oder gar radikuläre Reiz- und Ausfallsymptome, muß die Verdachtsdiagnose der spinalen Raumforderung wieder aufgegriffen werden.

In den Periduralraum einbrechende Wirbelmetastasen von Bronchial-, Mamma-, Nieren-, Schilddrüsen-, Blasen- und Prostatakarzinomen sind häufigste Ursache. Anamnese! Liegt gleichzeitig eine zervikale Lymphknotenmetastasierung vor, ist die Abgrenzung zum Schmerz durch Plexusläsionen häufig nicht möglich. Neurinome, Meningeome, intramedulläre Tumoren sowie spinale Angiome sind weitaus seltener.

*Schmerzbild:* Deutlicher als die Initialsymptomatik mit mildem, dumpfem, umherwanderndem Schmerz in Nacken- und Schulter gibt die stetige Progredienz einen Hinweis auf das tumoröse Geschehen. Solange der Tumor auf ossäre Strukturen begrenzt ist, werden dumpfe, bohrende, in die Extremität ziehende Schmerzen empfunden, die einem osteogenen Rezeptorschmerz entsprechen. Selten können meningeale Reizerscheinungen (heller, intensiver, okzipitaler Schmerz, Schiefhals) wegweisend sein. Spinale Symptome bis hin zur Querschnittsläsion sind Zeichen des fortgeschrittenen Tumorstadiums und leicht zu erkennen.

*Untersuchungsbefund:* Radikuläre Symptome, spinale Reiz- und Ausfallerscheinungen, nicht selten doppelseitig und symmetrisch. Schmerzprovokation durch Husten, Niesen, Pressen, axiale Stauchung der Wirbelsäule und Beklopfen der Dornfortsätze.

*Sicherung der Diagnose:* Röntgenbild, Computertomogramm, ggf. Myelographie.

*Therapie* (Tab. 31): Neurogene Tumoren werden operativ entfernt. Rasch progrediente, extradurale Metastasen können notfallmäßige Dekompression (Tumorausräumung mit anschließender Osteosynthese, Laminektomie) erfordern. Bietet sich intraoperativ ein infauster Befund, kann die Indikation zur Rhizotomie gegeben sein. Weiter kommen Chemotherapie und palliative Radiatio zur Anwendung.

Endstadien zeigen oft ein Mischbild aus radikulärem Schmerz und Rezeptorschmerz. Die medikamentöse Therapie muß beide Komponenten erfassen. Corticosteroide reduzieren das peritumoröse Ödem. Sie sind bei sicherer Diagnose großzügig einzusetzen. Transkutane Nervenstimulation wirkt oft günstig. Die Plazierung der Reizelektroden wird erprobt. Spinale Reizerscheinungen sind nicht unterdrückbar. Die Behandlungsergebnisse der transkutanen Nervenstimulation fallen schlechter als bei peripher gelegenen tumorösen Nervenläsionen aus. Intravenöse Guanethidinblockaden wirken bei Brennschmerz und Hyperpathie manchmal günstig.

Tabelle **31** Schmerztherapie spinaler Tumoren

- Operative Dekompression, ggf. Rhizotomie
- Radiatio, Chemotherapie
- Zentrale und periphere Analgetika
- Corticosteroide
- Transkutane Nervenstimulation

Der Eintritt einer Querschnittssymptomatik bessert die Schmerzen dramatisch. Akut nachlassender Schmerz kann bei hohen Opiat- und Tranquilizerspiegeln einen komatösen Zustand heraufbeschwören, der den Patienten von seinem Leiden erlöst.

## Radikuläre Nervenschäden
## (Zervikaler Bandscheibenprolaps oder knöcherne Einengung des Foramen intervertebrale [enger Spinalnervenkanal])

*Klinik:* Radikuläre Schmerzen gehen bevorzugt vom unteren, mobileren Teil der Halswirbelsäule aus. Meistens sind die Segmente C5/6, C6/7 oder C7/8 betroffen. Die Symptomatik der radikulären Läsion kann von leichtem Schmerz bis zu sensomotorischen Ausfällen bei Zerstörung der Wurzel reichen. Fehlen neurologische Ausfälle, kommt der sicheren Abgrenzung des radikulären Schmerzes von einer pseudoradikulären Schmerzausstrahlung überragende Bedeutung zu.

Die Abgrenzung von Plexusschädigungen und Läsionen einzelner Nerven kann schwierig sein, wenn nur Teile der Wurzel oder mehrere Wurzeln betroffen sind. Dann muß neben subtiler, neurologischer Höhenlokalisation (Sensibilitätsmuster, Reflexdifferenzen, Sudomotorik, Verlaufsprogredienz) die elektrosensitive Diagnostik (EMG, NLG) herangezogen werden.

Häufigste Ursache monoradikulärer Schmerzsyndrome ist die Einengung des Foramen intervertebrale durch laterale Bandscheibenvorfälle oder knöcherne Strukturen, wie eine hyperplastische obere Gelenksfacette, die obere Gelenksfacette bei Instabilität durch Diskusschwund, eine Knochenapposition bei Facettengelenksarthrose oder ein Wirbelkörperosteophyt. Bei gelockertem Wirbelgefüge (Instabilität der HWS) wird die Wurzel zuerst im endgradigen Bewegungsbereich komprimiert. Differentialdiagnostisch ist eine neoplastische Raumforderung abzugrenzen.

Die Abbildungen 2a–d zeigen die Dermatome, in denen man nach Symptomen suchen muß. Zum Vergleich sind pseudoradikuläre Schmerzausstrahlungen bei Irritation monosegmental innervierter Strukturen (Ligg. interspinosa) dargestellt (Abb. 4). Radikuläre Schmerzen werden in alle segmentalen Strukturen, also Haut (Dermatom), Muskel (Myotom), und Knochen (Sklerotom) projiziert. Oft ist die Ausdehnung der Schmerzzone auf Teile des Versorgungsgebietes beschränkt (Tab. 32).

*Schmerzbild:* Die akute Wurzelkompression setzt in Minuten bis Stunden als heller, oberflächlicher, gut abgrenzbarer, in die Extremität einschießender Schmerz gleichbleibender Lokalisation ein. Die Intensität ist hoch; läßt sie nach, kann sich die Schmerzausdehnung zurückbil-

Tabelle 32  Zervikale Wurzelreizsyndrome

|  | C5 | C6 | C7 | C8 |
|---|---|---|---|---|
| Schmerz-lokalisation | Nacken Schulter Lateraler Oberarm | Nacken Schulter Radialer Arm Daumen | Nacken Schulter Dorsaler Arm 2.+3. Finger | Nacken Teile der Schulter Ulnarer Unterarm 4.+5. Finger |
| Hypästhesie | Über M.deltoideus | Daumen Zeigefinger | Dorsaler Unterarm 2.+3. Finger | 4.+5. Finger |
| Kennbewegung | Abduktion im Schultergelenk | Flexion im Ellbogengelenk Extension der Hand | Extension im Ellbogengelenk | Spreizen und Schließen der Finger |
| Kennreflex | Biceps-brachii-Reflex | | Triceps-brachii-Reflex | |

den. Parästhesien, meist Kribbeln, sind typisch, können aber fehlen. Sensible Ausfallerscheinungen, als Taubheitsgefühl oder pelziges Gefühl beschrieben, sowie muskuläre Schwäche bei nachlassendem Schmerz kennzeichnen das späte Stadium von Wurzelkompressionen. Mit Fortschreiten der Raumforderung durchwandert die Schmerzzone das Dermatom und hinterläßt denervierte Areale.

*Untersuchungsbefund:* Sensible Reizerscheinungen (Schmerzen, Parästhesien), sensible Ausfälle (Hypalgesie, Hypästhesie, Taubheit), Reflexdifferenzen, motorische Schwäche und Muskelatrophien, die einem Segment zugeordnet werden können (Tab. 32). Schmerzprovokation durch Husten, Niesen, Pressen, axiale Stauchung der Wirbelsäule, Elongation des Armes (Nervendehnung) oder stereotype Bewegungen. Schonhaltung mit Verspannung und Druckempfindlichkeit der autochthonen Rückenmuskulatur, Myogelosen und entsprechendem Beweglichkeitsdefizit. Normaler Schweißtest!

*Sicherung der Diagnose:* Röntgenbild, Computertomogramm, ggf. Myelographie, EMG, Diskographie und Diskometrie, (zervikale Wurzelblockaden).

*Therapie* (Tab. 33): Röntgenologisch gesicherte Instabilitäten mit Schmerzfreiheit nach probatorischer Ruhigstellung der Halswirbelsäule im Schanzschen Kragen oder Minervagips können durch Spondylodesen behoben werden. Ein knöchern eingeengtes Foramen intervertebrale läßt sich mittels Foraminotomie erweitern.

Tabelle 33:

**Therapie zervikaler radikulärer Kompression**
- Wenn indiziert:
  Nukleotomie, Sequestrotomie
  Foraminotomie
  Spondylodese
- Schanzscher Kragen,
  ggf. Bettruhe
- Paravertebrale Wurzelblockade (Vorsicht!)
- zentrale Analgetika
  Tramadol 50–100 mg 4- bis 6mal/die p.o.
- Antiphlogistika
  Ibuprofen 200–400 mg 8 stdl. p.o.
- Tranquilizer
  Diazepam 30 mg/die p.o.
- Corticosteroide
  Prednisolon 25–50 mg 2tägig 1- bis 3mal
  (Vorsicht bei gleichzeitiger Gabe von Antiphlogistika!)

**Prophylaxe zervikaler radikulärer Kompressionen**
- Isometrische Kräftigung der Halswirbelsäulenmuskulatur
- Bewegungs- und Haltungsschulung
  (»back-discipline«)

---

Leichte Instabilitäten sind durch Kräftigung der Halsmuskulatur kompensierbar. Eine auf Stärkung des muskulären Apparates der Halswirbelsäule ausgerichtete isometrische Übungsschulung bietet sich an.

Die konservative Therapie der *akuten Wurzelkompression* umfaßt die selektive Wurzelblockade, Bettruhe und Ruhigstellung im Schanzschen Kragen. Bei richtig bemessener Breite ist die Halswirbelsäule leicht lordosiert. Der Kragen wird auch nachts getragen, die Schlafposition durch Abpolsterung des Kopfes erprobt. Mit Abnahme des Kragens muß eine dosierte Übungsschulung einsetzen!

Wurzelblockaden werden allenfalls anfänglich, häufig nur einmal, erforderlich. Sie dürfen keinesfalls die Progredienz einer neuronalen Schädigung verschleiern! Alternativ setzt man zentralwirkende Analgetika ein. Um ausreichende Muskelrelaxierung zu erzielen, müssen gleichzeitig Antiphlogistika gegeben werden. Der günstige Effekt von Tranquilizern beruht ebenfalls auf einer Muskelentspannung. Systemische Corticosteroidgabe hat oft erstaunliche Wirkung, muß aber dem Risiko einer Nebenwirkungspotenzierung der Antiphlogistika Rechnung tragen. Der genaue Wirkungsmechanismus ist nicht bekannt. Extensionsbehandlungen oder manualtherapeutische Handgriffe sind bei geschädigter Textur des Diskus kontraindiziert.

Im *postakuten Stadium* sind kurzfristige Wärmeapplikation und Massage hilfreich. Passive physiotherapeutische Maßnahmen zur Nachbehandlung eines akuten Bandscheibenvorfalles sind zwar angenehm, aber nicht kausal wirksam. Schmerzresiduen nach akuter Kompression haben ihre Ursachen häufig in anderen strukturellen und funktionellen Veränderungen (z. B. Facettenarthropathien, Schultergelenksaffektionen, Spannungsschmerzen bei muskulärer Insuffizienz oder Überbelastung).

Die *Folgebehandlung einer symptomatischen Bandscheibenprotrusion oder eines Prolapses* muß auf Reduktion der auf die Bandscheibe einwirkender Kräfte zielen. Man beginnt mit Analyse und Korrektur vom Patienten eingenommenen Körperpositionen (Dauer- und Zwangshaltungen, Bewegungsmuster, Rotationsbewegungen). Verbesserungen der Statomechanik durch ergonometrisch günstig geformte Sitzmöbel, optimale Höhendifferenz zwischen Sitz- und Arbeitsfläche, Einnahme einer Arbeitsposition, in der die physiologischen Krümmungen der Wirbelsäule eingehalten werden, Abstütztechniken mit Füßen, Oberschenkeln und Armen zur Entlastung der M. erector trunci, Ausbalancierung des Kopfes und des Körperschwerpunktes sowie die Ausschaltung habitueller Arbeits- und Schlafpositionen bilden Eckpfeiler der Prophylaxe radikulärer Kompressionen. Belastungs-, Entlastungs- und Trainingsphasen der Halswirbelsäule müssen in einem ausgewogenen Verhältnis stehen. Kräftigung des muskulären Apparates egalisiert Bewegungsabläufe und fixiert die Bewegungssegmente in physiologischen Stellungen. Als Folge wird die Krafteinwirkung auf die Bandscheiben minimiert.

## Schädigung des Plexus cervicobrachialis

Genese und Schmerzbild von Plexusläsionen sind vielgestaltig. Je nach Größe und Ort der Läsion kann die Abgrenzung gegenüber radikulären oder peripheren Nervenschädigungen schwierig sein. Der Schmerztherapeut wird meist mit dem Vollbild einer Plexusschädigung konfrontiert: Lähmungen, Sensibilitätsausfälle, Dysästhesien und Schmerzen, die weder einem Segment noch einem peripheren Nerven zugeordnet werden können. Anhidrosis ist Folge der Unterbrechung sympathischer Nervenfasern. Später treten Weichteil- und Knochenatrophien auf. Jederzeit kann eine Reflexdystrophie einsetzen.

### Tumorbedingte Plexusläsionen

*Klinik:* Durch Bronchialkarzinome oder Pleuramesotheliome wird der Plexus an der oberen Thoraxapertur oder zwischen 1. und 2. Rippe infiltriert. Lymphknotenmetastasen der Gefäß-Nerven-Scheiden von

Abb. 56  Schmerzlokalisation bei unterer Armplexusläsion.

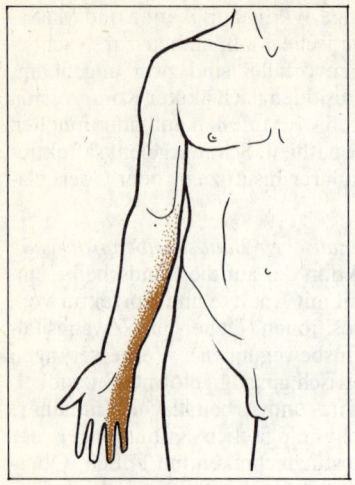

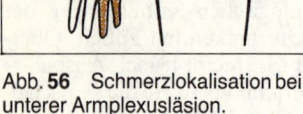

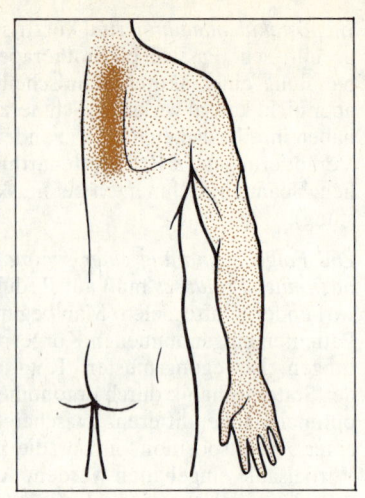

Abb. 57  Schmerzlokalisation bei oberem Quadrantensyndrom.

Mammakarzinomen, Bronchialkarzinomen, Karzinomen des Kopfes und anderen Tumoren, führen über Nervenkompression und -elongation zur Faserzerstörung. Ein Horner-Syndrom (Miosis, Ptosis, Anhidrosis im oberen Körperquadranten) beweist die tumoröse Läsion des Grenzstranges.

*Schmerzbild:* Pancoast-Tumoren erreichen zuerst den zervikothorakalen Grenzstrang und die unteren Plexusanteile (C8 und Th1). Nach oberflächlich empfundenen hellen, reißenden, ziehenden Schmerzen des ulnaren Unterarmes und der Hand (Abb. **56**), die von Parästhesien und Dysästhesien begleitet werden, setzen unter Nachlassen des Schmerzes Hypästhesie und Ausfälle von Fingerbeugern und kleinen Handmuskeln ein. Die gesamte Extremität, Skapularegion und vordere Brustwand befallender dumpfer oder brennender Schmerz weist auf eine beginnende Reflexdystrophie hin (Abb. **57**). Mit Fortschreiten der Raumforderung weitet sich die Schmerzzone auf proximale Plexusanteile aus.

Lymphknotenmetastasen und Halstumoren lädieren oft obere Plexusanteile (C5 und C6). Die Schmerzen ziehen vom Akromion in die radiale Hand (Abb. **58**). Der Arm hängt paretisch nach innen rotiert. Manchmal besteht eine Phrenikusparese (C4).

Bei Beteiligung des mittleren Primärstranges (C7) sind Hand- und Unterarmextensoren paretisch.

## Schädigung des Plexus cervicobrachialis

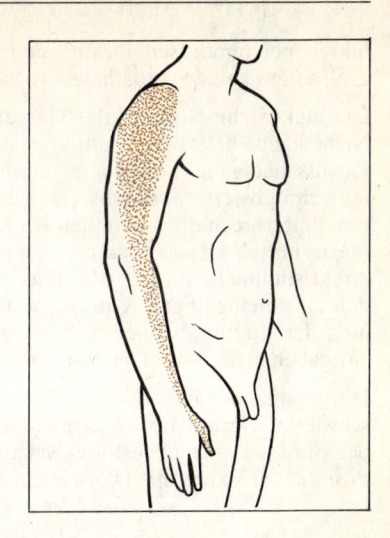

**Abb. 58** Schmerzlokalisation bei oberer Armplexusläsion.

*Untersuchungsbefund:* Oft fleckförmige Verteilung von Parästhesien, Dysästhesien und Hypästhesien. Bei begleitender Reflexdystrophie kühle, fleckig-zyanotische, ödematöse Haut mit Spontanbrennschmerz und diffusem, dumpfen Druckschmerz, oft des gesamten Körperquadranten. Horner-Syndrom. In Spätstadien tastbarer Tumor und Lymphödem.

*Sicherung der Diagnose:* Anamnese, thorakaler Röntgenbefund, Computertomogramm des Schultergürtels.

*Therapie* (Tab. 34): Als Standardverfahren kommen transkutane Nervenstimulation und medikamentöse Therapie in Betracht. Sie müssen sich dem wechselhaften Schmerzverlauf anpassen. Blockadetechniken

Tabelle 34  Schmerztherapie tumorbedingter Armplexusläsionen

- Radiatio, Chemotherapie
- Zentral wirkende Analgetika
  Tramadol 100 mg 4- bis 6mal/die p.o.
  oder Morphin 5–30 mg 4stdl. p.o.
- Ggf. adjuvante orale Medikation (Antiemetika, Laxantien)
- Transkutane Nervenstimulation
- Intravenöse Guanethidinblockaden
  2- bis 7tätig
- Ggf. Plexusblockaden

führen bei tumorösen Plexusläsionen meist nicht zum gewünschten Ziel, sofern keine Sympathalgie vorliegt.

Die elektrische Reizung der Nervenstämme (N. radialis bei oberer, N. medianus bei oberer, mittlerer und unterer, N. ulnaris bei unterer Plexusschädigung) oder der zugeordneten Hautäste (Nn. cutaneus antebrachii posterior, lateralis, medialis) bringt Erfolg, solange die Leitungsunterbrechung inkomplett ist. Bei schlanken Individuen kann der Plexus mittels kleiner Elektroden und entsprechend hoher Felddichten direkt stimuliert werden. Meistens muß man periphere Reizorte nach den allgemeingültigen Kriterien aufspüren. Eine graphische Darstellung der Leitungsbahnen hilft beim Umsetzen neurophysiologischer Vorgaben in die pathologisch-anatomische Situation des Patienten.

Die medikamentöse Therapie ist bei wechselnder Schmerzintensität schwierig. Nächtliche Lageveränderungen provozieren oft Schmerz, der die bis dahin ungestörte Nachtruhe durchbricht. Eine optimale Position der Extremität (Polster, Armschlaufe, Schiene) kann hier helfen.

Kriterien für gute Analgesie sind ungestörter Schlaf, bessere Beweglichkeit und nachlassende Verspannung der wirbelsäulennahen Muskulatur.

Ein Tumorpatient mit einer Armlähmung ist schwer behindert. Der Therapieplan sollte begrenzt und so einfach wie möglich gehalten werden. Plexusverweilkatheter und Neurostimulator können den Patienten und seine Familie überfordern! Fehlende systemische Nebenwirkungen und ausgezeichnete Analgesiequalität ermöglichen aber oft, mit dem verbleibenden Arm die Behinderung zu kompensieren. Eine zentral dämpfende Medikation hat hier ihren entscheidenden Nachteil. Chordotomien sind in Ausnahmefällen indiziert.

### Radiogene Armplexusschädigung

*Klinik:* Radiogene Armplexusschäden werden ab einer Grenzdosis von 1600 rad beobachtet. Differentialdiagnostisch ist ein Tumorrezidiv auszuschließen. Die Bindegewebsproliferation führt zur narbigen Ummauerung der Faszikel mit konsekutiver Neuropathie.

*Schmerzbild:* Monate bis 5 Jahre nach Radiatio setzt eine langsam aber konstant progrediente Schmerz- und Ausfallsymptomatik ein, die sich anfänglich an keine topographischen Grenzen zu halten scheint. Die Schmerzen gehen den Ausfällen zeitlich oft weit voraus, manchmal als einziges Symptom der radiogenen Plexusschädigung. Selten folgt eine komplette Armplexusparese, zumeist tritt nach Monaten ein Stillstand und dann ein langsamer Rückgang der Symptome ein.

**Tabelle 35** Schmerztherapie radiogener Armplexusschädigungen

- Sympathikusblockaden 1- bis 3tägig
  (axilläre Plexusblockade oder Stellatumblockaden)
- Intravenöse Guanethidinblockaden 2- bis 14tägig
- Transkutane Nervenstimulation
- Antidepressiva, Neuroleptika
- Zentral wirkenden Analgetika
  Tramadol 50 mg 6stdl. p.o.,
  ggf. Retardmorphin 10 mg (oder mehr) 12stdl. p.o.

*Untersuchungsbefund:* Lokalbefund wie nach Radiatio mit tastbaren Indurationen entlang des zervikalen, supra- und infraklavikulären Plexusverlaufes. Provokation von Schmerz und Parästhesien durch Druck. Dysästhesien.

*Sicherung der Diagnose:* Computertomographie.

*Therapie* (Tab. **35**): Besteht Brennschmerz oder beherrscht eine Hyperpathie das Beschwerdebild, werden Sympathikusblockaden durchgeführt. Ihre Wirkung sollte mindestens 24 Stunden anhalten, andernfalls weicht man auf Guanethidin-Blockaden aus. Sie können wesentlich längere Erfolge (bis Wochen) erzielen. Transkutane Nervenstimulation mit Elektroden am Unterarm oder gleichzeitiger Stimulation in Schmerzzonen sowie supra- oder infraklavikulär liefert gute Ergebnisse. Bei Versagen oder fehlender Akzeptanz bleibt die Analgesie mit zentralwirkenden Analgetika. Über die Wirksamkeit von Corticosteroid-Installationen im neurovaskulären Raum liegen keine ausreichenden Erfahrungen vor.

### Neuralgische Schulteramyotrophie

*Klinik:* Es handelt sich um ein von Schmerzen der Schulterregion begleitetes Lähmungsbild, das die vom N. thoracicus longus, N. suprascapularis und N. axillaris innervierten Muskeln (M. serratus anterior, M. supraspinatus, M. infraspinatus, M. deltoidus) befällt. Die Genese ist unbekannt, mechanische Irritation der oberen Plexusanteile (C5, C6) durch vergrößerte Lymphknoten werden diskutiert.

*Schmerzbild:* Innerhalb von Tagen entwickeln sich isolierte oder kombinierte Lähmungen, denen reißend-bohrende, bis in Nacken und Unterarm ziehende Schmerzen vorausgehen (Abb. **59**), die mit fortschreitenden Ausfällen sistieren. Da die Rückbildung Monate dauern kann, besteht die Gefahr eines sekundären Schmerzbildes durch vermehrte Traktionsbelastung von Schulter- und Klavikulargelenken. Eine Schultersteife kann den Verlauf komplizieren.

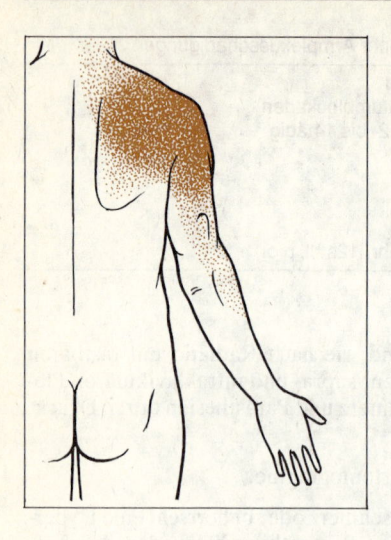

Abb. 59 Schmerzlokalisation bei neuralgischer Schulteramyotrophie.

*Untersuchungsbefund:* Beim Vollbild Störung von Abduktion und Rotation im Schultergelenk. Scapula alata. Schmerzverstärkung durch Druck auf betroffene Muskeln oder deren Elongation durch Bewegungen im Schultergelenk.

*Sicherung der Diagnose:* Computertomographie, Elektromyogramm.

*Therapie* (Tab. 36): Das akute Stadium bietet, da schnell durchlaufen, keine therapeutischen Probleme. Zentral wirkenden Analgetika erzielen Schmerzdämpfung. Die passive Bewegungstherapie hat sofort einzusetzen. Der Patient führt sie mit Hilfe des gesunden Armes aus. Spätestens 10 Tage nach Schmerzbeginn müssen mindestens 2mal täglich Bewegungsübungen durchgeführt werden. Durch aktive Übungen wird der Bewegungsraum erhalten und durch Kräftigung der innervierten Muskelfasern erweitert. Nachts sollte der Arm abduziert gelagert sein. Schmerzen durch Traktionsbelastung und Einsteifung des Schultergelenkes halten sich wegen Mitbeteiligung sensibler Fasern der Ge-

Tabelle 36  Schmerztherapie der neuralgischen Schulteramyotrophie

- Initial: Zentral wirkende Analgetika
  z.B. Tramadol 100 mg 4- bis 6mal/die p.o.
- Aktive Innervationsübungen,
  aktive und passive Bewegungsübungen 2mal täglich,
  Abduktionslagerung
- Ggf. übungsbegleitende Anästhesien bei Schultersteife

lenkskapsel in Grenzen. Sie können ggf. durch eine Trageschlaufe gemildert werden. Analgetika sind bei sorgfältig geplantem und erfülltem Bewegungsprogramm überflüssig. Allerdings fällt es regelmäßig schwer, die Patienten zur oft monatelangen Mitarbeit zu motivieren.

**Anatomisch-funktionell bedingte Kompressionssyndrome des Armplexus**

*Klinik:* Diesen Schmerzsyndromen liegen Engen des neurovaskulären Raumes an Hals und Schulter zugrunde. Fakultativ treten Gefäßbeteiligungen (Stenosen, Aneurysmen, Thrombosen) hinzu. Leitsymptome sind durch bestimmte Körperhaltungen und Bewegungen reproduzierbare Schmerzen oder Parästhesien. Man unterscheidet das Skalenus- oder Hals-Rippen-Syndrom, das kostoklavikuläre Syndrom und das Hyperabduktionssyndrom.

*Schmerzbild:* Initial treten lage- und bewegungsabhängig Schmerzen und Parästhesien im Versorgungsgebiet der unteren Plexusanteile auf. Typische auslösende Situationen sind Tragen von Taschen und schweren Mänteln, Holzhacken, Sägen, Ballspiele und Schlafen mit erhobenem Arm. Die Schmerzsymptomatik führt zur Vermeidung entsprechender Bewegungen, so daß sensible und motorische Störungen zumeist ausbleiben.

*Untersuchungsbefund:* Schmerzprovokation durch Extension, Abduktion oder Hyperabduktion des Armes, Kopfrotation und -neigung zur Gegenseite, manchmal auch Inspiration. Parästhesien durch Verkleinerung des neurovaskulären Raumes sind bei asthenischen Individuen häufig ohne Vorliegen eines Kompressionssyndromes zu beobachten.

*Sicherung der Diagnose:* Klinische Untersuchung.

*Therapie* (Tab. 37): Die Kräftigung der Schulterheber kann den Bewegungsraum der Faszikel aufweiten. Vermeidung schmerzauslösender Schlafposition und Entlastung der Extremität sind einfach durchführbare Maßnahmen. Eine operative Beseitigung der Enge (Skalenotomie, Halsrippenresektion) ist nur bei Progredienz der Symptomatik angezeigt. Manchmal stellt eine kallös oder in Fehlstellung verheilte Klavikulafraktur eine OP-Indikation dar.

Tabelle 37  Therapie der Armplexuskompressionen

– Auftrainieren der Schulterheber
– Vermeidung auslösender Bewegungen und Positionen
– Operative Revision

## Kompressionssyndrome peripherer Nerven

Eine Schädigung peripherer Nerven wird oft erst im Stadium muskulärer Atrophien und Paresen diagnostiziert, da die Beschwerden unspezifisch und die Progredienz minimal sein können. Bei allen unklaren Schmerzzuständen sollten Kompressionssyndrome in die Differentialdiagnose einbezogen werden.

*Sicherung der Diagnose:* Elektromyogramm, NLG, diagnostische Leitungsanästhesie, klinischer Verlauf.

### Karpaltunnelsyndrom

*Klinik:* Dieses vorwiegend bei Frauen beobachtete Schmerzbild wird durch Kompression des N. medianus unter dem Retinaculum carpi hervorgerufen. Eine Tendosynovitis bei PCP, Diabetes mellitus, im Klimakterium und während der Schwangerschaft sowie chronische Extensionsbelastung der Handwurzeln (Bügeln, Tischlerarbeiten, Gehen in Armstützen) begünstigen seine Ausbildung.

*Schmerzbild:* Typisch sind bei nächtlicher Abknickung der Hand einsetzende, reißende, helle, oft brennende Schmerzen des gesamten Armes und der Schulter (Abb. 60), die mit Lagerung der Hand in Mittelstellung abklingen, später aber in Dauerschmerzen übergehen. Schließlich treten Taubheitsgefühle der ersten drei Finger auf.

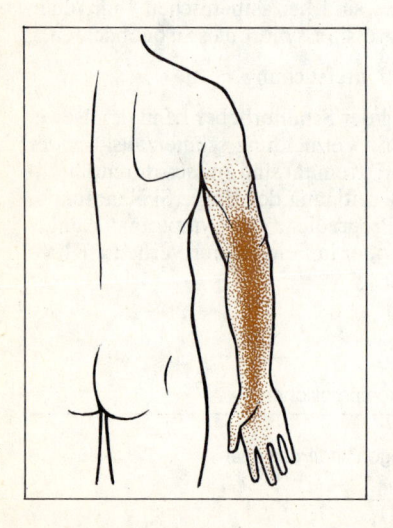

Abb. 60 Schmerzlokalisation beim Karpaltunnelsyndrom.

Tabelle 38  Behandlung des Karpaltunnelsyndroms

- Installation von Corticosteroiden
  1 ml Prednisolon Kristallsuspension (10 mg)
  mit 1 ml Bupivacain 0,5% gemischt
  max. 3mal im Abstand von 1–2 Wochen
- Operative Revision des Karpaltunnels

*Untersuchungsbefund:* Atrophie des Daumenballens mit Abduktions- und Oppositionsschwäche, Schmerzprovokation durch Beklopfen des Karpaltunnels sowie Hyperflexion und -extension der Hand.

*Therapie* (Tab. **38**): Im Anfangsstadium können Installationen von Corticoid-Kristallsuspensionen unter das Retinaculum flexorum anhaltende Schmerzfreiheit bewirken. Man führt maximal 3 Injektionen im Abstand von 1–2 Wochen durch. Setzt innerhalb des nächsten halben Jahres ein Schmerzrezidiv ein, sind neurochirurgische Maßnahmen indiziert. Unter Behandlung internistischer Grundleiden bzw. nach Beendigung einer Schwangerschaft kann eine Spontanremission eintreten.

**Seltene Medianus-Kompressionssyndrome**

Kompression durch einen Processus supracondylaris humeri

*Schmerzbild:* Dumpfe Schmerzen im ulnaren Unterarm, die in den Oberarm ziehen. Parästhesien, Hypästhesien und Schmerzen deutlich hellerer Qualität in den Fingern 1–3.

*Untersuchungsbefund:* Provokation von Schmerz und Parästhesien durch Kompression des Nerven proximal des Fossa cubiti. Neurologische Ausfälle.

*Therapie:* Operative Abtragung des Processus supracondylaris.

*Musculus-pronator-teres-Syndrom*

*Schmerzbild:* Entspricht der Kompression durch einen Processus supracondylaris humeri.

*Untersuchungsbefund:* Provokation von Schmerz und Parästhesien durch Kompression des Nerven distal der Fossa cubiti sowie bei endgradiger Pronation und Supination. Neurologische Ausfälle.

*Therapie:* Operative Revision des Nerven.

*Kiloh-Nevin-Syndrom*

*Schmerzbild:* Diffuse, manchmal reißende, auf den volaren Unterarm begrenzte Schmerzen.

*Untersuchungsbefund:* Ausfallszeichen des M. flexor pollicis longus (Beugung der Endglieder von Daumen und Zeigefinger). Schmerzen bei Extension dieser Finger und der Hand.

*Therapie:* Operative Freilegung des N. interosseus anterior am Abgang vom N. medianus.

**Sulcus-ulnaris-Syndrom und Guyon-Logen-Syndrom**

*Klinik:* Durch anatomische Varianten, Knochenappositionen des Ellbogengelenkes oder einen Processus supracondylaris humeri wird der N. ulnaris am Epicondylus humeri medialis komprimiert, elongiert oder luxiert. Selten liegt eine Irritation am Handgelenk (Loge de Guyon) zugrunde.

*Schmerzbild:* Meist bestehen nur geringe Schmerzen und Parästhesien an der ulnaren Handkante und im 4. und 5. Finger (Abb. **61**).

*Untersuchungsbefund:* Schmerzprovokation bei Beklopfen des Sulcus ulnaris, Adduktionsschwäche des Daumens, sensible Ausfälle.

*Therapie:* Operative Revision des Sulcus ulnaris bzw. des Guyonschen Kanales.

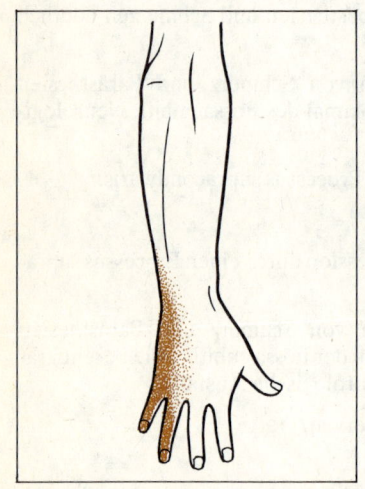

Abb. **61** Schmerzlokalisation beim Sulcus-ulnaris-Syndrom.

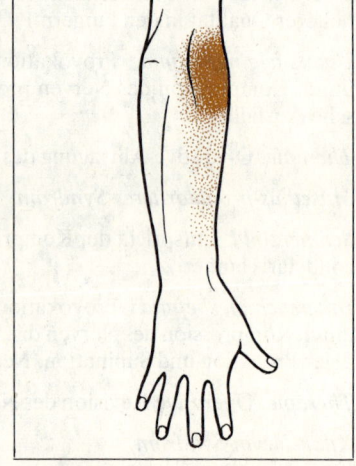

Abb. **62** Schmerzlokalisation beim Supinatorlogensyndrom.

## Supinatorlogen-Syndrom

*Klinik:* Dieses Kompressionssyndrom betrifft den R. profundus n. radialis beim Durchtritt durch den M. supinator.

*Schmerzbild:* Initial treten diffuse, manchmal reißende belastungsabhängige Schmerzen im proximalen radialen Unterarm auf (Abb. **62**).

*Untersuchungsbefund:* Schmerzverstärkung durch Rotations- und Drehbewegungen im Ellbogengelenk. Schmerzprovokation durch Druck auf den Supinatorschlitz und Extension des Mittelfingers gegen Widerstand.

*Therapie:* Spaltung des Supinatorschlitzes.

## Schmerzsyndrome kutaner Nervenäste

*Schmerzbild:* Bei leerer Anamnese, selten nach einer Druckexposition (Handschellen, Schere, Fingerringe) oder einem Trauma treten helle, ziehende Schmerzen beständiger Intensität und Lokalisation sowie Parästhesien und Dysästhesien auf. Meist sind R. superfacialis n. radialis (Cheiralgia paraesthetica), N. cutaneus antebrachii dorsalis oder Nn. digitales dorsales (Digitalgia paraesthetica) betroffen.

*Therapie:* Selten nowendig, bei starken Schmerzen Infiltrationsanästhesie im proximalen Schmerzareal.

## Nervus suprascapularis

*Klinik:* Ursächlich ist die Einengung der Incisura scapulae durch das Lig. transversum scapulae.

*Schmerzbild:* Die Patienten beklagen dumpfe bis reißende Schmerzen über der Skapula, die in Nacken und Schulter wandern (Abb. **63**).

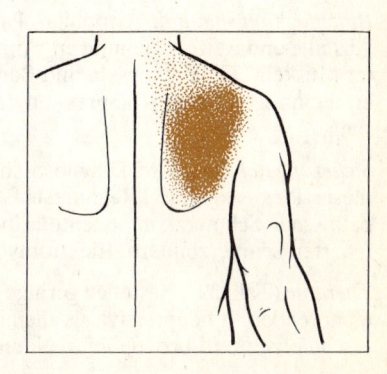

Abb. **63** Schmerzlokalisation bei Einklemmung des N. suprascapularis.

*Untersuchungsbefund:* Solange Schmerzen bestehen, wenig eindeutig. Einschränkung der Außenrotation. Schmerzverstärkung durch Druck auf die Incisura scapulae und Mm. supra- et infraspinatus.

*Therapie:* Operative Durchtrennung des Lig. transversum scapulae.

## Posttraumatische Neuropathien der oberen Extremität

### Periphere Nerven

Periphere Nervenschäden sind in der Mehrzahl traumatisch verursacht oder iatrogen (z. B. intraoperative Läsionen, Lagerungsdruckschäden in Narkose, Druckschäden durch fehlerhaft angelegte Gipshülsen, Injektionsverletzungen, postoperative narbige Einschnürungen). Dem Initialen Schmerz folgen je nach Grad der Schädigung Reizsymptome (Schmerzen, Parästhesien, Dysästhesien) oder Ausfallsymptome (Lähmungen, Anästhesie). Häufig beruhen Schmerzen nach Nervenverletzungen jedoch auf Überlastung von Gelenkkapseln, Bändern und Muskeln, die Haltfunktionen der paretischen Muskulatur kompensieren müssen. Die Folge sind typische muskuloskelettale Schmerzbilder von Schultergelenk und Arm. Zusätzlich kann eine Kausalgie die gesamte Extremität erfassen. Verletzungen der Nn. digitales werden oft von Phantomschmerzbildern gefolgt. Schmerzintensive lange Verläufe begünstigen beide Schmerzformen sowie die Ausbildung psychogener und zentral fixierter Beschwerden.

Smpathalgien s. S. 222 ff.

Phantomschmerz s. S. 216 ff.

*Schmerzbild:* Neben Beschwerden im Versorgungsgebiet des lädierten Nerven bestehen dumpfe bis ziehende, reißende Schmerzen, die mit muskulärer Aktivität zunehmen und ausstrahlen.

*Untersuchungsbefund:* Atrophien, Paresen, Faszikulation, sensorische Ausfälle und Reizerscheinungen. Anhidrosis. Druckschmerz überlasteter Muskeln, Gelenkkapseln und Bänder. Provokation sensibler Reizerscheinungen durch Kompression des Nerven bei narbiger Ummauerung.

*Sicherung der Diagnose:* Diagnostische Leitungsanästhesie, Lokalanästhesie, Plexus- oder i.v. Regionalanästhesie zur Abgrenzung von neuropathischer Schmerzkomponente, Überlastungsschmerzen und zentral fixierten Schmerzbildern. Elektromyogramm, NLG.

*Therapie* (Tab. 39): Bestehen geringe Beschwerden, ist die Verordnung dämpfender Antidepressiva als alleinige Maßnahme ausreichend. Dauerschmerzen und progrediente Neuropathien (z. B. durch Narbenbil-

**Tabelle 39** Schmerztherapie posttraumatischer Neuropathien peripherer Nerven

- Intensive Rehabilitationsmaßnahmen
  (Muskeltraining, Innervationsübungen, orthetische Versorgung, spezielle berufliche und soziale Rehabilitationsmaßnahmen)
- Antidepressiva
  Doxepin 75 mg/die p.o.
  oder Clomipramin 75 mg/die p.o.
- Transkutane Nervenstimulation
- Guanethidinblockaden
- Operative Neurolyse bei narbiger Ummauerung

---

dung nach mehrfachen Neurolysen und in Trümmerzonen) lassen sich mit transkutaner Nervenstimulation distal oder proximal der Läsion bekämpfen. Bei Spontanparästhesien ist ein guter Effekt zu erwarten. Stehen Hyperpathie und Brennschmerz im Vordergrund, sind Guanethidinblockaden erfolgversprechender. Ihre Wirkung hält oft Wochen an.

Vor einer operativen Neurolyse müssen andere Schmerzursachen sicher ausgeschlossen sein, da das Risiko der Verschlimmerung und Schmerzfixierung mit jedem Eingriff steigt. Die Mißerfolgsrate nach Zweitneurolysen ist hoch!

Gute posttraumatische Analgesie, forcierte Rehabilitation sowie schnelle Wiederaufnahme von Arbeit- und Freizeitaktivitäten bewahren den Patienten vor sozialer Deprivation und Ausbildung psychisch unterhaltener Schmerzbilder!

**Armplexus**

Traumatische Armplexusschäden sind durch eine überwiegende Kontinuitätszerstörung der Leitungssysteme gekennzeichnet. Neuropathische Schmerzen treten in ihrer Häufigkeit hinter Phantomschmerz und Kausalgien zurück und sind allenfalls unmittelbar posttraumatisch oder bei Narbenbildungen im Plexusbereich anzutreffen. Bei ausgedehnten Paresen kann eine skelettale Schmerzkomponente durch Überlastung des tendomembranösen Halteapparates von Schultergürtel und Arm im Vordergrund stehen.

Betroffen sind oft Jugendliche nach Motorradunfällen.

Phantomschmerzen s. S. 216 ff.

Sympathalgien s. S. 222 ff.

*Schmerzbild:* Zeichen der Plexusschädigung mit Anhidrosis und Atrophien. Zeichen von Überlastungstendinosen der sternobrachialen Ge-

**Tabelle 40** Schmerztherapie traumatischer Armplexusschädigungen

- Auftrainieren innerviert verbliebener Muskulatur,
  Erhaltung der Gelenkbeweglichkeit,
  übungsbegleitende Anästhesien
  (Armplexusblockaden, Stellatumblockaden, Triggerpunktinfiltrationen)
- Orthetische Versorgung,
  berufliche und soziale Rehabilitation
- Transkutane Nervenstimulation
- Analgetika
- Operative Versteifungen und Fixationen

lenkkette und muskulären Verspannungen der überlasteten Haltemuskulatur. Vegetative Störungen bei Sympathalgien.

*Sicherung der Diagnose:* Abgrenzung von muskuloskelettalen Schmerzkomponenten durch diagnostische Lokalanästhesie.

*Therapie* (Tab. **40**): Überlastungsschmerzen muskuloskelettaler Strukturen, lassen sich durch gezieltes Auftrainieren innervierter Muskeln bessern. Erhaltung von Gelenkbeweglichkeit und muskulärer Restfunktion wird nach krankengymnastischem Rehabilitationsplan täglich mehrfach geübt. Triggerpunktinfiltrationen und übungsbegleitende Sympathikusblockaden (zervikale oder axilläre Armplexusblockade, Stellatumblockade) ermöglichen schmerzfreie Krankengymnastik. Analgetika werden allenfalls kurzfristig verordnet, um schmerzintensive Phasen der körperlichen Rehabilitation zu überwinden. Verbleiben trotz Muskeltraining und orthetischer Versorgung Schmerzen, bietet sich die transkutane Nervenstimulation als Analgesieverfahren ohne Abhängigkeitspotential an.

Operative Versteifungen und Fixationen stehen therapeutisch an letzter Stelle.

In Fällen bleibender neuropathischer Beschwerden sind Antidepressiva und transkutane Nervenstimulation über dem Plexusverlauf oder in peripheren Segmenten anzuwenden.

### Wurzel

*Klinik:* Zervikale Wurzelausrisse und -abrisse stellen eine wichtige Differentialdiagnose zu Plexusschädigungen dar. Sie werden fast ausschließlich nach Motorradunfällen beobachtet. Phantomschmerzbilder sind häufig.

*Schmerzbild:* Neben Ausfällen bestehen intensive Reizerscheinungen: Brennschmerz, Hitzegefühl, Parästhesien und paroxysmale Schmerzen.

Tabelle 41  Schmerztherapie zervikaler Wurzelausrisse

- Transkutane Nervenstimulation mit Verweilelektroden
- Antidepressiva
  Doxepin 75–150 mg/die p.o.
- Neuroleptika
  Atosil 50–75 mg/die p.o.
  oder Haldol 10–20 mg/die p.o.
- Ggf. zentral wirkende Analgetika
- Psychotherapie
- Implantation eines epiduralen Reizsystems

*Untersuchungsbefund:* Ausfälle wie bei anderen Kontinuitätszerstörungen. Keine Hyperpathie und normale Schweißsekretion! In angrenzenden Segmenten manchmal Schädigungszeichen der (z.B. gezerrten) Wurzeln. Oft ausgeprägte reaktive Depression.

*Sicherung der Diagnose:* Normaler Schweißtest. Computertomographie.

*Therapie* (Tab. 41): Verfahren der Wahl bei Reizerscheinungen ist die transkutane Nervenstimulation in benachbarten oder kontralateralen Segmenten mit aufgeklebten Verweilelektroden, die jederzeitige Stimulation ermöglichen. Meist sind zusätzlich Antidepressiva und Neuroleptika, manchmal auch zentral wirkende Analgetika nötig, um den Schmerz erträglicher zu gestalten. Intensität der Beschwerden und Depressivität mindern sich mit erfolgreichen Rehabilitationsmaßnahmen und Ablenkung.

In Einzelfällen kann die epidurale Implantation eines Reizsystemes (s. S. 69) sinnvoll sein. Voraussetzung ist, daß die soziale Rehabilitation erfolgreich war und alle anderen Therapiemöglichkeiten ausgeschöpft wurden; keinesfalls darf der Schmerz psychogene Komponenten haben. Wird er als vorgeschobene Bastion ungelöster psychosozialer Konflikte erkannt, sind einzig psychotherapeutische Behandlungsansätze von Nutzen.

Insgesamt betrachtet, ist die Behandlung von Wurzelausrissen immer noch unbefriedigend.

Phantomschmerz s. S. 216 ff.

## Lymphödem

*Klinik:* Tumoröser Lymphknotenbefall und Radiatio der Schulterregion stören den kanalikulären Lymphtransport. Die entstehenden eiweißreichen Ödeme führen mit steigendem Gewebsdruck zu Schmerzen. Aus Armschwere und Bewegungsdefizit resultieren Überlastungen

**Tabelle 42** Therapie des Lymphödemes

- Lymphdrainage
- Kräftigung der Schultermuskulatur und Bewegungsübungen
- Antidepressiva

---

von Schultermuskulatur und Gelenkapparat mit partieller Schultersteife. Im Endstadium der bindegewebigen Organisation treten Nervenläsionen durch fibrotische Einmauerung hinzu.

*Schmerzbild:* Die Patienten klagen über einen dumpfen Dehnungsschmerz, der mit zunehmendem Armvolumen in ein reißendes Berstungsgefühl mündet.

*Therapie* (Tab. 42): Der Lymphstau wird mit regelmäßiger Lymphdrainage (ggf. mehrfach täglich), Hochlagerung und straffen Bandagen behandelt.

Muskuläres Training der Schultermuskulatur ist zur Vermeidung schmerzhafter Überdehnung des Halteapparates und einer Schultersteife unerläßlich.

Psychopharmaka können sinnvoll sein, wenn Entstellung und Tumorleiden zu psychogenen Schmerzen und Depressivität geführt haben.

# Thorax, Abdomen

## Untersuchungsmethodik

*Diagnostisches Minimalprogramm:* Allgemeine Anamnese, Schmerzanamnese, körperlicher und psychosozialer Befund. Röntgenuntersuchung der Brustwirbelsäule in 2 Ebenen.

Man achte besonders auf:

Druckschmerz von paravertebraler Muskulatur, Supraspinalbändern, Kostotransversalgelenken, Hautfalten und Schmerzausstrahlung. Klopfschmerz von Dornfortsätzen und Rippen. Deformitäten, Atemwelle.

*Funktionsprüfungen:*

*Schobersches Zeichen:* Prüfung der thorakalen Flexion. Bezugspunkte sind der 1. Brustwirbelkörper und eine 30 cm kaudal gesetzte Markierung. Die Distanz sollte unter maximaler Inklination um mindestens 3 cm zunehmen.

*Segmentale Flexion, Extension und Lateralflexion:*
Prüfung der segmentalen Beweglichkeit. Am sitzenden Patienten verfolgt die freie Hand die passiv geführten Bewegungsausschläge einzelner Processus spinosi. Flexion und Extension sind im unteren, die Rotation ist im oberen Abschnitt der Brustwirbelsäule am größten.

*Beweglichkeit einzelner Rippen:*
Die Prüfung erfolgt durch Inspektion und Palpation der Interkostalräume am liegenden Patienten.

*Provokationsmanöver:*
Axiale Stauchung der Wirbelsäule, Husten und Pressen, Rotation, Flexion, Reklination, Seitneigung.

*Ergänzende Untersuchungsmethoden:*
Röntgenuntersuchung von (knöchernem) Thorax und Sternum. Computertomographie. Blutsenkungsgeschwindigkeit. Psychometrische Testverfahren, psychiatrische Exploration.

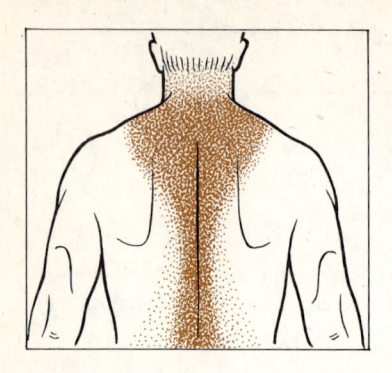

Abb. 64 Typische Schmerzlokalisation bei dorsaler Muskelverspannung.

## Muskuläre Verspannung

*Klinik:* Spannungsschmerzen des M. erector trunci und an der Brustwirbelsäule ansetzender Extremitätenmuskulatur sind zumeist gleiche Beschwerden in Halsmuskulatur, Schultergürtel und Kopf assoziiert. Häufige Ursachen bilden psychische Anspannung, unphysiologische Belastungen (Zwangshaltungen), muskuläre Insuffizienz und Wirbelsäulenfehlhaltungen. Isolierte muskuläre Verspannung im BWS-Bereich tritt begleitend zu strukturellen Veränderungen (Frakturen, Metastasen, Morbus Scheuermann, Morbus Bechterew, Osteoporose) auf.

*Schmerzbild:* Die Hauptschmerzlokalisation liegt im interskapulären Raum und am thorakolumbalen Übergang (s. Abb. **8–10, 11, 15, 64**) mit drückenden bis reißend-schneidend-glühenden belastungssynchronen Schmerzen, die sich in Rückenlage bessern.

*Untersuchungsbefund:* Hervorspringende, druckschmerzhafte Stränge im M. erector trunci, M. latissimus dorsi, M. trapezius und in den Mm. rhomboidei. Druckschmerz am Margo medialis scapulae und über dorsalen Rippenanteilen.

*Sicherung der Diagnose:* Klinische Untersuchung.

*Therapie:* Die allgemeine Behandlung erfolgt gemäß den im Kapitel Schulter–Arm angegebenen Richtlinien (s. S. 131 ff). Die fast geschlossene knöcherne Auflagefläche der Lamina dorsalis und der dorsalen Rippenanteile läßt die Lokalisation kleiner, in der tiefen Muskulatur liegenden Myogelosen zu. Ihre Triggerpunktaktivität ist bei dorsalem, myogenem Schmerz ausgeprägt. Sie werden bis zum Verschwinden mit Lokalanästhetikum infiltriert.

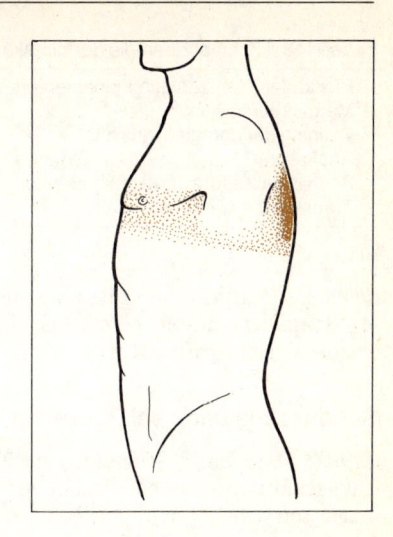

Abb. 65  Schmerzlokalisation bei Facettenarthropathie (Th5).

## Thorakale Facettenarthropathie

*Klinik:* Die thorakale Wirbelsäule wird von der Thoraxwand stabilisiert und in ihrer Mobilität eingeschränkt. Die Facettengelenke sind so entlastet und für Strukturschäden wenig anfällig. Nach Wirbelsäulenverletzungen, besonders traumatischen Rückenmarksläsionen, wirken erhebliche Kräfte auf die ersten intakten Bewegungssegmente ein, was eine Facettenarthropathie auslösen kann. Wirbelsäulentumore sind sorgfältig auszuschließen, da ihre Initialsymptomatik manchmal eine Facettenarthropathie imitiert.

*Schmerzbild:* Oft beschreiben die Patienten Bewegungen, denen ein in die Brustwand einschießender, heller Schmerz folgt, der schnell abklingt und von muskulärem Spannungsschmerz überlagert wird (Abb. **65**). Manche Patienten befällt ein thorakales Beklemmungs- und Engegefühl. Nach Ruhephasen sind die Schmerzen gemildert oder verschwunden.

*Untersuchungsbefund:* Keine neurologischen Ausfälle. Bewegungsdefizit, Blockierungen, Druckschmerz von Facettengelenk und segmentaler paravertebraler Muskulatur. Schmerzprovokation durch Rotation oder Reklinationsmanöver. Unauffälliger Röntgenbefund.

*Sicherung der Diagnose:* Schmerzprovokation durch Facettenreizung mit 10%iger NaCl und Schmerzauslöschung durch Facettenanästhesie unter dem Bildwandler.

**Tabelle 43** Schmerztherapie der thorakalen Facettenarthropathie

- Blockaden des dorsalen Spinalnervenastes
- Manualtherapie
- Training der dorsalen Muskulatur
- Analgetika
  Acetylsalicylsäure 1000 mg b. B. p.o.
- Transkutane Nervenstimulation

*Therapie* (Tab. 43): Im akuten Stadium kommen Blockaden des dorsalen Spinalnervenastes, bei nachgewiesener Blockierung manualtherapeutische Handgriffe zur Anwendung.

## Schmerzzustände bei Querschnittslähmung

*Klinik:* Dauerhafte Schmerzen nach kompletten oder inkompletten Querschnittsläsionen entwickeln nur wenige Betroffene. Die Schmerzen lassen sich 3 Zonen zuordnen:

1. Supraläsionale Schmerzen
   (Schmerzlokalisation in Regionen sensorisch wie motorisch intakter Innervation).

   Diese Gruppe umfaßt alle ortsständigen und projizierten Schmerzen supraläsionaler Gewebe. Da läsionsnahe Wirbelsäulenabschnitte einer vermehrten Druck- und Zugbelastung ausgesetzt sind, gehören arthromyofasziale Krankheitsbilder wie Facettenarthropathien mit Gelenksblockierungen, kostovertebrale Blockierungen, Instabilitäten und Spannungsschmerzen zu regelmäßig nachweisbaren Befunden. Läsionsfern entstehen überlastungsinduzierte Schmerzen durch einen vermehrten kompensatorischen Einsatz der oberen Extremität (Arthrosen von Schulter- und Ellbogengelenk!)

2. Schmerzen in Läsionshöhe
   (Schmerzlokalisation in Regionen gestörter Innvervation)
   Diese oft sehr breite Zone repräsentiert die Ausdehnung der Rückenmarksschädigung. Sie wird von funktionsgestörten Neuronen versorgt.

3. Infraläsionale Schmerzen
   (Schmerzlokalisation in Regionen ohne somatische Innervation)
   Alle auftretenden Beschwerden gehören zum Kreis der Phantomschmerzen oder zu den Sympathalgien.

*Schmerzbild:* Der typische Fall weist ein Nebeneinander mehrerer Schmerzformen auf, deren Entschlüsselung schwierig ist. Am eindrucksvollsten sind Schmerzen in Läsionshöhe. In der Übergangszone

**Tabelle 44** Schmerzbehandlung bei Rückenmarksverletzungen

- Forcierte Rehabilitation,
  Vermeidung sensorischer Deprivation
  (Frühmobilisation, Physiotherapie, Muskeltraining, psychologische Betreuung)
- Beseitigung von Lagerungsschäden
- Behandlung supraläsionaler Schmerzursachen
  (Facetten, Schultergelenk usw.)
- Transkutane Nervenstimulation
- Medikamentöse Therapie
  (Antidepressiva, Neuroleptika, Carbamazepin, Prednisolon, Myotonolytika, zentrale Analgetika)

---

bestehen Zeichen der Neuropathie (Brennschmerz, Hypästhesie, Hyperpathie und Dysästhesien), die auf minimale Rumpfbewegungen hin zunehmen können. Der Patient ist dann ängstlich bemüht, in seiner Position auszuharren. Infraläsional werden Brennschmerz, lanzinierender Schmerz und Phantomsensationen empfunden. Supraläsional liegen muskuläre Spannungsschmerzen des überbelasteten M. erector trunci, oft helle, einschießende Schmerzen bei Facettenarthropathien und manchmal dumpfer, diffuser Schmerz bei Instabilität läsionsnaher thorakaler Bewegungssegmente vor. Das Spektrum psychovegetativer Beschwerden ist bei Querschnittspatienten überdies reichhaltig.

*Untersuchungsbefund:* Querschnittsläsion mit Übergangszone (ein bis fünf Segmente), in der Zeichen der Neuropathie bestehen. Auslösung von infraläsionalem und läsionalem Schmerz oft über Triggermechanismen (kutane Reize, Bewegungen, Miktion, Defäkation). Supraläsionale Muskelverspannungen, Zeichen der Facettenirritation, Depressivität, funtionelle Beschwerden.

*Therapie* (Tab. **44**): Grundlage von Schmerzbehandlung und Schmerzprophylaxe Querschnittsgelähmter ist sorgfältige körperliche und soziale Rehabilitation. Tritt zur traumatischen Deafferenzierung eine sensorische Deprivation, ist der Weg für Schmerzkrankheiten gebahnt. Eine straff geführte, patientenzentrierte Rehabilitation vermag mehr als jede schmerztherapeutische Einzelmaßnahme auszurichten. Schwierig wird es allerdings, wenn sozioökonomische Hindernisse die Wiedereingliederungschancen begrenzen. Gerade bei älteren Querschnittsgelähmten scheitert die Rehabilitation oft an der Unfähigkeit des sozialen Umfeldes, den Patienten aufzufangen. Ihm verbleiben Krankheit und Schmerz als Antwort. Andererseits können Eingliederungserfolge ein Schmerzbild in Tagen sistieren lassen. Auch eine Vermehrung des »optischen und akustischen Inputs« (wie z. B. die Verlegung aus der Unfallklinik in eine Rehabilitationsstätte darstellt), dämpft den Schmerz. Es muß vermutet werden, daß jeglicher sensorischer Einstrom die Ausbildung zentraler und peripherer Schmerzbilder hemmen kann. Die überragende Wirkung von Physiotherapie beim Rückenmarksverletzten dürfte mit auf diesem Mechanismus beruhen.

Der neuropathische Schmerz in Läsionshöhe schafft die meisten schmerztherapeutischen Probleme. Transkutane Nervenstimulation im Hauptschmerzareal und am oberen Rand der Übergangszone ist allein selten ausreichend, Antidepressiva und Neuroleptika sollten immer zusätzlich gegeben werden; reizleitungsdämpfende Pharmaka (Carbamazepin) und Corticosteroide nur bei eindeutigem Ansprechen des Patienten. Zentralwirkende Analgetika sind manchmal unumgänglich.

Die Kräftigung der Stammuskulatur hilft, eine Lockerung der Bewegungssegmente und Facettenirritationen zu verhindern. Facettenanästhesien können schmerzhafte Trainingsphasen erleichtern. Depressivität, psychogene Phantomschmerzbilder und psychovegetative Erkrankungen erfordern gelegentlich neben psychotherapeutischer Konfliktbearbeitung den Einsatz von Psychopharmaka.

Alle Maßnahmen, die auf eine schnelle Rehabilitation zielen (z.B. Spondylodese und vor allem Frühmobilisierung) können Schmerzbilder verhüten bzw. deren Verlauf günstig beeinflussen.

Die Behandlung von Phantomschmerzen ist auf S. 217ff dargestellt.

## Herpes zoster

*Klinik:* Die Dermatome Th12–L1 sind Prädilektionsorte des Herpes zoster und seiner konsekutiven Neuropathie. Die Ausdehnung entspricht dem Versorgungsgebiet eines oder mehrerer Spinalganglien. Hautausschlag und Beschwerden können sich aber auch auf Teile eines Segmentes beschränken. Ältere Menschen leiden häufiger unter postzosterischen Schmerzen. Bei 70% aller Erkrankten über 60 Jahre persistiert der Schmerz länger als zwei Monate.

*Schmerzbild:* Schmerzen sind im akuten Stadium regelmäßig vorhanden. Es können zwei Komponenten unterschieden werden: Wundschmerz der erodierten Epidermis und Schmerz neuronaler Läsionen.

Die postzosterische Neuropathie setzt meist nach Abklingen des Wundschmerzes mit beständigem Brennschmerz ein, der im läsionstragenden Hautareal empfunden wird. Er kann den Effloreszenzen allerdings auch um Tage vorausgehen. Dysästhesien sind die Regel. Die Kranken bevorzugen leichte, lockere Kleidungsstücke, um ein Scheuern auf der Haut mit unangenehmen Schmerzempfindungen zu umgehen. Andere Patienten können den Schmerz durch Gegenirritationstechniken (Andrücken des Armes an den Thorax, Fellbinden, hyperämisierende Einreibungen) kupieren. Nicht selten verursachen Myotendinosen der Schultermuskulatur den Brennschmerz überlagernde, ziehende, reißend-glühende Beschwerden.

*Untersuchungsbefund:* Residuen kutaner Erosionen (fakultativ). Hypalgesie, Hypästhesie, Hyperpathie, Myotendinosen.

*Sicherung der Diagnose:* Klinische Untersuchung.

*Therapie* (Tab. **45** u. **46**): Eine postzosterische Neuropathie bleibt durch initiale Sympathikusblockade aus! Sobald im Verlauf eines Herpes zoster Brennschmerzen auftreten, sollten die regionalen sympathischen Fasern regelmäßig blockiert werden.

Man setzt paravertebrale Wurzelblockaden, bis die Schmerzintensität sicher rückläufig ist und die schmerzfreien Intervalle 12 Stunden betragen. Zentrale Analgetika sind bei diesem Vorgehen nicht notwendig.

Eine Lokalbehandlung mit Idoxuridin in Dimethylsufoxid soll die Inzidenz postzosterischer Neuropathien günstig beeinflussen, sofern diese Therapie früh begonnen wird.

Tabelle **45** Behandlung des akuten Zosterschmerzes (thorakale und lumbale Manifestationen)

- Paravertebralblockaden für 5–10 Tage
- Lokalbehandlung mit Idoxuridin in Dimethylsulfoxid (DMSO)
- Zentrale Analgetika
  Tramadol 50–100 mg 4- bis 6mal/die p.o.
  oder Morphin 10–20 mg 4- bis 6mal/die p.o.

Tabelle **46** Behandlung des chronifizierten Zosterschmerzes (thorakale und lumbale Manifestationen)

- Interkostal- oder Paravertebralblockaden
- Transkutane Nervenstimulation
- Akupunktur
- Kryotherapie
- Wärmeapplikation
- Antiepileptika
  Carbamazepin 600–900 mg/die p.o.
- Antidepressiva
  Doxepin 75 mg/die p.o.
- Neuroleptika
  Haldol 2,5–10 mg/die p.o.
- Zentrale Analgetika
  Tramadol 50–100 mg 4- bis 6mal/die p.o.
  oder Retardmorphin initial 10 mg 12stdl. p.o.

Tritt eine Schmerzsymptomatik erst später auf oder erscheint der Patient mit einem chronischen postzosterischen Schmerz, ist der Erfolg einer Blockadebehandlung ungewiß. Methode der Wahl, falls Probeblockaden keine über die Wirkzeit des Lokalanästhetikums hinausreichende Linderung erbringen, ist die Gegenirritation. Welches Verfahren hilft, muß erprobt werden. Eispackungen (in ein Handtuch gewickelte Plastikbeutel mit Eiswürfeln oder wiederverwendbare Kühlelemente) sind oft genauso wirksam wie transkutane Nervenstimulation. Wärmeanwendungen helfen seltener. Manchmal nützen hyperämisierende Salben und Pflaster.

Mit transkutaner Nervenstimulation steht ein wirksames Gegenirritationsverfahren zur Verfügung. Brennschmerz wird günstiger als Dysästhesien beeinflußt. Besteht Hyp- oder Anästhesie, kann Stimulation im schmerzhaften Hautareal meist keinen ausreichenden Effekt erzielen und man muß auf segmentnahe Stimulationsorte ausweichen.

Myogelosen mit Triggerpunktaktivität werden durch mehrmaliges Infiltrieren beseitigt. Lanzinierender Schmerz läßt sich mit Carbamazepin, Phenytoin oder Bromazepam unterdrücken. Antidepressiva sind oft sinnvoll.

Ist durch die Kombination von initialen Wurzelblockaden, Triggerpunktinfiltrationen, transkutaner Nervenstimulation und Antidepressiva kein dauerhafter Erfolg zu erzielen, muß die Diagnose in Frage gestellt und nach anderen Schmerzursachen gesucht werden.

### Postmastektomieschmerz

*Klinik:* Eine nicht unbeträchtliche Zahl brustamputierter Frauen klagt über postoperative Beschwerden. Eine organische Ursache (z.B. Schultersteife, Störungen der Rippenbeweglichkeit, Myotendinosen) wird nur in wenigen Fällen gefunden. Häufig ist der Verlust der Mamma unbewältigt, so daß der Schmerz Ausdruck des Festhaltens am verlorenen Körperteil darstellen kann. Die Angst vor einem Rezidiv der Tumorerkrankung vermag ebenfalls in die Schmerzgenese einzufließen.

*Schmerzbild:* Das Beschwerdespektrum ist vielgestaltig, Phantomempfindungen sind häufig. Manche Patientinnen leiden unter brennenden und einschießenden Schmerzen im Narbenbereich. Die Stimmungslage ist meist ängstlich-depressiv.

*Untersuchungsbefund:* Nicht selten ausgeprägte Palpationsempfindlichkeit und Hyperpathie im Ablationsbereich, manchmal Triggerzonen.

*Therapie* (Tab. **47**): Lanzierende Schmerzen sprechen auf Antiepileptika an. Eine antidepressive Therapie ist nicht zuletzt wegen der regelhaften depressiven Verstimmung günstig. Mit Stabilisierung der psychi-

Tabelle 47   Therapie des Postmastektomieschmerzes
- Psychotherapie
- Antidepressiva
- Carbamazepin
- Bewegungsübungen des Schultergelenkes, Atemübungen
- Narbeninfiltration

schen Situation bessern sich meist auch Postmastektomiebeschwerden. In seltenen Fällen organischer Nervenschmerzen (i. S. einer kutanen Mikroneuropathie) schafft die mehrfache Unterspritzung mit Lokalanästhetikum Linderung. Häufig sind die Schmerzen Ausdruck einer Phantomempfindung und gegenüber lokalen Therapiemaßnahmen (im schlimmsten Fall einer »Narbenexzision«) resistent. Besserung versprechen Psychotherapie (u. U. auch Selbsthilfegruppen) und Psychopharmaka.

## Tumoren der Thoraxwand

*Klinik:* Neben Rezeptorschmerzen verursachen thorakale Tumoren und Rippenmetastasen Neuropathien durch Kompression und Infiltration der Interkostalnerven. Zur Lokalisation des Schädigungsortes muß die Aufteilung des Interkostalnerven exakt berücksichtigt werden. Zu beachten ist auch, daß jedes Segment im Randbereich sowohl vom kranialen als auch kaudalen Interkostalnerven mitversorgt wird. Die hypalgetische Zone ist immer größer als die hypästhetische.

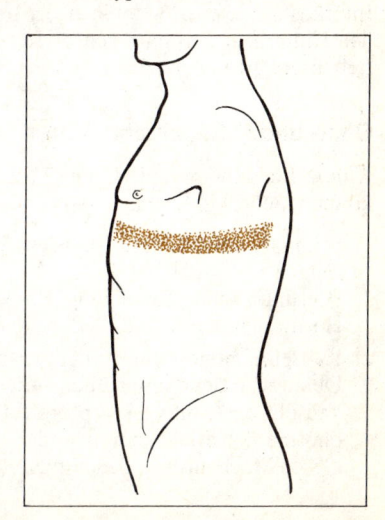

Abb. 66   Schmerzlokalisation bei Läsion des Interkostalnerven am Angulus costae.

**Tabelle 48**  Schmerztherapie der Thoraxwandtumoren

- Transkutane Interkostalnervenneurolyse oder operative Durchtrennung nach Probeblockade
- Morphin p.o.
- Transkutane Nervenstimulation

*Schmerzbild:* Nach wochenlangen, unscharf begrenzten, dumpfen bis ziehenden Schmerzen setzen intensive helle, genau lokalisierbare (segmentale) Dauerschmerzen ein, die im typischen Fall die Mittellinie nicht überschreiten (Abb. 66).

*Untersuchungsbefund:* Schmerz, Parästhesien und Hypästhesien in einem Segment oder Segmentteil, die durch Neigung zur betroffenen Seite, Rotation und manchmal durch Atemexkursion und Husten provozierbar sind. Lokaler Druckschmerz.

*Sicherung der Diagnose:* Anamnese, Röntgenbild.

*Therapie* (Tab. 48): Neben systemischer Behandlung des Tumorschmerzes (s. S. 232ff) drängt sich am Thorax eine Neurolyse der Interkostalnerven auf. Nach probatorischen Blockaden mit einem Lokalanästhetikum wird die neurolytische Läsion gesetzt. Müssen mehrere Interkostalnerven ausgeschaltet werden, ist die Einschränkung der Atemleistung zu bedenken.

Die einfache, risikoarme Technik der transkutanen Interkostalnerven-Neurolyse läßt alle anderen Verfahren (operative Durchtrennung des Interkostalnerven, Morphin p.o., transkutane Nervenstimulation) in den Hintergrund treten. Neurolysen sind allerdings nur bei begrenzter Lebenserwartung indiziert!

## Ober- und Mittelbauchtumoren

*Klinik:* Für Abdominalschmerz intra- und retroperitonealer Tumoren können mehrere Mechanismen verantwortlich gemacht werden:

1. Schmerzen durch tumorinduzierte mechanische Organfunktionsstörungen.
   Hierunter fallen Einengung und Verlegung von Darm, Gallen- und Harnwegen.
2. Kapseldehnungsschmerz bei expansivem Wachstum.
   Dehnt sich der Tumor über die Grenzen des Organes aus, werden kapsuläre Dehnungsrezeptoren aktiviert. Milztumoren, Hypernephrome, Ovarialtumoren und Lebermetastasen verursachen über diesen Mechanismus Schmerzen.

3. Schmerz durch Kompression und Destruktion von Nerven bei expansivem und infiltrativem Wachstum.
Durchbricht der Tumor die Organgrenzen, werden zunächst die (räumlich näheren) vegetativen Geflechte und dann die Bauchwandnerven erreicht. Häufig geht Kapseldehnungsschmerz voraus. Beispiele sind Pankreaskarzinome, Magenkarzinome, retroperitoneale Lymphknotenmetastasen und Sarkome, Lymphome der Mesenterialwurzel sowie Karzinome des Colon ascendens und descendens.
4. Schmerz durch Dehnung des Peritoneum parietale.
Alle retroperitonealen Tumoren reizen ab einer entsprechenden Größe parietale, subperitoneale Nozizeptoren.

Diese Einteilung entspricht klinischen Belangen. Während man bei Obstruktion von Hohlorganen und Kapseldehnungsschmerz einen operativen Eingriff zur Schmerzbekämpfung erwägen wird (AP-Anlage, Enteroanastomose, Nierenfistel, Splenektomie, Ovarektomie), sind Tumoren mit Einbruch in Nervengeflechte und Bauchwand inoperabel.

*Schmerzbild:* Die Patienten beschreiben einen dumpfen, drückenden, quälenden Dauerschmerz wechselnder Intensität in Ober- und Mittelbauch, Rücken und Flanken (Abb. **67** u. **68**). Nahrungsaufnahme und körperliche Aktivität wirken oft schmerzintensivierend. Bei retroperitoneal gelegenen Tumoren wird eine gebückte Schonhaltung angestrebt. Im Liegen oder Sitzen ist der Schmerz erträglicher. Die Schmerzlokalisation ist diffus, wird aber mit Zunahme der peritonealen Dehnungsreize präziser angegeben. Bei Einbruch in die retroperitonealen

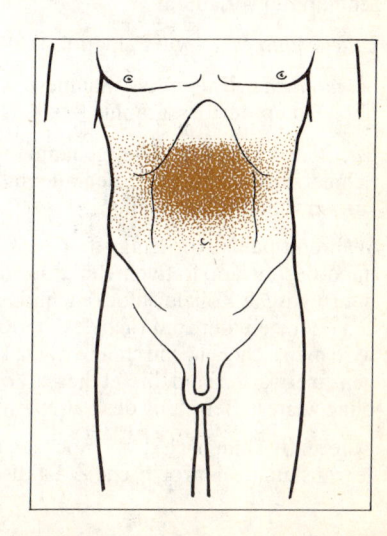

Abb. **67** Typische Schmerzlokalisation bei Oberbauchtumoren.

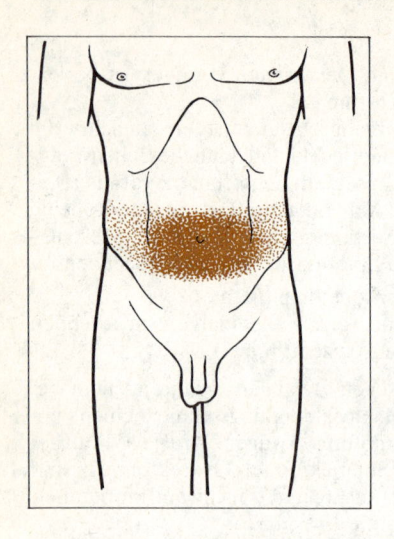

Abb. 68  Typische Schmerzlokalisation bei Mittelbauchtumoren.

vegetativen Plexus treten Krampf- und Berstungsgefühle mit stechenden und brennenden Schmerzattacken auf. Einschlafen ist nicht mehr möglich. Wird das Peritoneum durchbrochen, empfindet der Patient scharf begrenzte ziehende oberflächliche Schmerzen, die gut vom tiefen, diffusen Abdominalschmerz und dessen Projektionen in die Körperperipherie (s. S. 23ff) getrennt werden können.

Ausgedehnte abdominelle Tumorerkrankungen können auch völlig schmerzfrei verlaufen!

*Untersuchungsbefund:* Palpationsschmerz, Bewegungsschmerz.

*Sicherung der Diagnose:* Anamnese, klinische Untersuchung, Sonographie, Computertomographie.

*Therapie* (Tab. 49): Die genannten Möglichkeiten der operativen Schmerzausschaltung werden allenfalls in Terminalstadien nicht mehr zur Anwendung kommen.

Während palliativer Eingriffe oder einer Probelaparotomie sollte anhand des intraoperativen Befundes diskutiert werden, ob eine offene neurolytische Zöliakusblockade indiziert ist. Bestehen bereits Schmerzen oder steht der Einbruch des Tumors in das Retroperitoneum bevor, wird man sich dazu entschließen. Da keine gravierenden Nebenwirkungen zu erwarten sind, bietet dieses Vorgehen definitive Schmerzfreiheit ohne weitere Belastung des Patienten.

Alternativ kann nach Probeblockade mit Carbostesin die paravertebrale transkutane neurolytische Zöliakusblockade unter Bildwandler-Kon-

**Tabelle 49** Schmerztherapie der Ober- und Mittelbauchtumoren

- Palliative operative Schmerzauschaltung,
  ggf. intraoperative Zöliakusblockade!
- Morphin p.o.
  ggf. adjuvante Medikation
- Transkutane neurolytische Zöliakusblockade
- Peridurale Morphinapplikation
  über (subkutan verlagertes) Kathetersystem

trolle oder unter Ultraschallführung von ventral aus erfolgen. Bewirkt *ein* Anästhetikum-Depot keine Schmerzfreiheit, wird zusätzlich ein kontralaterales Depot gesetzt. Mehr als zwei Injektionen werden nie erforderlich, korrekte Technik vorausgesetzt. Beide Methoden sind bei Wiederauftreten des Schmerzes wiederholbar. Orthostatische Beschwerden sind passager und können durch reichliche Flüssigkeitszufuhr und Antihypotonika behoben werden. Die Zöliakusblockade ist – wenn immer erfolgsversprechend – anzuwenden, aber natürlich der Klinik vorbehalten.

Oral gegebenes Morphin analgesiert ebenfalls vorzüglich, ist aber bei höheren Dosierungen von Obstipation und (oft) von Übelkeit begleitet. Kombiniert mit kleinen Dosen Antiemetika und Laxantien bleibt das Morphin jedoch Eckpfeiler überall durchführbarer Schmerztherapie maligner Abdominaltumore, *vorausgesetzt, die Dosierung ist ausreichend.*

Periduralkatheter kommen zur Anwendung, wenn Zöliakusblockaden oder orale Morphintherapie schlechte oder nebenwirkungsbehaftete Ergebnisse liefern. Nicht wenige Patienten nehmen den Aufwand der periduralen Methode in Kauf, da beeinträchtigende Nebenwirkungen ausbleiben. Subkutan verlagerte Periduralkatheter mit Port vereinfachen die Methode grundlegend.

Schmerzen tumorbedingter Neuropathien von Thorax- und Bauchwandnerven lassen sich mit transkutaner Nervenstimulation und Neurolysen (Alkoholneurolye oder Kryoblockade) beeinflussen. Die Neurolyse wird proximal der tumorösen Nervenläsion vorgenommen. Das Aufsuchen des Nerven in der Bauchdecke ist mit Nadelelektrode und Nerve-Tracer vorzunehmen.

# Kreuz, Bein

## Untersuchungsmethodik

*Diagnostisches Minimalprogramm:* Allgemeine Anamnese, Schmerzanamnese, körperlicher und psychosozialer Befund, Röntgenuntersuchung der LWS in 2 Ebenen und Beckenübersichtsaufnahme. Blutsenkungsgeschwindigkeit.

Man achte besonders auf:
Sensibilitätsstörungen, Paresen, Deformitäten.

Druckschmerz von paravertebraler Muskulatur, Gesäßmuskulatur, Adduktoren, M. vastus medialis, Wadenmuskulatur, Iliosakralgelenk, Darmbeinkämmen, Steißbein, Symphyse, Trochanteren, Hautfalten und Schmerzausstrahlung.

Klopfschmerz von Dornfortsätzen, Kreuz und Bein.

Funktionsprüfungen:

*Innen- und Außenrotation des Hüftgelenkes.*
Die Innenrotation dient bei Iliosakralgelenksaffektionen gleichzeitig als Provokationsmanöver.

*Schobersches Zeichen:*
Prüfung der lumbalen Flexion: Bei maximaler Beugung vergrößert sich die Distanz zwischen dem Processus spinosus des 5. Lendenwirbelkörpers und einer 10 cm kranial gesetzten Markierung um mindestens 5 cm.

*Finger-Boden-Abstand:* Globaltest der Inklination.

*Segmentale Flexion/Extension:* Im Sitzen wird die Aufspreizung der interspinösen Räume beurteilt. Das Bewegungsmaximum liegt zwischen LWK5 und S1.

*Spine-Test:* Prüfung der Iliosakralgelenksbeweglichkeit: Bei Anheben des Beines wandert die palpierte Spina iliaca posterior superior nach kaudal und lateral. Die andere Hand des Untersuchers palpiert dabei die Crista sacralis mediana auf gleicher Höhe. Ist das Iliosakralgelenk blockiert, steigt die Spina iliaca posterior superior infolge Beckenkippung auf die Gegenseite nach oben.

*Vorlaufphänomen:* Bei blockiertem Iliosakralgelenk wandert die Spina iliaca dorsalis cranialis der ipsilateralen Seite bei Vorbeugen des Oberkörpers stärker nach kranial als die kontralateral palpierte Spina.

*Wechselnde Beinlängendifferenz:* Setzt sich der Patient bei blockiertem Iliosakralgelenk aus Rückenlage mit gestreckten Beinen auf, wird das homolaterale Bein scheinbar länger. Der Untersucher umfaßt dabei die Knöchel.

*Hyperabduktionstest:* Auf der Seite des blockierten Iliosakralgelenkes (oder einer Hüftgelenkserkrankung!) ist die Abduktionsfähigkeit des in Rückenlage gebeugten Beines vermindert und die Bewegung endgradig schmerzhaft.

Provokationsmanöver: Axiale Stauchung der Wirbelsäule, Husten und Pressen, Reklination und Inklination, Stauchung des Hüftgelenkes, Federungstest der Lendenwirbel in Bauchlage, Lasègue-Test mit Dorsalflexion des Fußes und Elevation des Kopfes, »umgekehrter« Lasègue-Test, »gekreuzter« Lasègue-Test.

Bänderprovokationsteste:

*Lig. ileolumbale:* Das in Hüfte und Knie um 90° gebeugte Bein wird in Rückenlage adduziert und das Knie federnd belastet.

*Lig. sacroiliacale dorsale:* Das angebeugte Bein wird zur gegenüberliegenden Schulter gedrückt und der Oberschenkel axial belastet.

*Lig. sacrotuberale:* Die Prüfung entspricht dem vorigen Test, nur wird das Knie zur gleichseitigen Schulter gedrückt.

*Lig. supraspinale:* Dieses Band ist der direkten Palpation zugänglich.

*Ergänzende Untersuchungsmethoden:* Röntgenuntersuchung der Lendenwirbelsäule in endgradigen (Funktions-)Stellungen, des Hüftgelenkes und des Beinskelettes; Rheumaserologie; Elektromyogramm und Nervenleitgeschwindigkeit; Computertomographie der Lendenwirbelsäule und des Beckens, ggf. Myelographie, Diskographie und Diskometrie; Angiographie; psychometrische Testverfahren und psychiatrische Exploration.

## Muskuläre Verspannung

Ursachen muskulärer Verspannung sind psychische Anspannung, unphysiologische Belastungen (Zwangshaltungen), muskuläre Insuffizienz mit hyperlordotischer Lendenwirbelsäule, verstärkter Beckenkippung, Rund- oder Flachrücken sowie Wirbelsäulenfehlhaltungen (z.B. Skoliosen). Somit sind Spannungsschmerzen an vielen Kreuzschmerzbildern mitbeteiligt, sei es als reflektorische Muskelinnervation bei ossären und ligamentären Prozessen oder als eigenständiger Vorgang. Auch darf die symbolhafte Verknüpfung mit dem »zu tragenden Kreuz« als Ausdruck der Konversionskomponente nicht übersehen werden.

Muskulatur ist Prädilektionsstelle psychogener Schmerzen bei psychosomatischen, neurotischen und psychotischen Erkrankungen sowie bei

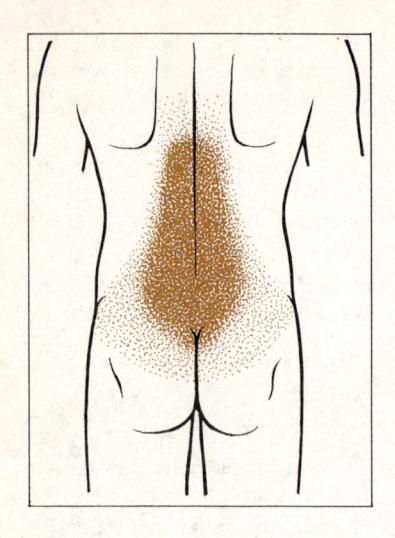

Abb. 69 Typische Schmerzlokalisation bei lumbaler Muskelverspannung.

tendenziösen Konfliktreaktionen. Das diagnostische und therapeutische Vorgehen muß daher psychiatrische Aspekte (Exploration, psychometrische Verfahren, Psychotherapie) besonders berücksichtigen.

Von unterschiedlich somatischem Krankheitswert sind Körperasymmetrien und Deformitäten (Beinlängendifferenz, kleines Hemipelvis, überlanges zweites Metatarsale, Pes calcaneovalgus usw.), die zur ungleichen Belastung der paravertebralen Muskulatur führen. Als alleinige Schmerzursache kommen sie nur selten in Betracht.

*Schmerzbild:* Die Beschwerden setzen meist morgens parallel zur körperlichen und psychischen Aktivität ein. Der Schmerz hat zuerst einen ziehenden, drückenden, umherschweifenden Charakter, bald aber reißende, schneidende Qualität. Unter Entlastung der Muskulatur sind die Beschwerden schnell rückläufig. Psychogene Muskelverspannungen unterhalten auch in Ruhephasen Beschwerden.

Differentialdiagnostisch ist die Abgrenzung zu frühmorgendlichem muskulären Spannungsschmerz der lumbalen Muskulatur nach hyperlordotischer Schlafposition bei zu weicher Bettunterlage wichtig. Abb. **69** zeigt die Schmerzlokalisation, Abb. **14**–**17** die Referenzzonen wichtiger Muskeln.

*Untersuchungsbefund:* Druckschmerzhafte, hervortretende lumbale und glutäale Muskeln, muskulär eingeschränkte Beweglichkeit der Lendenwirbelsäule und der Hüftgelenke mit zähen, schmerzhaften Bewegungsabläufen. Myogelosen am lumbosakralen Übergang, Druckschmerz von Symphyse, iliakalen und sakralen Muskelansätzen. Dehnungsschmerz der Muskulatur. Verspannungen in angrenzenden Körperarealen. Bei hohem Schmerzniveau hyperästhetische Zonen an Rumpf, Gesäß und Oberschenkeln.

*Sicherung der Diagnose:* Klinische Untersuchung, psychosoziale Exploration, psychometrische Testverfahren.

*Therapie:* Das therapeutische Vorgehen entspricht sinngemäß den auf S. 131 ff dargelegten Grundsätzen.

Beckenschiefstände und Fußdeformitäten wird man dann ausgleichen, wenn eine Belastungsabhängigkeit der Beschwerden gegeben ist.

Bedingt durch die außerordentlich häufig vorliegenden psychischen Störungen, als Schmerzursache verkannt oder nicht adäquat behandelt, sind erfolglose Therapieversuche und Rezidive häufig. Leider ist es illusorisch, jeden Patienten mit neurotischen oder psychosomatischen Schmerzkomponenten einem Psychotherapeuten zuweisen zu können. So kommt einer positiven Interaktion zwischen Schmerzpatient und Schmerztherapeut große Bedeutung zu.

Die Machtlosigkeit jeglicher Bemühungen wird einem bewußt, wenn psychosoziale Faktoren Motor des Schmerzes sind. Ein Rentenbegehren läßt die Wahrscheinlichkeit des akzeptierten Therapieerfolges auf ein Minimum absinken. In dennoch »primär« erfolgreich behandelten Fällen löst dann meist eine Symptomverlagerung das ursprüngliche Schmerzbild ab.

## Lumbale Facettenarthropathie

*Klinik:* Die Intervertebralgelenke der Lendenwirbelsäule sind sagittal ausgerichtet und ermöglichen Flexions- und Reklinationsbewegungen. Durch eine degenerative Lockerung (z. B. bei altersbedingter Sinterung der Bandscheiben) werden die Gelenke vermehrt für (Mikro-) Traumen anfällig. Störungen des Gleitvorganges wie Verkantung der Gelenkflächen oder Verlassen des Bewegungsraumes lösen via Reizung von Kapsel- und Sehnenrezeptoren eine akute Facettenirritation aus.

*Schmerzbild:* Die akute Facettenirritation setzt mit hellem, lumbalen Schmerz, der in die Extremität ausstrahlen kann, ein (Abb. **70a, b** u. **71a, b**). In Schonhaltung klingen die Initialschmerzen in Stunden ab und weichen zunehmendem muskulären Spannungsschmerz. Verharren die Gelenksflächen in unphysiologischer Position (sog. Gelenksblockierung, Hypomobilität) kann das Schmerzbild durch reaktive Muskelverspannung lange unterhalten werden und auch in Ruhe weiterbestehen.

*Untersuchungsbefund:* Keine neurologischen Ausfälle! Schmerzausstrahlung hält sich nicht an Dermatome. Hypomobilität der Lendenwir-

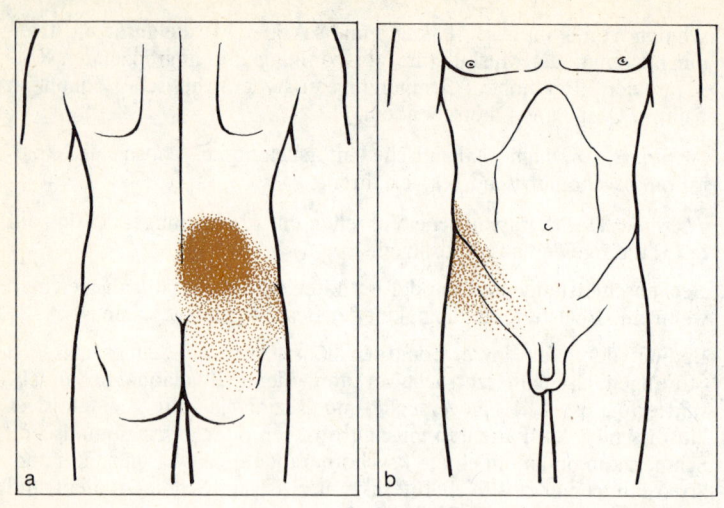

Abb. 70a u. b  Schmerzlokalisation bei oberer lumbaler Facettenarthropathie (L2).

belsäule, oft fixierte Seitneigung, paravertebraler Druckschmerz, Reklinationsschmerz häufiger als Inklinationsschmerz. Positiver »Pseudo«-Lasègue-Test.

*Sicherung der Diagnose:* Schmerzauslösung durch Injektion 10%iger Kochsalzlösung an die Facetten, Schmerzauslöschung durch Lokalanästhesie (unter Bildwandlerkontrolle).

*Therapie* (Tab. 50): Im akuten Stadium wird durch wiederholte Blockade des dorsalen Spinalnervenastes Beschwerdefreiheit erzielt. Manuelle Deblockierung restituiert das normale Gelenkspiel. Beides ermöglicht, statisch und dynamisch normale Bewegungsabläufe aufzuneh-

Tabelle 50  Schmerztherapie der lumbalen Facettenarthropathie

- Facettenanästhesie (Blockade des dorsalen Spinalnervenastes)
- Manualtherapeutische Deblockierung
- Dehnungsübungen und Kräftigungstraining der dorsolumbalen Muskulatur
- Analgetika
  Acetylsalicylsäure 1000 mg b. B. p.o.
  oder Antiphlogistika
  Ibuprofen 400 mg b. B. p.o.
- Transkutane Nervenstimulation
- Operative Facettendenervierung

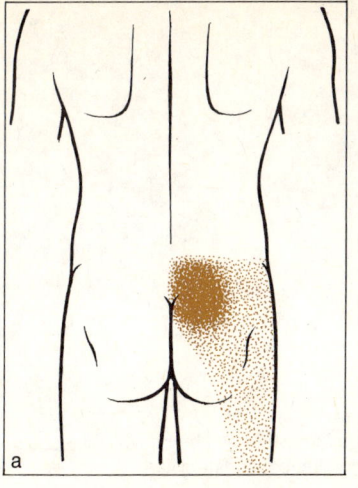

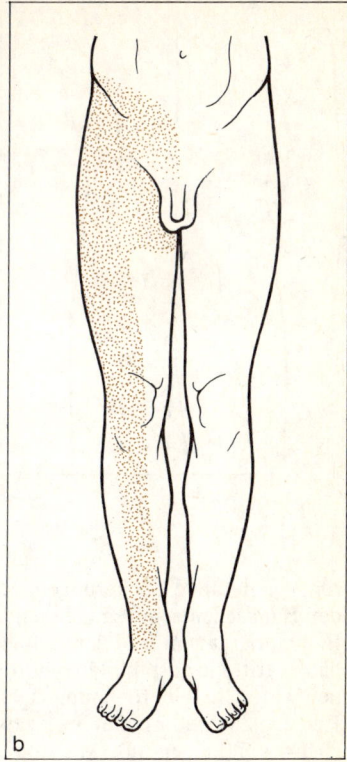

Abb. 71a u. b   Schmerzlokalisation bei unterer lumbaler Facettenarthropathie (L5).

men. Durch Dehnung tendofaszialer Strukturen und Kräftigung des dorsolumbalen Muskelstranges mit einer auf die Lendenwirbelsäule abgestimmten Gymnastik ist bei regelmäßigem Üben eine beständige Remission möglich. Transkutane Nervenstimulation mit paravertebral angelegten Elektroden und Analgetika nehmen den Schmerz, sind aber ohne Übungsbehandlung frustrane Therapieverfahren.

Ultima ratio ist die Facettendenervierung mit Thermo- oder Kryosonde.

## Lumbale Instabilität

*Klinik:* Neben Traumen und knöchernen Anomalien der Lendenwirbelsäule (ausgesprochen selten, nur asymmetrische Übergangsanomalien mit halbseitiger Nearthrosenbildung verursachen Schmerzen), füh-

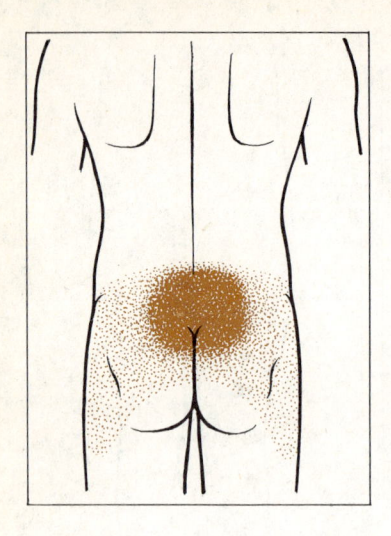

**Abb. 72** Schmerzlokalisation bei lumbaler Instabilität.

ren degenerative Lockerungen, z. B. durch physiologische Abflachung der Bandscheibe mit zunehmendem Alter sowie ein hypoplastischer Bandapparat zum Bild der schmerzhaften lumbalen Instabilität. Recht häufig tritt ein Instabilitätssyndrom auch nach Bandscheibenoperationen auf. Die Überdehnung ligamentärer Strukturen führt zu einer Reizung insertionsnaher Nozizeptoren und löst appositionelle Knochenneubildungen aus. Mit zunehmendem Alter stabilisieren sich die hypermobilen Segmente durch »spondolytische« Randzacken und der Schmerz schwindet.

*Schmerzbild:* Morgendliche Steifheit. Unter Belastung tiefe, dumpfe Schmerzen, die bis in das Gesäß ausstrahlen (Abb. 72), in Ruhe aber vollständig abklingen. Oft schildern die Patienten Abstütztechniken, die die Lendenwirbelsäule in einer bestimmten Position entlasten, was längerfristiges schmerzfreies Verweilen ermöglicht.

*Untersuchungsbefund:* Druckschmerzhafte paravertebrale und glutäale Muskeln und Supraspinalbänder, Federungstest der Lendenwirbel positiv, Schmerzprovokation durch Verharren mit vorgebeugtem Oberkörper.

*Sicherung der Diagnose:* Nativ- und Funktionsaufnahmen der Lendenwirbelsäule. Normal- und Grenzwerte der lumbalen Beweglichkeit s. Tab. **51**. Bei Irritation der Supra- und Interspinalbänder vorübergehende Schmerzauslöschung durch Lokalanästhesie.

Tabelle 51  Beweglichkeit lumbaler Segmente: Mittlerer Normwert und Grenzwerte. Sprunghafte Veränderungen deuten auf Instabilitäten bzw. Blockierungen hin (nach *White* u. *Panjabi*)

|         | Anterioposterior (Grad) | Lateral (Grad) |
|---------|-------------------------|----------------|
| Th12–L1 | 12 (6–20)               | 8 (5–10)       |
| L1–L2   | 12 (9–16)               | 6 (3–8)        |
| L2–L3   | 14 (11–18)              | 6 (–9)         |
| L3–L4   | 15 (12–18)              | 8 (5–10)       |
| L4–L5   | 17 (14–21)              | 6 (5–7)        |
| L5–S1   | 20 (18–22)              | 3 (2–3)        |

Tabelle 52  Schmerztherapie der lumbalen Instabilität

- Auftrainieren der Bauch- und Rückenmuskulatur
- Spondylodese
- Analgetika
  Acetylsalicylsäure 1000 mg b. B. p.o.

*Therapie* (Tab. **52**): Durch Auftrainieren von Rumpf- und Rückenmuskulatur lassen sich leichte Formen der Instabilität kompensieren. Liegen grobe Dislokationen (Spondylolisthesis, Spondyloptose) vor oder treten intermittierende Nervenkompressionen auf, ist die operative Fusion der hypermobilen Segmente angezeigt. Vorher ist eine probatorische äußere Schienung mit einem Hexelite-Mieder anzulegen. Analgetika werden zwar häufig eingesetzt, erfordern aber den Dauergebrauch.

## Insuffizienz des iliolumbosakralen Bandapparates

*Klinik:* Hypoplasie sowie schwangerschaftsinduzierte Lockerung der Ligg. iliolumbalia, sacroiliacalia, sacrotuberalia und sacrospinalia verursachen eine iliolumbosakrale Instabilität. Betroffen sind vorwiegend asthenische Frauen.

*Schmerzbild:* Neben dumpfem, tiefem Kreuzweh bestehen ziehende Schmerzeinstrahlungen bis in die Zehen. Bänder der »oberen Etage« (Ligg. ileolumbalia) projizieren Schmerzen in die proximale, Bänder der »unteren Etage« (Ligg. sacrotuberalia, sacrospinalia, sacroiliacalia) mehr in die dorsale Extremität (Abb. **73–76**). Anlaufschmerz, Ermüdungsschmerz, die Unfähigkeit stillzusitzen und das Gefühl des »Durchbrechens« im Kreuz gehören zum Beschwerdebild.

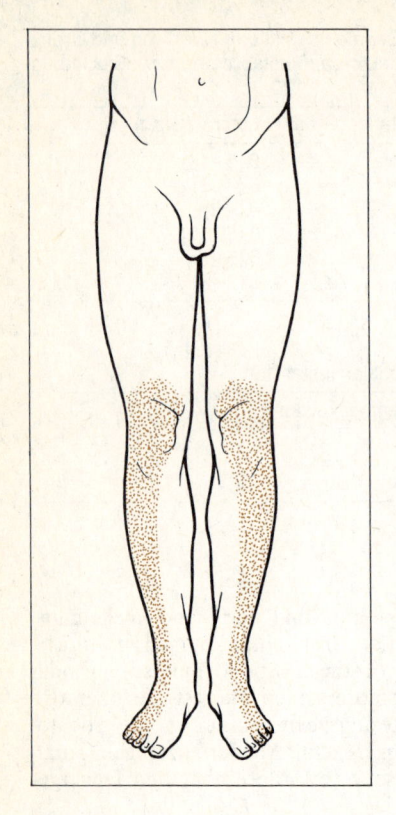

**Abb. 73** Schmerzlokalisation, Ligg. ileolumbalia.

*Untersuchungsbefund:* Asthenischer Körperbau, hypermobile Lendenwirbelsäule (Finger-Boden-Abstand = 0), Druckschmerz der dorsalen iliosakralen Bandansätze, der Glutealmuskulatur und des iliosakralen Ansatzes des M. erector trunci. Oft Zeichen der Iliosakralgelenksarthropathie. Positive Bänderprovokationsteste (bei Koxarthrose und Iliosakralgelenksarthropathie nicht verwertbar!).

*Sicherung der Diagnose:* Schmerzausschaltung durch diagnostische Lokalanästhesie.

*Therapie* (Tab. 53): Beste Maßnahme ist die Stärkung der insuffizienten Bauch-, Rücken- und Gesäßmuskulatur, um den Bandapparat zu entlasten. Regelmäßige therapeutische Lokalanästhesie erleichtert die Übungsbehandlung. Da die dorsalen Bandinsertionen fern ventraler

## Insuffizienz des ileolumbosakralen Bandapparates

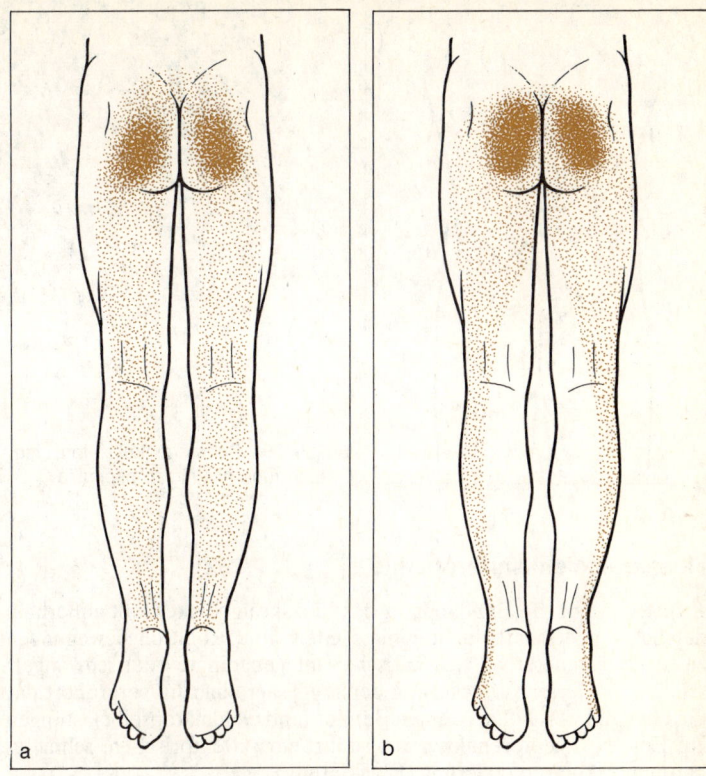

Abb. **74a** u. **b**   Schmerzlokalisation, Ligg. sacroiliacalia et interossea.

Wurzeln, viszeraler und vasaler Strukturen liegen, kann in hartnäckigen Fällen als Ultima ratio eine Denervierung der Bandansätze mit hochosmolaren Lösungen (z. B. 25%ige Glukoselösung mit Lokalanästhetikum) ohne größeres Risiko erfolgen.

Tabelle **53**   Schmerztherapie der iliolumbosakralen Bänderinsuffizienz

- Auftrainieren der Rumpf- und Gesäßmuskulatur
- Therapeutische Lokalanästhesie
- Denervierung der Bandansätze mit hochosmolaren Lösungen
- Analgetika
  Acetylsalicylsäure 1000 mg b. B. p.o.

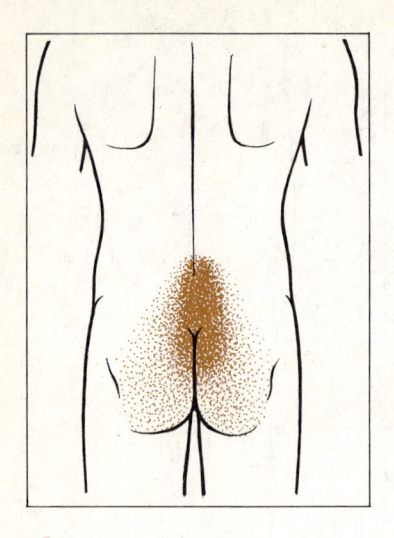

Abb. 75 Schmerzlokalisation, Ligg. sacrotuberalia et sacrospinalia.

## Iliosakralgelenksarthropathie

*Klinik:* Der straffe Bandapparat des Iliosakralgelenkes läßt außerhalb der Schwangerschaft nur minimale Gleit- und Rotationsbewegungen zu. Eine degenerative, traumatische, anlagebedingte oder schwangerschaftsinduzierte Auflockerung der Ligg. sacroiliacalia vergrößert das Gelenkspiel. Als Folge nehmen Bänder- und Gelenkkapselbelastungen zu. Eine Nozizeptorenaktivierung führt zur reflektorischen, schmerzhaften muskulären Fixierung (Blockierung).

*Schmerzbild:* Im typischen Fall besteht dumpfer, belastungsinduzierter, tiefer Kreuzschmerz mit Ausstrahlung in Gesäß, Leiste, lateralen Oberschenkel und Knie (Abb. **77**), dem sich bei ausladenden Bewegungen helle, einschießende Schmerzen superponieren. Reflektorische Anspannung von Kreuz- und Gesäßmuskulatur können ein konsekutives Spannungsschmerzbild unterhalten.

*Untersuchungsbefund:* Druckschmerz um die Spina iliacalis posterior superior, Schmerzverstärkung durch Stehen auf einem Bein und Provokationsteste. Pathologischer Ausfall der Funktionsprüfungen. Druckschmerzhafte Gluteamuskulatur, Myogelosen.

*Sicherung der Diagnose:* Schmerzfreiheit durch Infiltration der Ligg. sacroiliacalia dorsalia et interossea.

*Therapie* (Tab. **54**): Es gelten die Behandlungsgrundsätze der iliolumbosakralen Bänderinsuffizienz (s. S. 188f). Gelenksblockierungen wer-

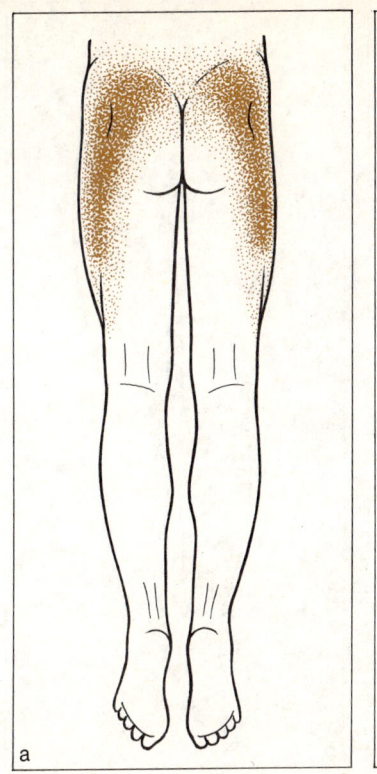

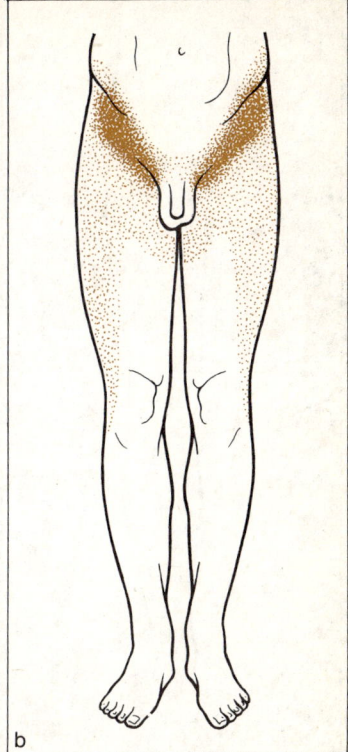

Abb. 76a u. b   Schmerzlokalisation, Ligg. supra- et interspinalia.

den durch manualtherapeutische Handgriffe aufgehoben. Wiederholte Nozizeptorenblockaden verhindert frühe Rezidive. Symptomatische Therapien (Analgetika, transkutane Nervenstimulation) sollte nie kausale Behandlung ersetzen. Bei Beckenringslockerung kann eine operative Versorgung indiziert sein.

Tabelle 54   Therapie der Iliosakralgelenksarthropathie

- Deblockierung
- Therapeutische Lokalanästhesie des iliosakralen Bandapparates und der Gelenkkapsel
- Auftrainieren der dorsolumbalen Muskulatur
- Analgetika
  Acetylsalicylsäure 1000 mg b. B. p.o.
- Transkutane Nervenstimulation

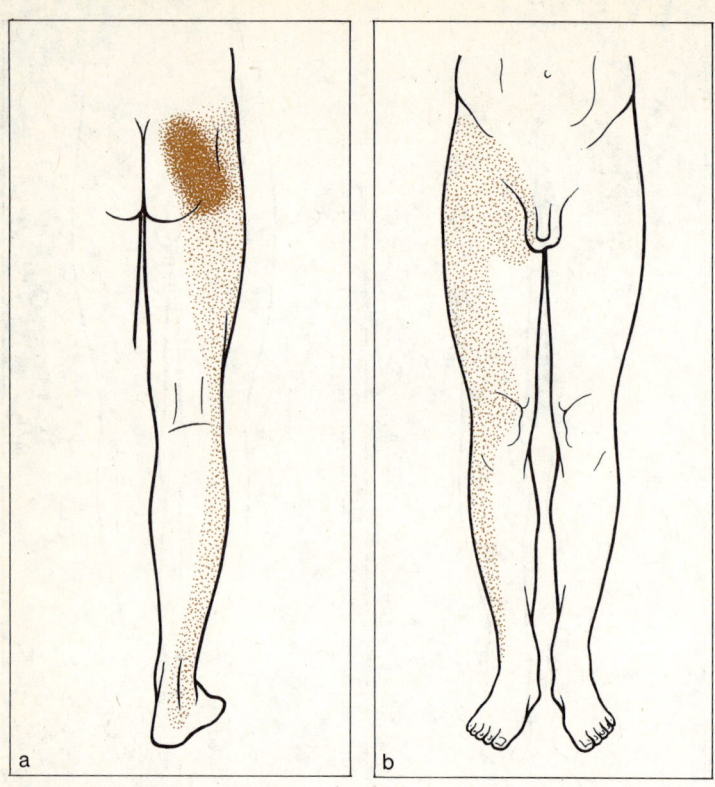

Abb. 77a u. b  Schmerzlokalisation bei Iliosakralgelenksarthropathie.

## Koxarthrose, Gonarthrose

*Klinik:* Arthrosen der unteren Extremität sind Ausdruck eines Alterungsvorganges (Malum coxae senile) oder einer Überbelastung (Adipositas, Leistungssport wie Eiskunstlauf usw.). Verschiedene Vorerkrankungen, sog. präarthrotische Deformitäten, können die Ausbildung beschleunigen. Hierzu zählen Fehlbildungen (Coxa vara, Genu valgum), Wachstumsstörungen (Epiphysiolyse), Traumen (Hämarthros), Entzündungen (bakterielle Koxitis, PCP) und Innervationsstörungen (Hemiplegie, Poliomyelitis, Tabes dorsalis). Von einer Arthrose sollte man allerdings erst sprechen, wenn neben Röntgenbefunden auch Schmerz und Funktionseinbuße bestehen (»joint failure«).

Der Arthroseschmerz ist komplex. Er wird von gelenknahen, chemo-

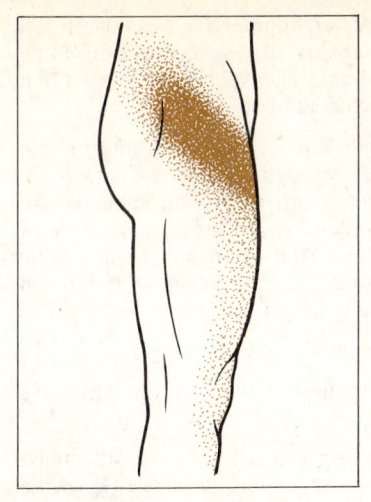

Abb. 78  Schmerzlokalisation bei Koxarthrose.

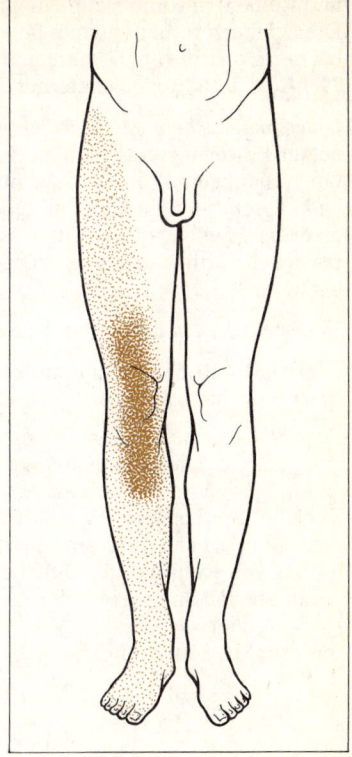

Abb. 79  Schmerzlokalisation bei Gonarthrose.

sensitiven und nozizeptiven Mechanorezeptoren sowie Muskelrezeptoren vermittelt. Partialmechanismen der Schmerzgenese sind chemische Veränderung der Synovialflüssigkeit, subchondrale Knochenzerstörung, Veränderung der gelenknahen Durchblutungsverhältnisse mit Anstieg des intraossären Druckes, Kapselfibrose und Muskelspasmen.

Eine Unterscheidung osteogener, arthrogener und myogener Schmerzkomponenten ist häufig möglich und hilft bei der Auswahl der Therapieverfahren.

*Schmerzbild:* Erste Symptome sind Morgensteifigkeit, Anlaufbeschwerden und ein unter Belastung einsetzendes dumpfes Spannungsgefühl. Dann treten Belastungsschmerzen hinzu, die in Ruhe zunehmend langsamer abklingen. Die Schmerzqualität wandelt sich in Ziehen und Reißen, in Ruhe bleibt ein quälender dumpfer Schmerz bestehen. Die Schmerzprojektion kann bei der Koxarthrose in Kreuz und Knie, bei der Gonarthrose in Hüfte und Unterschenkel erfolgen (Abb. **78** u. **79**). Auch isolierter gelenkferner Schmerz ist möglich.

*Untersuchungsbefund:* Nachweis von schmerzbedingten und funktionellen Bewegungseinschränkungen. Myogelosen in der Gluteal- und Oberschenkelmuskulatur. Stauchungsschmerz, Druckschmerz von Gelenkkapseln und gelenkstabilisierenden Muskeln (Glutäen, M. vastus medialis), Schmerzprovokation durch Abduktion und Innenrotation bei der Koxarthrose. Röntgenologische Veränderungen sind nicht obligat!

*Sicherung der Diagnose:* Anamnese, klinische Untersuchung.

*Therapie* (Tab. **55**): Wenn immer vertretbar, wird ein operativer Gelenkersatz durchgeführt.

Dem Schmerztherapeuten fällt die Aufgabe zu, inoperable Patienten zu analgesieren. Dieser Patientengruppe ist mit dem klassischen konservativen Therapiespektrum der Arthrosebehandlung selten gedient, da Begleiterkrankungen Mobilität und Medikamentenverträglichkeit meist deutlich einschränken. Ein therapeutischer Aspekt muß die Verhütung von Kontrakturen durch eine den Bewegungsraum erhaltende Übungsbehandlung sein. Gleichzeitig wird das Laufen mit dem Gehstock trainiert. Reparative Vorgänge lassen sich durch Überwärmung fördern. Muskeltraining und Wärmeanwendungen verbessern die Drai-

Tabelle **55** Therapie der Kox- und Gonarthrose

- Operativer Gelenkersatz
- Entlastung (Gewichtsreduktion, Gehhilfen, Gehschule)
- Bewegungstraining (Krankengymnastik, Spaziergänge)
- Wärmeanwendungen (Packungen, Bäder, Diathermie, Ultraschall)
- Therapeutische Lokalanästhesie (Sehnenansätze, Myogelosen)
- Therapeutische Regionalanästhesie
  (3-in-1-Block, Sakralblock)
- Akupunktur
- Transkutane Nervenstimulation
- Antiphlogistika
  Ibuprofen 200–400 mg 8stdl. p.o.
  oder 400 mg b. B. zur Nacht p.o.
- Kombinationen peripher und zentral wirkenden Analgetika
  Acetylsalicylsäure 500–1000 mg
  + Codeinphosphat 50–100 mg 6stdl. p.o.
- Corticosteroide intra- oder periartikulär
  Prednisolon-Kristallsuspension 50 mg

nage der Markhöhle und damit die endostale Schmerzkomponente. Akupunktur wird ebenfalls eine Senkung der Binnendrucke in Gelenk und Markhöhle zugeschrieben. Außerdem beeinflußt sie muskulären Tonus und Spannungsschmerz günstig, so daß auf die Gelenkfläche einwirkende Kräfte absinken. Ausschließlich analgetisch wirksame Therapien (Antiphlogistika, Blockaden, transkutane Nervenstimulation) fördern die Überlastung der Gelenkflächen. Corticosteroidinstallationen weisen ein erhebliches Risiko auf.

In den funktionellen Zustand des arthrotischen Gelenkes eingreifende Therapieverfahren (Entlastung, Mobilitätserhaltung, Muskeltraining, Wärme, Triggerpunktinfiltrationen, Akupunktur) werden an erste Stelle gesetzt. Sie sind im Stadium des osteogenen Schmerzes und funktioneller Kontrakturen ausreichend. Mit Akupunktur lassen sich überraschend lange Schmerzremissionen erzielen. Besteht eine arthrogene Schmerzkomponente mit Kapselschmerz und Kontrakturen oder eine »Knochenmarkswunde« bei völligem Knorpelabrieb, sind Analgetika zur Erhaltung einer Mindestmobilität unumgänglich. Sakralblockaden und 3-in-1-Blockaden mit 0,125%igem Bupivacain helfen, akute Exazerbationen zu überbrücken und eine Gelenksmobilisierung zu erleichtern.

Wenn der Patient mit seiner Arthrose leben muß, ist die kontinuierliche Übungsbehandlung integrativer Bestandteil des täglichen Lebens. Einfache aber regelmäßig durchgeführte Maßnahmen nützen viel, monatliche »Heilanästhesien« nichts. Ein täglicher Spaziergang wird dem älteren Patienten mehr helfen, als eine wöchentliche Krankengymnastik.

## Arachnoiditis

*Klinik:* Meningitiden, Subarachnoidalblutungen, Bandscheibenoperationen, Myolographien und Lumbalpunktionen lösen selten eine progrediente subarachnoidale Fibrose aus, die dorsale und ventrale Wurzeln ummauert. Der Verlauf entspricht einer beständig fortschreitenden Polyradikulopathie. Im Endstadium kann eine Rückenmarksbeteiligung zur Spastik und Querschnittssymptomatik führen.

*Schmerzbild:* Der Schmerz beginnt im Kreuz und breitet sich in beide Beine aus. Er ist zuerst multilokulär versprengt und fließt später in größeren Schmerzzonen zusammen. Stechen und Brennen herrschen vor. Parästhesien sind die Regel. Schmerzhafte Muskelspasmen und Faszikulationen kennzeichnen das Fortschreiten des Krankheitsbildes.

*Untersuchungsbefund:* Zuerst scheinbar ungeordnete, später radikuläre Reiz- und Ausfallerscheinungen mit Aszendenz aus den lumbosakralen Segmenten. Provokation der Beschwerden durch Gehen, Lasègue-Test, Beugen von Kopf und Rumpf sowie Husten und Pressen.

**Tabelle 56** Therapie der Arachnoiditis

- Transkutane Nervenstimulation
- Antidepressiva
  Doxepin 75–150 mg/die p.o.
- Neuroleptika
  Promethazin 50–100 mg/die p.o.
  oder Haldol 10–30 mg/die p.o.
- Antiepileptika
  Carbamazepin 600–1800 mg/die p.o.
- Zentrale Analgetika
  Tramadol 50–100 mg 4- bis 6mal/die p.o.
  oder retardiertes Morphin, initial 10 mg/12stdl. p.o.

*Sicherung der Diagnose:* Computertomographie, Anamnese.

*Therapie* (Tab. 56): Schmerzbesserung ist nach mikrochirurgischer subarachnoidaler Adhäsiolyse möglich. Die Progredienz des Leidens wird von dieser Maßnahme jedoch nicht aufgehalten.

Als symptomatische Hilfen bleiben transkutane Nervenstimulation, Psychopharmaka, Antiepileptika und Opioide. Bestehen lokale, schwerste Schmerzen, kann eine Rhizotomie erwogen werden.

## Enger lumbaler Spinalkanal

*Klinik:* Bei kongenital eng angelegtem Spinalkanal kann es durch mediale Bandscheibenprotrusionen, Knochenappositionen oder eine Spondylolisthesis zur Beeinträchtigung der Blutversorgung von Kaudafasern kommen. In der Mehrzahl sind Männer im Rentenalter betroffen.

*Schmerzbild:* In typischen Körperpositionen (meist beim Treppabgehen oder Stillstehen in Lendenlordose) setzen multiradikuläre Rücken-, Gesäß- und Beinschmerzen, Parästhesien und Schwächegefühl ein. Die Beschwerden beginnen in den Füßen und wandern nach proximal, wenn der Patient die Lendenlordose nicht durch Hinsetzen oder Hinlegen ausgleicht. Manchmal kommt es zu spontanem Urinabgang. Fahrradfahren dagegen ist stundenlang möglich.

*Untersuchungsbefund:* Im Intervall manchmal Reflexabschwächung. Provokation der Ischämie durch Reklination.

*Sicherung der Diagnose:* Nativröntgenbild, CT, ggf. Myelographie, Funktionsaufnahmen.

*Therapie:* Laminektomie, Spondylodese.

## Radikuläre Nervenschäden (lumbaler Bandscheibenprolaps oder knöcherne Einengung des Foramen intervertebrale [enger Spinalnervenkanal])

*Klinik, Schmerzbild und Untersuchungsbefund:* Radikulären Schmerzbildern des Beines liegt meist ein dorsolateraler oder medialer Bandscheibenvorfall der kaudalen Lendenwirbelsäule zugrunde. Die Abb. 2a, c und Tab. 57 geben einen Überblick zur Lokalisation von Reiz- und Ausfallsymptomen. Der mediale Prolaps komprimiert oft mehrere Spinalnerven. Ein medialer Massenprolaps des Diskus LWK 5/S1 kann zur Kaudakompression (Schädigung aller Wurzeln unterhalb von S1) mit Parese der Unterschenkelmuskulatur, Reithosen-Anästhesie, Überlaufblase und Stuhlinkontinenz führen. Nervendehnungszeichen ermöglichen eine Höhenlokalisation der Kompression: Bei Irritation der Wurzeln L5 und S1 ist das Laséguesche Zeichen positiv, bei Irritation höherer Wurzeln wird durch Rückführen des Beines in Seitenlage (sog. »umgekehrter Lasègue«) der typische Schmerz ausgelöst. In der Praxis kann die Abgrenzung einer Gangstörung durch schmerzbedingte Minderinnervation des Beines von einer Parese schwierig und nur mit elektromyographischen Analysen möglich sein.

Die *Therapie* (Tab. 58) entspricht sinngemäß dem im Kapitel »Nacken-Schulter-Arm« geschildertem Vorgehen (s. S. 149ff). Überragende Be-

Tabelle 58   Therapie (a) und Prophylaxe (b) lumbaler radikulärer Kompressionen

a:
- Wenn indiziert:
  Nukleotomie, Sequestrotomie,
  Spondylodese,
  Foraminotomie
- Bettruhe in Flachlage oder mit geringer Unterpolsterung der Beine
- Paravertebrale Wurzelblockaden
- Zentrale Analgetika
  Tramadol 50–100 mg 4- bis 6mal/die p.o.
- Antiphlogistika
  Ibuprofen 200–400 mg 8stdl. p.o.
- Tranquilizer
  Diazepam 10–30 mg/die p.o.
- Corticosteroide
  (Vorsicht bei gleichzeitiger Gabe von Antiphlogistika!)
  Prednisolon 25 mg 2tägig 1- bis 3mal

b:
- Gewichtskorrektur
- Isometrische Kräftigung
  der Rumpfmuskulatur
- Bewegungs- und Haltungsschulung

Tabelle 57  Lumbosakrale Wurzelreizsyndrome

| | L3 | L4 | L5 | S1 |
|---|---|---|---|---|
| Schmerzlokalisation | Kreuz, anteromedialer Oberschenkel, anteriores Knie | Kreuz, Knie, manchmal Leiste, anteromedialer Unterschenkel | Kreuz, Gesäß, postlateraler Oberschenkel, lateraler Unterschenkel, Außenknöchel, manchmal Fußrücken, Leiste | Kreuz, Gesäß, posteriorer Oberschenkel, Wade, Ferse, manchmal Leiste |
| Hypästhesien | anteromedialer Oberschenkel, Knie | anteromedialer Unterschenkel | Fußrücken, Großzehe, manchmal 2. Zehe, lateraler Unterschenkel | äußerer Fußrand, Ferse, manchmal 4.+5. Zehe |
| Kennbewegung | Extension im Kniegelenk | Extension im Kniegelenk, Elevation des Fußes | Hackengang, Abduktion im Hüftgelenk | Zehengang |
| Kennreflex | Patellarsehnenreflex | | Tibialis-posterior-Reflex | Achillessehnen-Reflex |

deutung kommt einer Entlastung der Bandscheiben beim Heben zu, da bei flektierter Lendenwirbelsäule extreme Kräfte auf den Diskus einwirken. Durch Heben mit gebeugten Kniegelenken und gestreckter Wirbelsäule läßt sich der intradiskale Druckanstieg minimieren. Er fällt noch geringer aus, wenn gleichzeitig die Bauchpresse betätigt wird, was eine auftrainierte Bauchwandmuskulatur voraussetzt.

Kräftigung der Rumpfmuskulatur sowie korrektes Heben und Sitzen bilden die Eckpfeiler der Prophylaxe radikulärer Kompressionen. In Ausnahmefällen haben Stützmieder eine Berechtigung.

Besteht ausschließlich Schmerz, ist eine Operationsindikation mit äußerster Zurückhaltung zu stellen, zumal 60% der Patienten nach mehrwöchiger Bettruhe schmerzfrei werden. Vor einer Operation soll eine psychologisch-psychometrische Untersuchung des Patienten unter Zuhilfenahme psychometrischer Testverfahren (z. B. Minnesota Multiphasic Personality Inventory (MMPI) erfolgen, um psychogene Schmerzkomponenten zu erkennen, die den Operationserfolg gefährden.

## Battered-Root-Syndrom

*Klinik:* Dieses im Gefolge von Bandscheibenoperationen beobachtete Schmerzbild wird durch eine Fibrose im Periduralraum ausgelöst. Die bindegewebige Einschnürung der Wurzeln führt zur Demyelinisierung und Deafferenzierung. Wiederholte Eingriffe begünstigen die Entstehung.

Wichtigste Differentialdiagnose sind psychogene Kreuzschmerzen.

*Schmerzbild:* Nach einer oft mehrjährigen beschwerdefreien Phase treten langsam progrediente radikuläre Brennschmerzen, Paroxysmen, Parästhesien, Hypästhesien und Kältegefühl auf. Das Vollbild entspricht einem Diskusprolapssyndrom. Spontanes Abklingen ist möglich.

*Untersuchungsbefund:* Schmerzen und Parästhesien, die oft nur einen Teil des Segmentes erfassen. Meist Residuen der ursprünglichen Kompressionssymptomatik, die schwer von jüngeren Ausfällen abzugrenzen sind.

*Sicherung der Diagnose:* Denervierungspotentiale im EMG, peridurale Fibrose im CT, verstrichenen Wurzeltaschen im Myelogramm, Schmerzfreiheit durch selektive paravertebrale Wurzelblockade.

*Therapie* (Tab. 59): Eine operative Revision beinhaltet stets das Risiko, neue Proliferationsreize zu setzen und wird nur in Einzelfällen (rasche Progredienz, mögliches Rezidiv eines Prolapses, unklare Raumforderung) durchgeführt. Die konservative Behandlung umfaßt Elimination

**Tabelle 59**  Therapie des Battered-Root-Syndromes

- Transkutane Nervenstimulation
- Antidepressiva
  Doxepin 75 mg/die p.o.
- Neuroleptika
  Haloperidol 3–10 mg/die p.o.
- Drucksakralblockaden mit Corticosteroidzusatz
- Operative Revision der Wurzel
- Implantation eines elektrischen Reizssystemes

---

weiterer Schmerzursachen (muskuläre Verspannung, Instabilität, Facettenarthropathie, Koxarthrose) sowie transkutane Nervenstimulation paravertebral, über dem N. peroneus am Fibulaköpfchen oder in betroffenen Dermatomen. Besteht Hyp- oder Anästhesie, wird in benachbarten Segmenten gereizt. Nicht immer lassen sich befriedigende Ergebnisse erzielen. Die schmerzlindernde Wirkung überdauert die Stimulation häufig nur kurzfristig. Sehr vereinzelt haben Drucksakralblockaden Erfolge. Man erhofft eine Aufweitung des Periduralraumes mit Lösung von Narbensträngen.

Oft wird ein Corticosteriod hinzugefügt. Antidepressiva und Neuroleptika können versucht werden. Zentral wirkende Analgetika bergen das potentielle Risiko eines Medikamentenabusus.

Als Ultima ratio stehen implantierbare elektrische Reizsysteme zur Verfügung, die bei exakter Indikationsstellung gute Ergebnisse liefern.

## Beinplexus- und Kaudaläsionen durch Tumoren

*Klinik:* Im Plexus lumbosacralis vereinigen sich die ventralen Äste der Spinalnerven L1–S3. Aufgrund des langen intraduralen Verlaufes der kaudalen Spinalnerven imponiert die spinale Raumforderung als periphere Nervenkompression. Symptome entstehen in der Regel erst nach Bildung ausgedehnter Tumormassen, zumal die Kauda äußerst mobil ist. Kompressionen im Foramen intervertebrale oder in der Kreuzbeinhöhle führen dagegen schnell zu Symptomen, da die Ausweichmöglichkeiten von Spinalnerv und Plexus sacralis begrenzt sind. Variabilität von Plexus und Tumorausbreitung bedingen bizarre Schädigungsmuster. Der Plexus lumbalis ist durch seine geschützte Lage seltener betroffen und wird dann zumeist von Lymphknotenmetastasen komprimiert. Neben Wirbelkörper- und Kreuzbeinmetastasen findet man vor allem per continuitatem wachsende Rektum-, Blasen- und Genitalkarzinome bzw. deren Lymphknotenmetastasen als Ursache von Beinplexus- und Kaudakompression. Meist ist die Grundkrankheit des Patienten bekannt und der diagnostische Weg vorgegeben. Trotzdem stellen

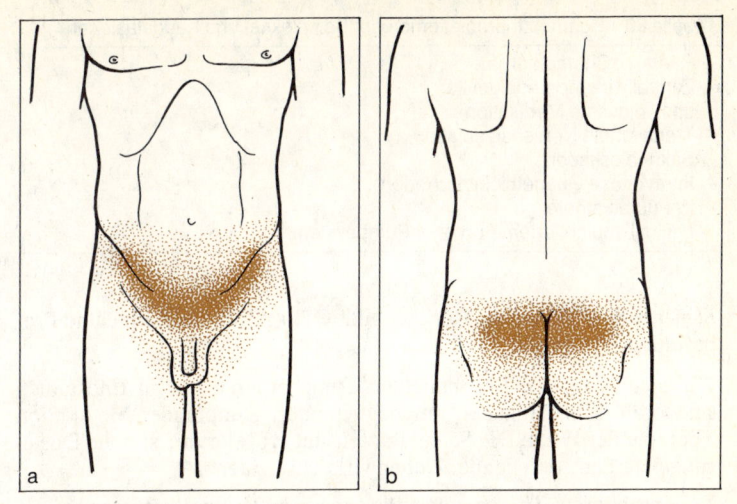

Abb. 80a u. b   Typische Schmerzlokalisation bei Unterbauchtumoren.

der osteogene Rezeptorschmerz von Knochenmetastasen oder lanzinierender Beinschmerz gar nicht selten initiale Symptome eines Tumorleidens dar. Jeder erstmalig im mittleren und höheren Alter auftretende Kreuz-Bein-Schmerz sollte bis zum Ausschluß als tumorös bedingt angesehen werden.

*Schmerzbild:* Das Krankheitsbild beginnt mit dumpfen, bohrenden, tiefen Kreuzschmerzen und Unterbauchschmerzen (Abb. **80a, b**), denen mit zunehmender Intensität eine Schmerzausstrahlung in das Bein folgt. Die Schmerzen sind von Körperlage und Tageszeiten weitgehend unabhängig. Eine Gangunsicherheit tritt hinzu. Mit Schädigung von Nervenfasern wird der Rezeptorschmerz durch einen scharfen, hellen, stechenden Schmerz hoher Intensität überdeckt, der anfangs lanzinierenden Charakter hat und durch Strecken oder Beugen des Beines (Nervendehnung) auslösbar ist. Schließlich wird auch in Schonhaltung (häufig ein in Leiste und Knie gebeugtes Bein) Schmerz empfunden. Brennschmerz kann als Symptom der Neuropathie oder einer Sympathalgie hinzukommen. Es folgen alle Zeichen der Kontinuitätsunterbrechung.

*Untersuchungsbefund:* In Schonhaltung kauernder Patient, der sein Bein massiert, kneift oder festhält. Zeichen der peripheren Nervenläsion; bei Kaudakompression Harn- und Stuhlinkontinenz sowie beidseitige Schmerzen. Manchmal Symptome der Reflexdystrophie.

**Tabelle 60** Schmerztherapie tumoröser Beinplexus- und Kaudaläsionen

- Radiatio, Chemotherapie
- Zentral wirkende Analgetika und adjuvante Medikation
- Transkutane Nervenstimulation
- Sakralblockaden
- Intravenöse Guanethidinblockaden
- Periduralkatheter ggf. mit implantiertem Port oder Pumpsystem

*Sicherung der Diagnose:* Röntgenbild, CT, ggf. Myolographie und Probefreilegung.

*Therapie* (Tab. 60): Bei schnellem Tumorprogreß und in Endstadien sind orale Morphingaben mit begleitender, dämpfender Medikation Therapie der Wahl. Die Schmerzintensität erfordert meist hohe Dosierungen mit entsprechender Nebenwirkungsinzidenz.

Bei absehbarem Therapieerfolg hat man im Periduralkatheter ein nebenwirkungsarmes Analgesieinstrument, das sich bei stationärem Aufenthalt anbietet. Morphinfüllungen ermöglichen jederzeit Kontrolle des neurologischen Befundes. Im außerklinischen Bereich ist eine peridurale Analgesie nicht immer möglich. Nicht selten fühlen sich weder Familienangehörige noch Hausarzt oder Gemeindeschwester dieser Therapieform gewachsen.

Bei langsamem Tumorprogreß oder entsprechender Lebenserwartung erhalten implantierbare peridurale Kathetersysteme den Vorzug. Pumpsysteme mit perkutan auffüllbarem Reservoir arbeiten automatisiert und weitgehend störungsfrei. Alternativ kann der Periduralkatheter über transkutane Injektionen in ein subkutan plaziertes Port gefüllt werden. Für jüngere, kooperationsfähige Patienten bietet sich diese Methode an. Sie zeichnet sich gegenüber dem klassischen Periduralkatheter durch Störungsfreiheit und minimiertes Infektionsrisiko aus.

Brennschmerz, eine sympathische Reflexdystrophie und milde Schmerzbilder lassen sich durch intravenöse Sympathikusblockaden mit Guanethidin bessern. Sakralblockaden können ebenfalls günstig wirken. Jüngere Patienten erzielen mit transkutaner Nervenstimulation häufig überraschende Erfolge. Die Stimulation in den Schmerzzonen kann bei flexibler Handhabung zusammen mit kleinen Mengen zentral wirkender Analgetika gute Analgesieergebnisse bringen. Eine »Nachtlücke« wird mit einer höheren abendlichen Opiatdosis ausgefüllt.

Die Entscheidung, ob bei Tumorschmerzen der unteren Körperhälfte ein invasives Therapieverfahren gewählt wird, kann nie schematisch erfolgen.

Für ein invasives Therapieverfahren sprechen:

Hohes Schmerzniveau, hartnäckige Nebenwirkungen systemischer Opiatgaben (Obstipation, Müdigkeit, Übelkeit, Psychosyndrom), Mobilität, längere Lebenserwartung, geringe Ausfälle, langsame Tumorprogredienz, solitäre Metastasen, Alter < 50 Jahre, stabiler psychischer Zustand, Ansätze zur Verarbeitung der todbringenden Erkrankung, technische Intelligenz.

Dagegen sprechen:

Ablehnung der Methode durch Patient oder Umgebung, fehlende Einsichtsfähigkeit in das Prinzip des Analgesieverfahrens, geringe Schmerzen, Immobilität, progrediente Ausfälle, rapides Tumorwachstum, nur mit Vorplanung überwindbare Distanz zur Schmerzambulanz, multilokuläre Metastasierung, Alter > 50 Jahre, psychosoziale Desintegration, unverarbeitetes Tumorleiden, neurotische Reaktionsweisen.

## Verletzungen peripherer Nerven

*Klinik:* Gefährdet ist vor allen der N. peroneus, der am Fibulaköpfchen äußeren Einwirkungen direkt ausgesetzt ist. Alle anderen Nervenstämme verlaufen geschützt und werden nur durch ausgedehnte Verletzungen, Frakturen oder iatrogene Maßnahmen wie Gipshülsen (N. peroneus), Operationen (N. ischiadicus beim Hüftgelenksersatz) und Injektionen (N. ischiadicus bei intraglutealer Injektion) traumatisiert. Die meisten Nervenverletzungen machen nach Abklingen des Initialschmerzes keine Beschwerden. Ist die Leitungsstörung unvollständig oder wird die Traumatisierung der Fasern durch Narbenbildung unterhalten, folgt das Bild einer Neuropathie mit hellen, ziehenden, gleichförmigen Schmerzen sowie sensiblen und motorischen Ausfällen. Brennschmerz und dumpfer Schmerz können im Versorgungsgebiet des lädierten Nerven auftreten oder als Symptome einer Sympathalgie das ganze Bein befallen. Injektionsverletzungen des N. ischiadicus und Unterschenkelfrakturen mit Schädigung der Nn. tibiales et peronēi führen gehäuft zu Kausalgien.

*Schmerzbild:*

*N. peroneus:*

Es werden helle, ziehende, gleichförmige Schmerzen und Parästhesien am lateralen Unterschenkel und auf dem Fußrücken angegeben. Fakultativ treten Brennschmerz und dumpfer Schmerz hinzu. Sofort einsetzender Brennschmerz spricht für eine Kausalgie.

*N. ischiadicus:*

Je nach geschädigten Fasern höchst unterschiedliche Schmerzlokalisation.

| Tabelle 61 | Schmerztherapie der Beinnervenverletzung |
|---|---|

- Intensive Rehabilitationsmaßnahmen
  (Innervationsübungen, Schienenapparat, spezielle berufliche Rehabilitation)
- Transkutane Nervenstimulation
- Antidepressiva
  Doxepin 75 mg/die p.o.
- Sakralblockaden, Guanethidinblockaden
- Zentrale Analgetika 4- bis 6mal/die p.o.
  Tramadol 50–100 mg
- Operative Neurolyse
- Periphere elektrische Nervenstimulation (PENS)

*Untersuchungsbefund:* Hyperpathie, Dysästhesie und Hypästhesie im Versorgungsgebiet der Hautnerven, Faszikulationen, Anhidrosis. Druckschmerzhaftigkeit der paretischen Muskulatur. Auslösung von Parästhesien bei Druck auf den Nerven im Schädigungsbereich.

*Sicherung der Diagnose:* Klinischer Befund, Elektromyogramm, Nervenleitgeschwindigkeit, Abgrenzung gegen einen zentral fixierten Schmerz mittels Sakralblock.

*Therapie* (Tab. 61): Die therapeutischen Grundlagen sind auf S. 162f dargestellt. Bei hohem Schmerzniveau und sicherem Ausschluß einer zentralen Schmerzfixierung kann die Einnahme zentral wirkender Analgetika indiziert sein. Dieses sollte jedoch nie eine definitive Lösung darstellen. Wenn eine Neurolyse nicht sinnvoll erscheint oder fehlgeschlagen ist und die transkutane Nervenstimulation nur unzureichend hilft, kann der Versuch einer direkten peripheren, elektrischen Nervenstimulation (PENS s. S. 69) mit einem implantierten Reizsystem unternommen werden. Perkutane Probestimulation mit Nadelelektroden läßt den Erfolg der Maßnahme im Vorwege prüfen.

## Einklemmungssyndrome peripherer Nerven

### Nervus cutaneus femoris lateralis (Meralgia paraesthetica)

*Klinik:* Ursache ist eine Einengung des Nerven unter dem Leistenband medial der Spina iliaca anterior superior.

*Schmerzbild:* Parästhesien, ziehende Schmerzen und Taubheit am anterolateralen Oberschenkel (Abb. 81).

*Sicherung der Diagnose:* Blockade des Nerven am Leistenband.

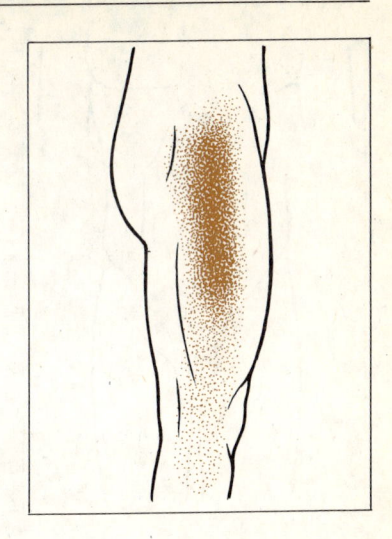

Abb. 81 Schmerzlokalisation der Meralgia paraesthetica.

*Therapie:* Ist die Meralgie während der Schwangerschaft aufgetreten oder traumatischen Ursprungs, kann mit spontaner Rückbildung gerechnet werden. Andernfalls bietet eine Neurolyse Aussicht auf Besserung.

**Nervus ilioinguinalis**

*Klinik:* Die idiopathische Kompression findet meist oberhalb der Spina iliaca anterior superior statt. Bei Herniotomien kann der Nerv im Leistenkanal erfaßt werden.

*Schmerzbild:* Die Schmerzen ziehen in Leiste, Genitale und medialen Oberschenkel (Abb. 82). Typisch ist nach Herniotomien die Angabe des Patienten, er sei mit diesem Schmerz aus der Narkose erwacht. Das Bein wird in Schonhaltung innenrotiert und adduziert bewegt. Vorbeugen des Oberkörpers bringt Erleichterung, Husten und Pressen verstärken den Schmerz.

*Sicherung der Diagnose:* Blockade des Nerven oberhalb der Spina iliaca anterior superior.

*Therapie:* Neurolyse bzw. frühe (!) Revision einer Herniotomie. Lassen sich die Beschwerden nicht beheben, kann eine reversible Leitungsunterbrechung durch Kryoblockade erwogen werden. Die Nervenblockade mit Lokalanästhetikum hilft nur kurz.

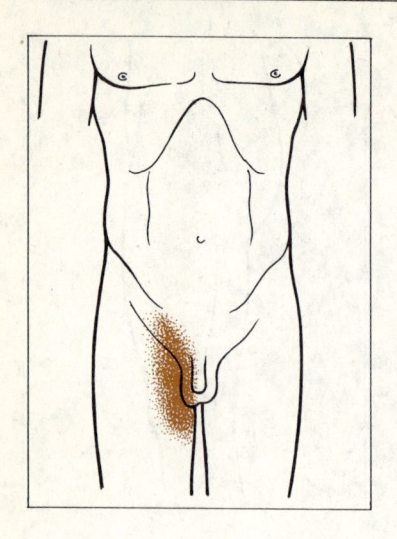

Abb. 82 Schmerzlokalisation bei Neuropathie des N. ilioinguinalis.

## Tarsaltunnel-Syndrom

*Klinik:* Betroffen sind die Endäste des N. tibialis, die Nn. plantares mediales et laterales. Die Kompression findet unter dem Retikulum flexorum statt. Selten sind einzelne Metatarsalnerven betroffen (sog. Mortonsche Neuralgie).

*Schmerzbild:* Parästhesien und meist brennender Schmerz der Fußsohle, der durch Abrollen verstärkt wird.

*Sicherung der Diagnose:* Blockade des N. tibialis am distalen Unterschenkel.

*Therapie:* Spaltung des Retinaculum flexorum, ggf. Neurolyse.

## Arterielle Verschlußkrankheit

*Klinik:* Symptomatologie und Genese der artiellen Verschlußkrankheit sind bekannt. Sie bereitet keine diagnostischen Schwierigkeiten. Schmerz ist Leit- und Zielsymptom der Therapie. Operative Maßnahmen umfassen den Gefäßeingriff, die Sympathektomie und die Amputation. Aufgabe des Schmerztherapeuten ist es *nicht,* die Operation zu verhindern. Eine aufwendige konservative Therapie kann stärker invalidisieren als eine prothetisch gut versorgte Gliedmaße. Die Schmerztherapie soll in Fällen passagerer Ruheschmerzen, bei Zustand nach Sympathektomie mit Zeichen der sympathischen Reinnervation sowie beim Raynaud-Syndrom die konservative Therapie mit potenten Methoden unterstützen.

*Therapie:* Zur Anwendung kommen Sympathikusblockaden und elektrische Rückenmarkstimulation. Lokalanästhetika bewirken eine maximale Vasodilatation mit konsekutivem Abklingen des Ruheschmerzes, sofern der arterielle Zufluß ausreicht. Ist die Blutversorgung trotz Vasodilatation unzureichend, setzen nach Abklingen der Analgesie verstärkt Schmerzen ein! Die Vasodilatation hält maximal 24 Std. an. Verfahren der Wahl ist die intravenöse Guanethidinblockade, die den Sympathikotonus für Tage bis Monate dämpft. Ein paradoxer Effekt ist durch eine vorgeschaltete klassische Blockade auszuschließen.

Elektrische Stimulation der Hinterstränge (SCS s. S. 69) dämpft den Schmerz und bessert bei regelmäßiger Anwendung auch trophische Störungen. Der Wirkmechanismus ist unbekannt. Die Anlagetechnik ist einfach, das Problem der Sondendislokation jedoch nicht gelöst.

Ein Raynaud-Syndrom wird mit intermittierenden oder kontinuierlichen Sympathikusblockaden behandelt.

# Systemerkrankungen und sonstige Schmerzsyndrome

## Rheumatoide Arthritis

*Klinik:* Diese Autoimmunerkrankung beginnt meist in kleinen Finger- und Zehengelenken (proximale Interphalangealgelenke, Metakarpophalangealgelenke). Sie schreitet zentripetal fort. Hüftgelenke, Ellbogen- und Schultergelenk bleiben nicht selten verschont. Neben sichtbaren peripheren Manifestationen bedürfen Strukturzerstörungen der oberen Halswirbelsäule größter Aufmerksamkeit. 80% aller Patienten mit einer rheumatoiden Arthritis weisen asymptomatische Röntgenveränderungen der Halswirbelsäule auf. In 25% aller Fälle besteht eine atlantoaxiale oder subaxiale Subluxation. Allgemeinsymptome, extraartikuläre Manifestationen, Osteoporose und Muskelatrophien können den Verlauf zusätzlich belasten. Ein Karpaltunnel-Syndrom wird gehäuft beobachtet.

Histologisches Korrelat ist ein von der Synovialmembran ausgehendes, fibröses Granulationsgewebe (Pannus), das Gelenkkapsel, Knorpel und gelenknahen Knochen zerstört. Ferner enthält die Synovialflüssigkeit lytische Enzyme und entzündungsfördernde Faktoren.

*Schmerzbild:* Die Erkrankung beginnt mit Morgensteifigkeit. Dann treten Bewegungs- und Druckschmerz sowie Gelenkschwellungen hinzu. Es folgen reaktive schmerzhafte Muskelverspannungen, die die Gelenke zusätzlich zur schmerzbedingten Bewegungseinschränkung fixieren. Der Schmerzverlauf mündet in Ruheschmerzen. Anfänglich ist die Schmerzqualität dumpf und drückend. Sie gewinnt später an Intensität und Schärfe. Schließlich bestehen neben quälenden, diffusen Dauerschmerzen helle, reißende, ziehende Bewegungsschmerzen, die dem Patienten jede Mobilität nehmen.

*Untersuchungsbefund:* Bewegungseinschränkungen von Extremitäten, Wirbelsäule und Kopfgelenken, Deformitäten und Versteifungen, Entzündungszeichen. Druckschmerz der gelenknahen Knochen und Sehnenansätze. Verspannte, druckschmerzhafte Muskulatur.

*Sicherung der Diagnose:* Anamnese! Positive Rheumaserologie, Röntgenbefunde der Gelenkzerstörung und Instabilität (HWS!).

*Therapie* (Tab. 62): Eine kausale Behandlung dieser Erkrankung ist derzeit nicht bekannt. Die sog. Basistherapeutika (Goldsalze, Penicillamin, Chloroquine) vermögen zwar längerfristige Remissionen zu erzie-

**Tabelle 62** Therapie der rheumatoiden Arthritis

- Sorgfältige Führung des Patienten durch Aufklärung, Beratung, Erziehung und Therapieerfolgskontrolle
  ggf. Einleitung sozialer und beruflicher Entlastungsmaßnahmen (geeigneter Wohnraum, Haushilfen, zusätzliche Ruhepausen usw.)
- Beweglichkeitstraining und Muskeltraining mindestens zweimal tägl., intermittierende krankengymnastische Übungsschulung
- Frühsynoviektomie bei oligoartikulärer Progredienz
- Kälteanwendungen
- Transkutane Nervenstimulation
- Analgetika, evtl. in Kombination mit Codein
  Parazetamol 500–1000 mg
  + Codein 50–100 mg 6stdtl. p.o.
- Antiphlogistika
  Ibuprofen 200–400 mg 8stdl. p.o.
  oder 400 mg b. B. zur Nacht p.o.
  oder Indometacin 75–100 mg zur Nacht p.o.
  oder Piroxicam 20 mg/die p.o.
- Intra- und periartikuläre Steroidinstallationen
  Prednisolon Kristallsuspension 10–50 mg je nach Gelenksgröße
- Antidepressiva
- Therapeutische Lokal- und Regionalanästhesie
  (Gelenkkapseln, Myogelosen, Extremitätenabschnitte)
- Basistherapeutika (Salazosulfapyridin, Gold, D-Penicillamin, Chloroquin), Systemische Steroidtherapie,
  Immunsupressiva (Azathioprim)
- Gelenkersatz
- Arthrodese

len, ihre Anwendung ist aber mit einer hohen Nebenwirkungsrate behaftet und ebenso wie systemische Therapie mit Immunsupressiva (Azathioprim) und Corticosteroiden nur bei schweren Verläufen vertretbar.

Ziel der konservativen Therapie ist, Schmerz, Bewegungseinschränkung und Muskelatrophie zu verhindern. Die Frühsynoviektomie bietet darüber hinaus die Chance, den destruierend-proliferierenden Pannus zu entfernen und so der Gelenkzerstörung vorzubeugen. Schwellung und Schmerz werden über Jahre eingedämmt. In Spätstadien kommen Gelenkersatz und Arthrodesen zur Anwendung.

Standardmedikamente zur Schmerzbekämpfung sind Antiphlogistika. Je nach zirkadianem Schmerzverlauf können unterschiedliche Präparate günstig sein. Besteht vornehmlich Belastungsschmerz, sind bedarfsweise einzunehmende, schnell wirkende Substanzen mit hoher Abklingrate indiziert (Ibuprofen 400 mg). Nächtlicher Schmerz und morgendliche Steifheit werden mit einer länger wirkenden, hochdosierten, abendlichen Medikation (Indometazin 75 mg) behandelt. Bei beständigen Beschwerden ohne besondere Maxima bieten sich langwirkende Substanzen mit einmaliger täglicher Einnahme (Piroxicam 20 mg) an. Ist die Krankheit wenig aktiv, reicht oft Parazetamol (evtl. in Kombination mit Codein) aus. Ausbrüche in einzelnen Gelenken können durch intraartikuläre Stereoidgaben abgefangen werden. Die Dosis richtet sich nach Gelenkgröße und Krankheitsaktivität. Wenn der Gelenkprozeß trotzdem weiter fortschreitet, wird eine Synoviektomie vorgenommen.

Kälteanwendungen bewähren sich zunehmend. Transkutane Nervenstimulation wird gelenksnah meist nicht toleriert. Reizung im entsprechenden Dermatom oder paravertebrale Anwendung können aber durchaus hilfreich sein. Reaktive Muskelverspannungen sind sowohl mit transkutaner Nervenstimulation als auch mit therapeutischer Lokalanästhesie gut zu durchbrechen.

Entscheidend für das funktionelle Spätergebnis ist ein über Wesen und Therapiemöglichkeiten seiner Erkrankung informierter Patient. Er muß einen Restschmerz tolerieren lernen und trotzdem Bewegungsübungen und Muskeltraining durchführen. Er muß die Chance, der Verkrüppelung zu entgehen, aufgezeigt bekommen und lernen, gefährdete Gelenke und Aktivitätsgrad seiner Erkrankung zu erkennen. Der schwer motivierbare, passive Patient ist durch dieses Leiden besonders gefährdet.

Die aufgeführten symptomatischen Maßnahmen schaffen die Grundlage für eine auf den Einzelfall zugeschnittene Gelenkbeweglichkeit und Muskelkraft erhaltende Übungsbehandlung. Eine übermäßige Knorpel- und Kapselbelastung ist in den ersten 3 Monaten nach Synoviektomie zu vermeiden. Ein ungehinderter und kraftvoller Gelenkeinsatz muß aber angestrebt werden. Akribische, mindestens zweimal täglich selbständig durchgeführte Übungsprogramme helfen am besten, deren gutgemeintes »kurmäßiges« Verordnen meist nichts. Durch Einbindung des Patienten in ständige krankengymnastische Schulung und regelmäßige Überprüfung des funktionellen Zustandes des Gelenkapparats lassen sich motivierende und kontrollierende Führung wahrnehmen. Ein intermittierender Einsatz von Antidepressiva sollte – wenn immer Anzeichen für eine prolongierte Depression bestehen – versucht werden.

## Osteoporose

*Klinik:* Diese bei Frauen häufige Skeletterkrankung tritt als primäre (idiopathische) oder sekundäre Form (z. B. diffuser Skelettmetastasierung, Plasmozytom, Tuberkulose, Sarkoidose, Spondylitis ankylopoetica, Ovarektomie) nicht selten mit Schmerz in Erscheinung. Von Bedeutung ist, daß der atrophische Knochen bereits vor röntgenologischer

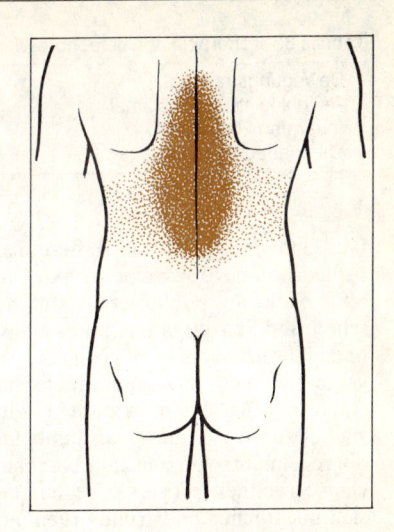

Abb. 83  Typische Schmerzlokalisation bei dorsolumbaler Osteoporose.

Manifestation der Erkrankung und Frakturierung Schmerz unterhalten kann. Die resultierende Mindermobilität begünstigt den Substanzverlust. Manchmal findet man anamnestisch Hinweise auf eine ungenügende Calciumzufuhr durch einseitige Ernährungsgewohnheiten.

*Schmerzbild:* Die meist 50- bis 70jährigen Patientinnen klagen über ziehende, diffuse Schmerzen, die in der mittleren BWS beginnen und zirkulär ausstrahlen (Abb. 83). Bald ist der Schmerz auch nachts vorhanden. Jegliche Bewegungen, Husten und tiefe Atemzüge verstärken den Schmerz. In diesem Stadium treten dauerhafte, reißend-glühende Muskelschmerzen hinzu. Ein plötzlich einsetzender heftiger, heller, ziehender Dauerschmerz kann auf einen Wirbelkörperzusammenbruch hindeuten. Das Schmerzbild bessert sich, wenn die Rippenbögen den Beckenkämmen aufliegen.

*Untersuchungsbefund:* Im Frühstadium bis auf die Knochendensimetrie unauffällig. Dann Klopfschmerz der Dornfortsätze, Stauchungsschmerz, Druckschmerz und Verhärtung der paravertebralen Muskulatur. Später klinisch und röntgenologisch Zeichen von Wirbelkörpersinterung und -frakturen mit Abnahme der Körpergröße, Brustkyphose, Skoliose, Bauchfalten, Beweglichkeitseinschränkungen.

*Sicherung der Diagnose:* Klinische Untersuchung, Röntgenbefund.

*Therapie* (Tab. 63): Ziel der kausalen Therapie ist, die Neubildung von Knochensubstanz durch Östrogene, Androgene, Calcium, Phosphat und Fluorid zu fördern. Immobilisation und Mangelernährung als ge-

**Tabelle 63** Therapie der Osteoporose

- Bewegungstraining
- Antiphlogistika 2- bis 3mal/die
  Ibuprofen 200 mg p.o.
- Osteoanabole Medikation

fährdende Faktoren sind zu beseitigen. Der Patient sollte seinen frakturbedrohten Körper einem *moderaten* (!) Training aussetzen, das seine Sitz-, Steh- und Gehtoleranz stufenweise verbessert. Für ältere Menschen sind Spaziergänge, unter langsamer Steigerung der Wegstrecke, und Hausarbeit dazu gut geeignet. Auch bessert Bewegung die Muskelverspannungen. Als symptomatische Maßnahmen stehen Antiphlogistika und Muskelinfiltrationen zur Verfügung. Die Brustkyphose zwingt zur Ausbildung von lumbalen und zervikalen Hyperlordosen, die regelmäßig von muskulären Spannungsschmerzen fern des eigentlichen Krankheitsprozesses begleitet sind. Durch Unterpolsterung läßt sich nächtlicher und frühmorgendlicher Schmerz in diesen Regionen vermindern.

Leicht begeht der alte Mensch eine Fehleinschätzung seines Aktivitätsniveaus. »Wer rastet, rostet« wird zwar akzeptiert, die Mobilität aber nicht gesteigert. Unter Umständen hilft genaues Protokollieren von Gehstrecke und Aktivität zur Selbstkontrolle. Eine schmerzbedingte Immobilität muß unter allen Umständen vermieden werden. Akute Wirbelkörperkompressionsfrakturen werden mit Bettruhe, Paravertebralblockaden und Antiphlogistika behandelt.

## Spondylitis ankylopoetica

*Klinik:* Diese Erkrankung, vornehmlich jüngerer Männer, beginnt oft in peripheren Gelenken der unteren Extremität. Mit Beteiligung der Facettengelenke setzt eine schmerzbedingte Beweglichkeitsminderung ein, die über ausgeprägte reflektorische Muskelspasmen, Verklebung der Gelenkkapseln und knöcherner Durchbauung nach Jahren zur versteiften Wirbelsäule führt.

*Schmerzbild:* Frühsymptome sind Monoarthropathien mit dem typischen Schmerz rheumatischer Gelenke: dumpfe, ziehende, tiefe, nach langer Bettruhe (morgens) einsetzende Kreuzschmerzen und Fersenschmerzen (Abb. **84**). Nach dem Aufstehen schwindet der Rückenschmerz abrupt. Treppensteigen kann die Beschwerden provozieren. Mit Befall der Ileosakralfugen und der kleinen Wirbelgelenke nehmen die Bewegungsschmerzen zu. Helle, reißende oder glühende, vom kontrakten Muskel ausgehende Schmerzen schränken die Beweglichkeit

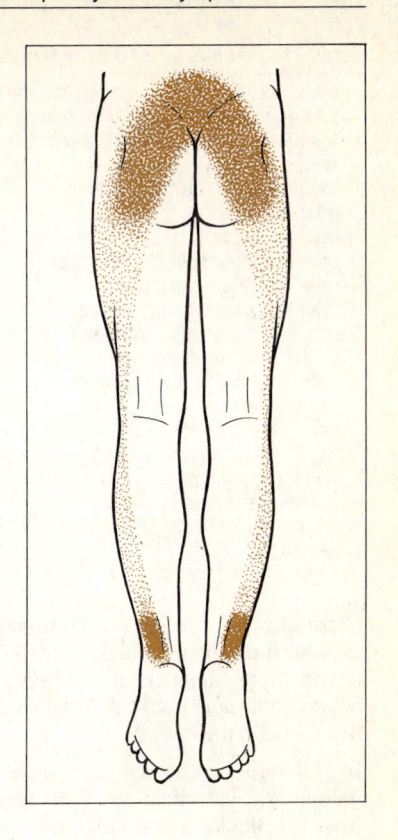

**Abb. 84** Typische Schmerzlokalisation bei der Spondylitis ankylopoetica Bechterew (frühes Stadium).

weiter ein. Ist der Gelenkapparat zerstört und die Wirbelsäule ankylosiert, sistieren die Beschwerden.

*Untersuchungsbefund:* Im Frühstadium Druckschmerz über den Ileosakralgelenken und von benachbarten muskulären und ligamentären Strukturen. Muskelverspannung am lumbosakralen Übergang, Schmerzauslösung durch Funktionsprüfungen des Ileosakralgelenkes und Provokationsmanöver des ileolumbosakralen Bandapparates.

*Sicherung der Diagnose:* Röntgenbild, Seromarker (HLA-B27-Antigen).

*Therapie* (Tab. **64**): Das Schicksal des Bechterew-Patienten wird entscheidend von Intensität und Qualität der durchgeführten Bewegungsübungen bestimmt. Gelingt es dem Patienten, während aktiver Krankheitsphasen den Bewegungsraum seiner Gelenke mehrfach täglich voll

Tabelle 64  Therapie der Spondylitis ankylopoetica

- Mehrfach täglich Bewegungsübungen über den gesamten physiologischen Bewegungsspielraum der Wirbelsäule
- Manuelle und apparative Redression
- Antiphlogistika
  Ibuprofen 200–400 mg 8stdl. p.o.
  oder 400 mg b. B.
  oder zur Nacht p.o.
  oder Indomethacin 25–50 mg 8stdl. p.o.
  oder 75–100 mg zur Nacht p.o.
  oder Piroxicam 20 mg/die p.o.
  evtl. kombiniert mit zentralen Analgetika
  Codein 100 mg 6stdl. p.o.
  oder Tramal 50–100 mg 6stdl. p.o.
  Corticosteroide
  und adjuvanter Medikation
  ($H_2$-Blocker, Antazida)
- Kälteanwendungen
- Transkutane Nervenstimulation
- Triggerpunktinfiltrationen
- Massage

auszunutzen, muß keine funktionelle Einbuße resultieren. Kommen zusätzlich redressierende Übungen und Hilfen, wie eine Gipsliegeschale zur Anwendung, kann eine Kyphosierung umgangen werden. Die Schmerztherapie muß vordringlich die Voraussetzungen für beschwerdefreies Üben schaffen!

In aktiven Krankheitsphasen ist die regelmäßige Einnahme von Antiphlogistika, ggf. auch von Kortikosteroiden kombiniert mit Antazida bzw. $H_2$-Blockern, unabdingbar. Tranquilizer und Muskelrelaxantien nützen wenig. Mit transkutaner Nervenstimulation, Triggerpunkt-Infiltrationen und vorsichtiger Massage lassen sich bei Bedarf Zonen übermäßiger Muskelverspannung lockern.

Hat der Kranke die Pathogenese der Versteifung und abzuleitende Therapiemaßnahmen verstanden und kann er zur mehrjährigen unermüdlichen Mitarbeit angehalten werden, ist die Prognose quoad functionem nicht ungünstig.

## Polyneuropathien

*Klinik:* Die Polyneuropathien bilden eine inhomogene Gruppe peripherer Nervenfunktionsstörungen, die die Trias sensible Reiz- und Ausfallerscheinungen, schlaffe Lähmungen und vegetative Störungen aufweisen. Histopathologisch findet man Degenerationen von Markscheide und Axon. Ursächlich sind Medikamente, Alkoholismus, Diabetes mellitus, Virusinfektionen, Intoxikationen und Autoimmunerkrankungen. Etwa ein Drittel der Polyneuropathien bleibt ätiologisch ungeklärt. Schmerzen sind kein obligates Symptom. Formen mit Markscheidendegeneration (Diabetes mellitus, parainfektiöse und autoimmunologische Polyneuropathien) wie auch Formen mit axonaler Degeneration (medikamentös-toxische Polyneuropathien) werden aber von hartnäckigen Dauerschmerzen begleitet.

*Schmerzbild:* Die Patienten klagen über kribbelnde Parästhesien sowie dumpfen, brennenden Schmerz (»burning feet«). Manchmal stehen lanzinierende Schmerzen im Vordergrund. Kleidung kann intensive Dysästhesien unterhalten.

*Untersuchungsbefund:* Lähmungen, Gangataxie, Hypästhesien und Dysästhesien mit peripherer Betonung (handschuh- oder strumpfförmig), periphere Zyanose, trophische Störungen. Schmerzverstärkung durch Nervendehnung und Kompression. Oft druckschmerzhafte Muskulatur. Reflexausfälle.

*Sicherung der Diagnose:* Hautnervenbiopsie, NLG, EMG.

*Therapie* (Tab. 65): Behandlung der auslösenden Erkrankung (z.B. Einstellen eines Diabetes mellitus) oder Durchbrechung der ursächlichen Pathomechanismen (z.B. Elimination der Noxe, Immunsuppression) müssen der Schmerztherapie vorausgehen. Ein Teil der Patienten gerät jedoch in eine chronische Verlaufsform, bei der Schmerzen im Vordergrund stehen. Die Therapie kann hier nur symptomatisch sein. Dauerschmerzen lassen sich meist nur mit zentral wirkenden Analgetika befriedigend einstellen. Man wird sie mit Antidepressiva und Neuroleptika kombinieren, um Dosis und Suchtpotential zu minimieren.

Tabelle **65** Schmerztherapie der Polyneuropathien

- Elimination der auslösenden Noxe
- Antiepileptika
  Carbamazepin 600–1800 mg/die p.o.
- Antidepressiva
  Doxepin 75 mg/die p.o.
- Neuroleptika
  Promethazin 50–150 mg/die p.o.
  oder Haldol 1–10 mg/die p.o.
- Zentral wirkende Analgetika
  Codein 50–100 mg 4- bis 6mal/die p.o.
  oder Tramal 50–100 mg 4- bis 6mal/die p.o.
  oder retardiertes Morphin initial 10 mg 12stdl. p.o.

## Postamputationsschmerz

*Klinik:* Amputationen werden bei Unfällen, Gangränen (arterielle Verschlußkrankheit, Morbus Raynaud), Infektionen (Phlegmonen, Gasbrand) und malignen Tumoren durchgeführt. 90% der Patienten durchleben post amputationem ein Schmerzbild, das nicht durch Wundschmerz zu erklären ist. Unabhängig vom Schmerz kann die Gliedmaße als Phantom weiterleben. Lageempfindungen, Größenveränderungen wie Volumenzunahme oder Schrumpfen, schmerzhaftes »Stumpfschlagen« und kutane Sensationen kennzeichnen das Unvermögen des Gehirnes, sich von der verlorenen Gliedmaße zu distanzieren. Distale Gliedmaßenabschnitte werden bevorzugt mit Phantomempfindungen belegt. Manchmal treten Schmerzen erst Jahre nach der Amputation auf.

Der Gliedmaßenverlust bedeutet eine schwere psychische Belastung: Das Leben als Amputierter erscheint mit unüberwindbaren Schwierigkeiten beladen, Immobilität und Entstellung lassen die Isolation befürchten. Unfälle und Wundinfektionen sind von Selbstvorwürfen begleitet, ein schmerzhaftes Erleben ging voraus. Zwangsläufig sind Postamputationsschmerzen von einer dominierenden affektiven Komponente begleitet.

Postamputationsschmerzen lassen sich in zwei Gruppen unterteilen:

- Schmerzen bei auffälligen Stumpfverhältnissen:
  mechanisch induzierter Stumpfschmerz, Narbenschmerz, Reflexdystrophie des Stumpfes.
- Schmerzen bei unauffälligem Stumpf:
  zentral fixierter Phantomschmerz, psychogener Phantomschmerz, Deafferenzierungsschmerz, projizierter Schmerz.

### Mechanisch induzierter Stumpfschmerz und Narbenschmerz

Unter Druckeinwirkung der Prothese entstehen lokale Gewebeschäden, die von einer arteriellen Verschlußkrankheit oder vorangegangener Sekundärheilung begünstigt werden. Der Schmerz tritt belastungssynchron im distalen Stumpfbereich auf.

Narbenfelder zeigen oft eine ausgeprägte Hyperpathie.

Schmerz durch mechanische Einwirkung auf Neurome ist selten, muß aber differentialdiagnostisch erwogen werden.

*Untersuchungsbefund:* Hautdruckstellen, Muskulatur und Subkutangewebe atrophisch und druckschmerzhaft, Narbenhyperpathie.

*Sicherung der Diagnose:* Lokalanästhesie.

**Tabelle 66** Therapie des Stumpfschmerzes

- Umarbeiten der Prothese
  ggf. Revision und plastische Neuformung des Stumpfes
- Narbeninfiltration


**Tabelle 67** Therapie der Stumpfreflexdystrophien

- Sympathikusblockaden
  Finger, Unterarm, Oberarm:
  axilläre oder zervikale Plexusblockade,
  i.v. Guanethidinblockade
  Zehen, Vorfuß, Unterschenkel, Oberschenkel:
  Sakralblock, 3-in-1-Block,
  i.v. Guanethidinblockade

*Therapie* (Tab. 66): Läßt sich der Schmerz durch Umarbeiten der Prothese oder Abpolstern des Stumpfes nicht beseitigen, kann eine plastische Neuformung indiziert sein. Bei ungenügender Deckung des Knochens oder deutlicher Stumpfasymmetrie wird man sich leichter zu einer operativen Revision entschließen. Eine psychogene Schmerzkomponente muß ausgeschlossen sein. Narbenschmerzen lassen sich durch Unterspritzen mit Lokalanästhesikum manchmal nachhaltig bessern.

### Reflexdystrophie des Stumpfes

Lokale pathologische Hyperaktivität des sympathischen Nervensystemes kann zur Reflexdystrophie des Stumpfes mit Brennschmerz, Hyperpathie, Vasokonstriktion und Gewebsathrophie führen.

*Sicherung der Diagnose:* Klinische Untersuchung.

*Therapie* (Tab. 67): Sympathikusblockaden. Der Zeitabstand zwischen den einzelnen Blockaden muß weitgehende Schmerzfreiheit und unbeeinträchtigte Beweglichkeit garantieren. Die Therapie wird bis zur definitiven Befundbesserung (24stündige Beschwerdefreiheit, normale Hauttemperatur und Farbe) fortgesetzt.

### Zentral fixierter Phantomschmerz

*Klinik:* Dieser Schmerzform geht regelmäßig ein schmerzintensiver Zustand prae amputationem voraus, der länger – oft Jahre – bestanden hat (z.B. eine arterielle Verschlußkrankheit der Stadien III und IV, akrale Nekrosen beim Morbus Raynaud, Traumen mit Sekundärkomplikationen wie Wundinfektionen und Gefäßverschlüsse). Der Schmerz

**Tabelle 68** Therapie des zentral fixierten Phantomschmerzes

- Steigerung des globalen Aktivitätsniveaus bis zur Reizüberflutung oder
- Antidepressiva
  Doxepin 75 mg/die p.o.
- Neuroleptika
  Promethazin 25–50 mg/die p.o.
  oder Haldol 5–10 mg/die
(– Schlafentzug)

---

wird chronifiziert und bleibt nach Elimination der Schmerzursache als zentrales Engramm bestehen.

*Schmerzbild:* Unabhängig von anderen Phantomsensationen besteht der originäre Schmerz in Intensität und Lokalisation weiter.

*Untersuchungsbefund:* Meist »Empfindlichkeit« des Stumpfes. Algogenes Psychosyndrom.

*Sicherung der Diagnose:* Fortbestehen des Schmerzes nach Spinalanästhesie oder Armplexus-Blockade.

*Therapie* (Tab. 68): Ziel muß sein, die Schmerzrealisierung zu unterdrücken und Phasen zu schaffen, in denen das Schmerzerleben erschwert oder ausgelöscht ist. Man bedient sich einer Reizüberflutung oder Dämpfung.

Einfachste Form der Reizüberflutung ist Ablenkung. Der Patient wird angehalten, vielerlei Aktivitäten nachzugehen. Aktive Leistungen, die eine psychische Anspannung erfordern (Verbalisieren, Produzieren) sind effektiver als passiver Reizeinstrom (Zuhören). Körperliche Arbeit bis zur Erschöpfung drängt die Schmerzempfindung ebenfalls zurück. Auch Schlafentzug kann Erfolge bringen.

Dämpfung läßt sich durch medikamentöse Therapie erzielen. Die vom Patienten berichtete Wirksamkeit zentral angreifender Analgetika korreliert häufig mit deren sedierendem Effekt und wird von Tranquilizern und Barbituraten bereits in niedriger Dosis übertroffen. Wegen des geringen Suchtpotentials sollten aber bevorzugt sedierende Antidepressiva und Neuroleptika eingesetzt werden. Zur Schlafinduktion wird bei Bedarf ein Hypnotikum verordnet.

Entspannungstechniken wie autogenes Training und Biofeedback helfen, das Vegetativum von der Schmerzempfindung abzukoppeln. Aufklärung des Patienten über das Wesen seines Schmerzes, vor allem der Hinweis, daß es sich nicht um »Wahnvorstellungen« oder »Geistesgestörtheit« handele, darf nicht unterbleiben.

## Psychogener Phantomschmerz

*Klinik:* Nur wenige Patienten bewältigen einen Gliedmaßenverlust vollständig. Zumeist gelingt eine Toleranz der Verstümmelung erst mit positiven Erfahrungen in der Alltagswelt. Akzeptanz des Stigmas als Preis für Heilung und körperliches Wohlbefinden erfolgt manchmal nie. Statt dessen wird der fehlende Körperteil mit Schmerz belegt und so erhalten. Das Phantomerleben ist bei diesen Patienten besonders eindrucksvoll.

*Schmerzbild:* Es werden wechselnde bizarre Schmerzmuster beschrieben. Phantomschmerzempfindungen und Schmerz beeinflussen sich oft gegenseitig.

*Sicherung der Diagnose:* Anamnese, Exploration, psychometrische Tests.

*Therapie:* Im Gegensatz zum zentral fixierten Schmerz braucht dieser Patient den Schmerz als Element seiner Körperempfindung. Der psychotherapeutische Ansatz muß auf Verarbeitung des Gliedmaßenverlustes und Modifikation neurotischen Erlebens und Denkens abzielen.

## Deafferenzierungsschmerz

*Klinik:* Deafferenzierungsschmerzen sind die eindrucksvollste somatische Phantomschmerzform. Sie beruhen auf spontanen Entladungen enthemmter Neurome und stellen somit eine spezielle Reaktionsform des Nervensystems bei reduziertem neuronalen Input dar.

*Schmerzbild:* Monate bis Jahrzehnte (!) nach Amputation setzen Episoden blitzartiger heller, einschießender Schmerzen höchster Intensität ein, die Sekundenbruchteile andauern. Sie werden in Phantom oder Stumpf lokalisiert. Das Intervall zwischen solchen »Tics« beläuft sich

Tabelle **69** Behandlung des Deafferenzierungsschmerzes

| |
|---|
| Anfall: |
| – Zentrale Analgetika, ggf. parenteral |
| Kausal: |
| – Antiepileptika Carbamazepin 600–1800 mg/die p.o. oder Phenytoin 300–600 mg/die p.o. ggf. Kombinationstherapie |
| – Transkutane Nervenstimulation |
| – Implantation eines epiduralen Reizsystemes |

auf Sekunden bis Wochen. Die Schmerzintensität kann den Patienten in
den Suizid treiben.

*Untersuchungsbefund:* Manchmal Triggerpunkte, die eine Schmerzattacke auslösen, meist jedoch unauffällig.

*Sicherung der Diagnose:* Anamnese.

*Therapie* (Tab. **69**): Die Dramatik einer Anfallsserie erfordert nicht selten anfängliche parenterale Gabe von Opiaten. Kausal läßt sich die spontane Reizbildung mit Membranstabilisatoren (Carbamazepin, Phenytoin) unterdrücken. Bei Versagen dieser Therapie oder Nachlassen der Wirkung kann mit transkutaner Nervenstimulation am Stumpf oder elektrischer Reizung der Hinterstränge (Spinal-Cord-Stimulation) fehlender neuronaler Input substituiert und das schmerzhemmende System aktiviert werden.

## Projizierter Schmerz

Da die zentrale Repräsentation der amputierten Gliedmaße nicht erlischt, werden Schmerzausstrahlung anderer Organsysteme, die sich in die Extremität projizieren, weiterhin wahrgenommen. So können eine koronare Herzkrankheit, Bandscheibenvorfälle und Facettenarthropathien zu Phantomschmerzen führen. Auch von Stumpfneuromen kann ein projizierter Schmerz ausgehen, der durch Kompression auslösbar ist. Die Untersuchung des Patienten darf sich daher nicht auf den Stumpf beschränken: Alle Erkrankungen mit Schmerzausstrahlung in die fehlende Gliedmaße müssen bei Phantomschmerzen differentialdiagnostisch berücksichtigt werden.

## Schmerzen bei Hemiplegie

*Klinik:* Schmerzbilder in Extremitäten mit sensomotorischer Minderinnervation sind äußerst vielgestaltig. Da die vegetative Innervation intakt und die sensorische Wahrnehmung meist nicht vollständig unterbrochen ist, können periphere Schmerzbilder in plegischen Gliedmaßen auftreten. Treibende Pathomechanismen sind die ataktische Fehlbelastung der Gelenke mit konsekutiven Arthrosen (Kniegelenk, oberes Sprunggelenk) und die Traktionsbelastung der Gelenkkapseln und Sehnen durch fehlenden Muskeltonus (Akromioklavikulargelenk, Schultergelenk). Beuge- (Arm) und Streckspastik (Bein) führen zu Kontrakturen von Gelenkkapseln und Muskeln. Sympathalgien und Quadratensyndrome sind nicht selten. Die gesunde Seite erfährt durch vermehrte Übernahme von Stütz- und Haltefunktion rasch eine Überbelastung, die besonders während der initialen Mobilisierung zu myofaszialen Schmerzen führt. Hat die Behinderung psychosoziale Konflikte heraufbeschwören, entwickeln sich leicht psychogene Schmerzformen.

*Schmerzbild:* Die Patienten klagen über dumpfe, umherwandernde Schmerzen, deren Ursprung und Maximum schwer lokalisierbar sind. Oft wird die gesamte Extremität schmerzend empfunden oder Brennschmerz angegeben.

*Untersuchungsbefund:* Zeichen von Arthropathien und Arthrosen in Akromioklavikulargelenk, Hüftgelenk, Kniegelenk sowie oberem und unterem Sprunggelenk der gelähmten Seite. Schultersteife. Evtl. Beugekontraktur des Armes, Streckkontraktur des Beines. In Spätstadien Subluxationen. Arthrogene und myogene Schmerzbilder der gesunden Seite.

*Sicherung der Diagnose:* Klinische Untersuchung, Exploration, psychometrische Testverfahren.

*Therapie* (Tab. **70**): Schmerzqualität und -verteilung lassen häufig eine sympathische Schmerzkomponente vermuten. Dem entspricht die klinische Beobachtung, daß Sympathikusblockaden plegischer Körperabschnitte langdauernde Schmerzfreiheit bewirken können. Bei Armschmerz kommen Blockaden des Plexus cervicobrachialis, bei Beinschmerz Sakralblock oder 3-in-1-Block zur Anwendung.

Muskelrelaxantien sind hilfreich, bei konsequenter Krankengymnastik aber ebenso entbehrlich wie Analgetika. Rezidive nach erfolgreicher Lockerung einer Kontraktur sind nicht immer Ausdruck einer mangelhaft betriebenen Bewegungstherapie, sondern auch Ausdruck der gestörten Willkürinnervation. Bei gutem funktionellen Zustand der Extremität können Gelenkersatz und Arthrodesen erwogen werden, wenn andere Therapiemöglichkeiten ausgeschöpft sind. Eine gute krankengymnastische Betreuung beugt Schmerzkrankheiten vor.

Tabelle **70** Schmerztherapie bei zentralen Lähmungen

- Krankengymnastik
- Schienen- und Hülsenapparate
- Triggerpunktinfiltrationen
- Sympathikusblockaden
  axilläre oder zervikale Plexusblockade, Sakralblock oder 3-in-1-Block
- Muskelrelaxantien
- Analgetika
  Acetylsalicylsäure 500–1000 mg b. B. p.o.
- Operativer Gelenkersatz, Arthrodesen

## Sympathalgien

*Klinik:* Unter dem Begriff »Sympathalgie« werden Schmerzsyndrome zusammengefaßt, deren Ursache in einer Aktivitätserhöhung des sympathischen Nervensystemes liegt. Das Spektrum auslösender Erkrankungen umfaßt Nervenverletzungen (insbesondere inkomplette Schädigungen von N. medianus und N. tibialis), Denervierungsoperationen des Epikondylus radialis, Frakturen, tumoröse Nervenkompressionen, Verbrennungen, Erfrierungen, zerebrale Insulte, Herzinfarkte, Medikamente, Querschnittslähmungen und Amputationen. Manchmal läßt sich keine Ursache finden. Der Pathomechanismus ist unbekannt, eine

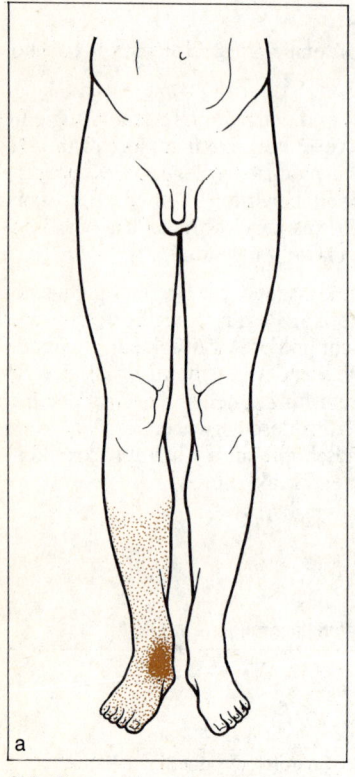

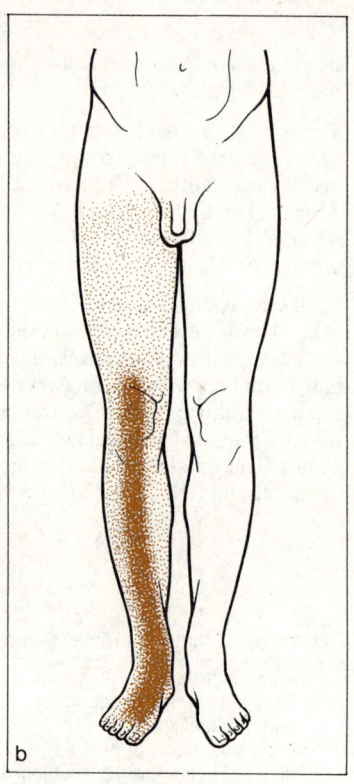

Abb. 85a–c  Ausweitung der Schmerzzone einer Sympathalgie nach Sprunggelenksfraktur.

Abb. 85a  Frühes Stadium.

Abb. 85b  Fortgeschrittenes Stadium.

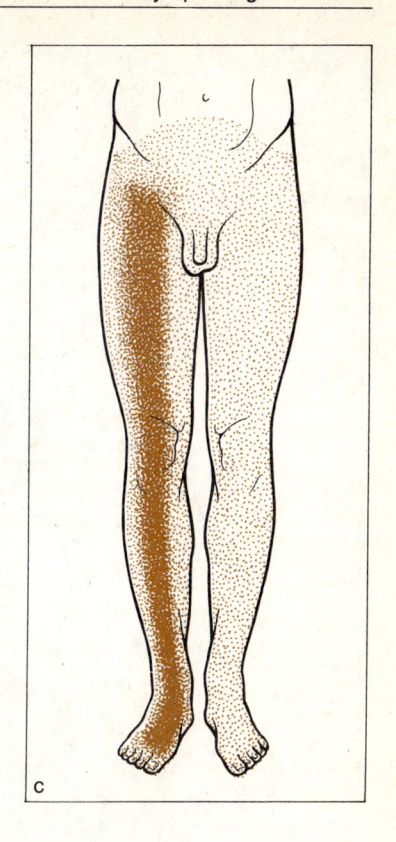

Abb. 85c Spätes Stadium.

Beteiligung des subjektiven Erlebens einer Körperschädigung jedoch eindeutig: Ein langer, schmerzhafter Verlauf, verzögerte Rekonvaleszenz, ein schlechtes Behandlungsergebnis, Schuldkonflikte nach Unfällen, Schicksalsschläge während der Erkrankung und neurotische Konflikte prädisponieren zur Ausbildung einer Sympathalgie.

Sympathalgien haben die Tendenz zur Ausdehnung (Abb. **85a–c**). Beginnt die Störung z. B. nach einer Radiusfraktur, können Arm und Schulter in langsamer, aber stetiger Migration erfaßt werden. Die anatomische Zuordnung entspricht einer Sympathalgie der via A. subclavia die Körperperipherie erreichenden sympathischen Geflechte. Diese Ausdehnung wird als *Gefäßzonenstörung* (Abb. **86**) oder *Quadrantensyndrom* (Abb. **87**) bezeichnet. Auch kontralaterale vegetative Geflechte können von der Sympathikusaktivierung erfaßt werden. Initial kann eine Gegenregulation mit maximaler Vasodilatation bestehen.

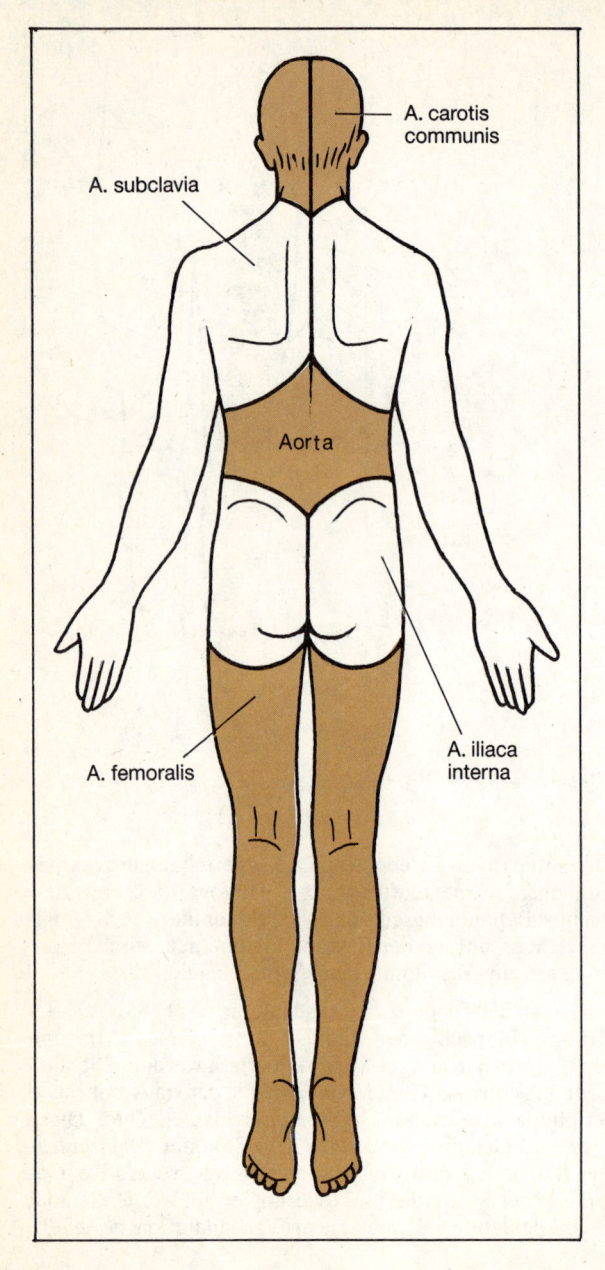

224  Systemerkrankungen und sonstige Schmerzsyndrome

Abb. **86** Schmerzlokalisationen bei Gefäßzonenstörungen (Übersicht).

Sympathalgien 225

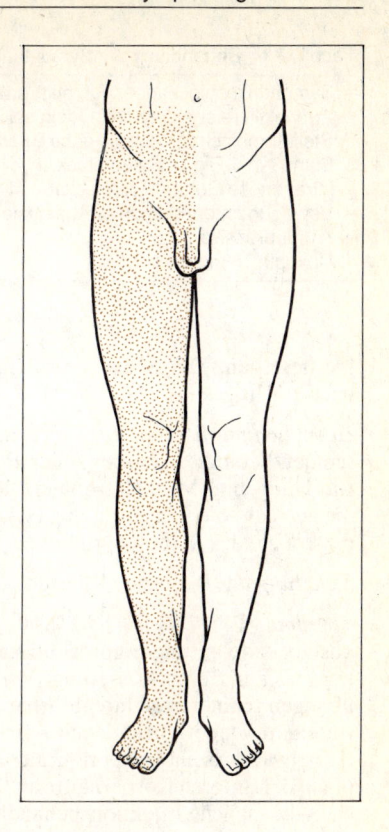

Abb. 87 Schmerzlokalisation beim unteren Quadrantensyndrom.

Symptome sind Rötung, Schwellung und Überwärmung. Die Sympathikotonie zeichnet sich durch Brennschmerz oder dumpfen Schmerz, kühle Haut, fleckige Zyanose und Atrophie von Haut und Knochen aus. Nach SUDECK erfolgt eine Einteilung in die Stadien Gegenregulation, Sympathalgie und Atrophie.

Als *Kausalgie* wird ein Schmerzbild mit meist innerhalb von 24 Stunden nach Nervenverletzung einsetzendem Brennschmerz bezeichnet. Das Schmerzmaximum liegt gewöhnlich in Hand oder Fuß.

Quadrantensyndrome und Gefäßzonenstörungen zeichnen sich durch diffusen, dumpfen Spontan- und Druckschmerz ohne Ausbildung von Atrophien aus.

*Schmerzbild:* Die Patienten leiden an progredientem Spontan-, Bewegungs- und Druckschmerz brennender oder dumpfer Qualität, der langsam an Ausdehnung zunimmt. Gleichzeitig können vegetative Sympto-

**Tabelle 71** Behandlung der Sympathalgien

– Sympathikusblockaden, ggf. mit Verweilkathetern
  Arm: axilläre oder zervikale Plexusblockade
  Stellatumblockade, intravenöse Guanethidinblockade
  Bein: 3-in-1-Block, Sakralblock,
  intravenöse Guanethidinblockade
– Bewegungsübungen unter Analgesie
– Antidepressiva
  Doxepin 75 mg/die p.o.

me bestehen. Der Schlaf betroffener Patienten ist erstaunlich wenig beeinträchtigt.

*Untersuchungsbefund:* Oft psychisch auffällige Patienten mit schwerer schmerzbedingter, funktioneller Beeinträchtigung der Extremität sowie Haut- und Muskelatrophien. Röntgenbild: fleckige Osteoporose, die auch auf die Gegenseite (z. B. kontralateraler Hüftkopf bei Reflexdystrophie des Beines) springt.

*Sicherung der Diagnose:* Klinische Untersuchung.

*Therapie* (Tab. 71): Einzig kausale Therapie ist die serielle Sympathikusblockade mit niedrigprozentigem, lang wirkendem Lokalanästhetikum bis zur Befundbesserung. Während der Blocks sind Bewegungsübungen schmerzfrei durchführbar. Bei schweren Verläufen kann eine stationäre Dauerblockade mit Arm-, Beinplexus- oder Periduralkatheter notwendig sein. Ein periduraler Zugang bietet sich bei Reflexdystrophien der unteren Körperhälfte an. Verweilkanülen (Abb. 34) vereinfachen die tägliche Injektionsbehandlung.

Bleibt die Sympathalgie auf die Extremität beschränkt, kann alternativ eine intravenöse Guanethidinblockade des sympathischen Nervengeflechtes erfolgen. Analgesieeffekt und Dosisintervall weisen größere Variabilität als bei klassischer Technik auf. Nicht selten lassen sich weitaus längere Blockadeintervalle (ein- bis zwei Wochen) erzielen. Gelegentlich haben Antidepressiva gute Effekte.

Andere Schmerztherapieverfahren scheinen entbehrlich. Allenfalls Kausalgien erfordern in wenigen Fällen eine Sympathektomie.

## Quadrantensyndrome und Panalgesien

Diese Schmerzerscheinungen sind durch Ausdehnung der ursprünglichen Schmerzzone auf eine Extremität oder den gesamten Körper gekennzeichnet (Abb. 88a, b). Das betroffene Areal bzw. der gesamte Korpus weisen eine hochgradig erniedrigte Schmerzschwelle auf. Welcher Pathomechanismus zugrunde liegt, ist unbekannt. Anfänglich bestehen entweder ein räumlich begrenzter starker Schmerz (z.B. bei radikulärer Läsion) oder Schmerzbilder unterschiedlicher Lokalisation.

Später sind ausgedehnte Muskelverspannungszonen, bei Panalgesien des gesamten dorsalen Stammes, vorzufinden. Praktisch immer lassen sich psychopathologische Alterationen mit depressiven Zügen aufzeigen. Analgetikaabusus kann die Schmerzschwelle erheblich absenken und muß für die Ausbildung von Panalgesien ggf. mitverantwortlich gemacht werden. Übergänge zu den Sympathalgien sind fließend; einer Reflexdystrophie kann ein Quadrantensyndrom vorausgehen.

*Schmerzbild:* Alle Strukturen des Körpers oder eines Körperquadranten weisen Schmerzen auf.

*Untersuchungsbefund:* Dumpfer und ziehender Spontan-, Druck- und Klopfschmerz fast aller Strukturen im betroffenen Areal. Bei Provokationsmanövern weiträumige Schmerzausstrahlung: Beklopfen der Kalotte wird in den Extremitäten als Schmerz verspürt. Neben psychischen Alterationen oft Hinweise auf mitauslösende muskuloskelettale und nervale Erkrankungen.

*Sicherung der Diagnose:* Klinische Untersuchung.

*Therapie* (Tab. 72): Psychische Auffälligkeiten stehen häufig so sehr im Vordergrund, daß eine psychiatrische Behandlung das therapeutische Vorgehen beherrschen muß. Antidepressiva und Neuroleptika können begleitend angezeigt sein. Somatische Erkrankungen werden saniert. Lokalanästhesie von Hauptschmerzzonen, Quaddelungstherapie und Akupunktur eignen sich besonders zur Anhebung der Schmerzschwelle. Über die Wirksamkeit der transkutanen Nervenstimulation liegen ebenfalls Berichte vor. Ggf. ist ein Analgetikaentzug durchzuführen.

Tabelle 72  Behandlung der Panalgesie

- Analgetikaentzug
- Psychotherapie, Entspannungsübungen
- Sanierung begleitender Schmerzbilder
- Antidepressiva
  Doxepin 75–150 mg/die p.o.
- Neuroleptika
  Haldol 2,5–20 mg/die p.o.
- Lokalanästhesie von Hauptschmerzzonen
- Quaddelungstherapie, Akupunktur

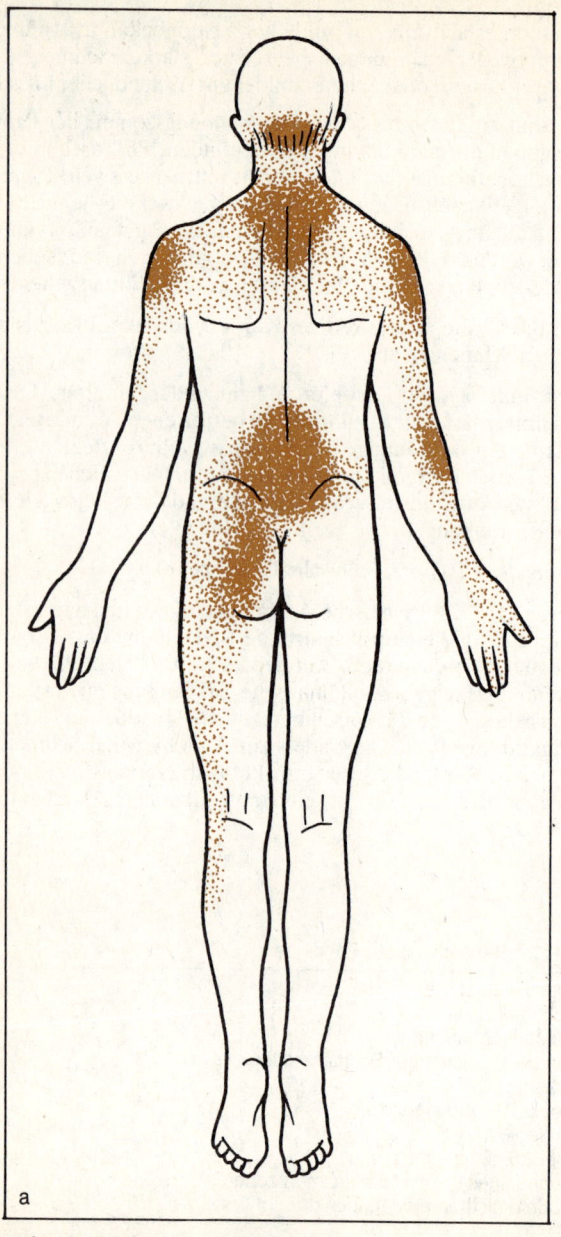

Abb. **88a** u. **b** Ausbildung einer Panalgesie.
Abb. **88a** Multilokuläre, abgrenzbare Schmerzbilder.

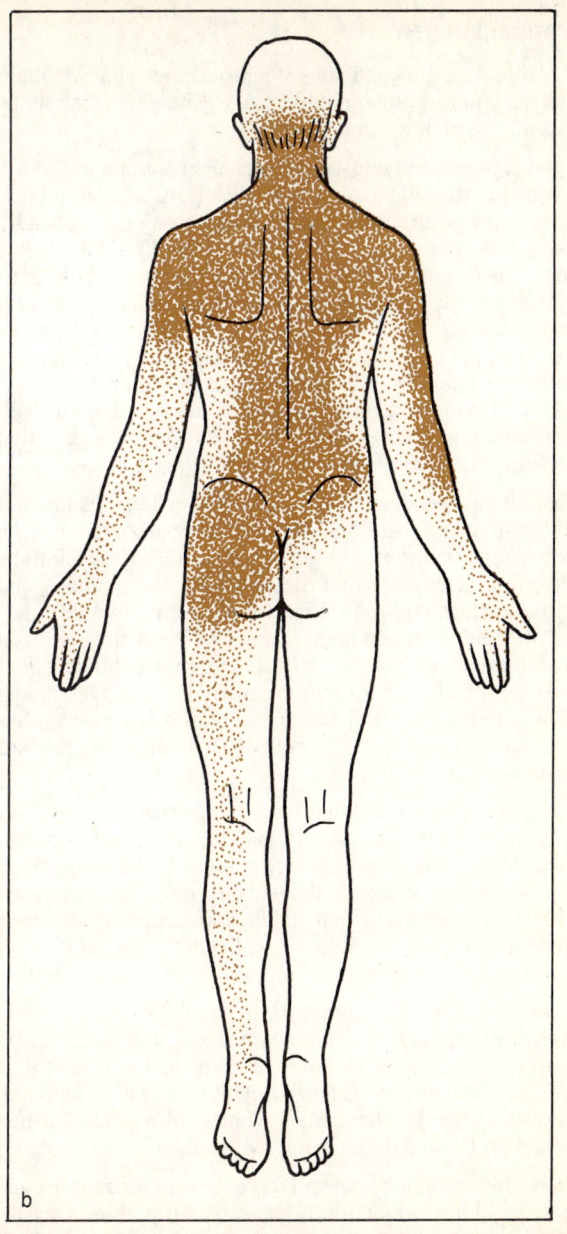

Abb. **88b** Zusammenfließen einzelner Schmerzbilder in einer ausgedehnten Schmerzzone.

## Tumorerkrankungen

*Klinik:* Schmerz ist kein obligates Symptom eines Tumorleidens. Maximal 70% der Tumorkranken müssen zu irgendeinem Zeitpunkt wegen Schmerzen behandelt werden.

Das Schmerzempfinden selbst unterliegt einer Variabilität, die das Aufstellen von Gesetzmäßigkeiten hinsichtlich Lokalisation, Intensität und Qualität möglicher tumorinduzierter Schmerzen erschwert. Oft nimmt der Faktor »Psyche« den entscheidenden Einfluß auf die Schmerzentwicklung. Das Grundproblem dieses Regelkreises ist bekannt. Neben dem bedrohlich erlebten Tumor schaffen eine ganze Reihe spezifischer und unspezifischer Auslöser die Bedingung für das Entstehen von Angst, die von der Umgebung des Patienten nicht abgefangen wird und in Schmerz als einen Ausdruck dieser Angst einmündet. Dies ist die eigentliche Crux der Tumorschmerzbehandlung. Weitere Reaktionsweisen bestehen in Depressivität, Schlafstörungen, Aggressivität und dem Ausbilden neurotischer Verhaltensstörungen.

Angst befällt zu irgendeinem Zeitpunkt seines Leidens fast jeden Tumorpatienten und ist damit häufigstes psychopathologisches Symptom der Erkrankung. Im krassen Gegensatz dazu stehen die Einflußnahmemöglichkeiten, denn diese sind extrem beschränkt. Familie und Krankenstation sind regelmäßig überfordert, wenn Angstgefühle und Fragen der Patienten auf sie zukommen. Dabei sind die Anforderungen an die Art der Kommunikation gar nicht hoch. Der Patient braucht das direkte stützende Gespräch mit Aufmerksamkeit für das Detail, das einer Depersonalisierung des Behandlungsablaufs vorbeugt. Aufgabe des Arztes muß es auch sein, das Umfeld der Patienten für diese stützende Kommunikation zu sensibilisieren.

Schreitet die Tumorerkrankung fort, weitet sich die Angst aus. Der Kranke sieht die Trennung von Familie, Heim und Beruf, unerfüllte Aufgaben, alleingelassene Angehörige und die Abhängigkeit von Pflegenden. Der Schmerz nimmt dementsprechend zu. Alle bisher hilfreichen Maßnahmen erscheinen plötzlich wirkungslos. Der Patient verlangt steigende Analgetikadosen. Schließlich haben nur noch hohe Dosen parenteral gegebener Narkotika ausreichenden Effekt.

Vorherzusagen, ob eine Tumorerkrankung Schmerzen verursachen wird, ist oft nicht möglich. Nervenkompressionen und Infiltrationen größerer Nerven, Hirndruck sowie intestinale Obstruktionen führen regelmäßig zu Schmerzen. Tumorabsiedlungen in Knochen und Retroperitoneum sind häufig schmerzhaft, Tumore in Weichteilen und parenchymatösen Organen dagegen häufig schmerzlos.

Die Wechselwirkungen zwischen Nervenfaser, Nozizeptor und Tumor sind noch ungeklärt. Mediatoren, die z. B. mit peripheren Analgetika inaktivierbar sind, scheinen eine Rolle zu spielen. Ob dem oft günstigen Effekt von Corticosteroiden eine antiödematöse Wirkung zugrunde liegt, ist noch Forschungsgegenstand.

Besondere Beachtung verdienen begleitende Erkrankungen und Funktionsstörungen, deren Behandlung einen tumorassoziierten Schmerz unterschwellig werden lassen kann. Zu nennen sind Harnwegsinfekte, intestinale und genitale Mykosen, Obstipation, Flatulenz, Tenesmen, Mundtrockenheit und vor allem begleitende muskuloskelettale Schmerzbilder wie z.B. Spannungsschmerzsyndrome, Facettenarthropathien und Gelenk- und Muskelsteifen.

Je mehr Zeit für die Betreuung eines Tumorpatienten aufgebracht werden kann, desto günstiger verläuft das Schmerzgeschehen. Die Analgesie sollte exzellent und mit den einfachsten zur Verfügung stehenden Maßnahmen erzielt sein. Das nächst potentere Verfahren ist dann anzuwenden, wenn eine 90%ige Schmerzreduktion nicht erreicht wird.

Zentrale Maßnahme der Tumorschmerzbehandlung ist und bleibt die orale Morphinverordnung. Jedoch sollte man sich vor dem Einsatz von Morphin vergewissert haben, daß ein gleich guter oder gar besserer Effekt nicht mit anderen Medikamenten oder Verfahren zu erzielen ist. So können beispielsweise peripher angreifende Analgetika bei Knochenschmerzen das Morphin in seiner Wirkung übertreffen.

*Schmerzbild:* Schmerzcharakter und Ausstrahlung von Hirntumoren, Wirbelsäulentumoren, Pancoasttumoren, Thoraxwandtumoren und abdominellen Tumoren sind in den einzelnen Regionen abgehandelt.

Knochen- und Weichteilmetastasen zeichnet ein dumpfer, diffuser, tiefer Schmerz aus, der belastungsabhängig zunimmt. Typischerweise besteht der Schmerz auch nachts. Mit steigender Intensität zieht er in umliegende Regionen. Abzugrenzen sind Schmerzprojektionen viszeralen Tumorbefalles, die sich entsprechend den Headschen Zonen (s. S. 23f) lokalisieren, sowie Schmerzprojektionen anderer organischer und funktioneller Erkrankungen. Hervorzuheben ist, daß sich der Schmerz viszeraler Thorax- und Beckentumore häufig in die oberen vier Thorakalsegmente bzw. in das Rektum projizieren. Bei Hypopharyngeal- und Gesichtstumoren beherrscht die Hirnnerveninfiltration das Schmerzbild.

Neben dem Schmerz bestehen Begleitbeschwerden, die dem Kranken oft weitaus größere Probleme bereiten können: Übelkeit, Erbrechen, Schluckstörungen, Tenesmen, Koliken, Diarrhö, Obstipation, Inkontinenz, Dyspnoe, Schwindel, Benommenheit, Unruhe, Medikamentennebenwirkungen.

*Sicherung der Diagnose:* Anamnese, körperlicher und psychischer Befund. Bildgebende Verfahren (Röntgen, CT, Ultraschall, Szintigraphie). Biopsie.

*Therapie* (Tab. **73**): Anamnese und Untersuchung des Patienten müssen Klarheit bringen, ob eine andere Erkrankung, eine tumorassoziierte Beschwerdesymptomatik, psychogene Faktoren oder der eigentliche Tumor für den Hauptschmerz verantwortlich sind. Einzelmaßnahmen reichen weitgespannt von der Einstellung einer koronaren Herzkrank-

Tabelle **73** Behandlung von Tumorschmerzen

- palliative Tumorchirurgie
  (Osteoarthroplastiken, Enteroanastomosen, Kutaneostomien, Celestin-Tubus, Tracheotomie usw.)
- Strahlentherapie, Chemotherapie
- Sanierung von Wundinfektionen
  (Dekubitalulzera, Tumorulzerationen, OP-Wunden)
- Regulierung der Stuhlfrequenz
  (Laxantien, Spasmolytika)
- Normalisierung der Blasenentleerung
  (Sanierung von Harnwegsinfekten, Dauerkatheter)
- Behandlung von Schluckstörungen
  (Mundhygiene, Corticosteroide, Nährsonde)
- Rezeptoranalgetika
  Acetylsaliscylsäure 1000 mg 4- bis 6mal/die p.o.
  oder Parazetamol 1000 mg 4- bis 6mal/die p.o.
  oder Metamizol 1000 mg 4- bis 6 mal/die p.o.
  oder Ibuprofen 400 mg 4- bis 6mal/die p.o.
- Antidepressiva
  Doxepin 75 – 150 mg/die p.o.
- Neuroleptika
  Haldol 1 – 30 mg/die p.o.
  oder Promethazin 50 – 150 mg/die p.o.
- Tranquilizer
  Diazepam 5 – 30 mg/die p.o.
- Hypnotika
- Corticosteroide
  Prednisolon 10 – 25 mg 2tägig p.o.
  oder Dexamethason
- Diuretika
  Furosemid 20 mg 1- bis 2tägig p.o.
- Zentrale Analgetika
  Codein 100 mg 4- bis 6mal/die p.o.
  oder Morphin (Dosierung s. S. 50f)
- Transkutane Nervenstimulation
- Nervenblockaden
- Neurolysen
- Chordotomie, Rhizotomie

heit bis zur Verordnung von künstlichem Speichel. Die psychische Betreuung des Patienten muß unter Einbeziehung des therapeutischen und sozialen Milieus gesichert werden. Psychopharmaka sind häufig unumgänglich und nützlich und je nach Angstniveau, Stimmungslage und Schlafverhalten zu kombinieren. Eine gewisse Teilnahmslosigkeit oder Trauer muß dem Patienten als »normal« zugestanden werden und bedarf keiner aggressiven thymoleptischen Medikation.

Der somatische Tumorschmerz sollte unter drei Fragestellungen analysiert werden:

1. Welche Leitungsbahnen nimmt der Schmerz?
   (Sympathische oder somatische Afferenz)
2. Liegt eine Neuropathie vor?
   (Spinalnerv, Plexus, peripherer Nerv, autonomer Plexus)
3. Besteht ein Rezeptorschmerz?

Die Indikationen für transkutane Nervenstimulation, Sympathikusblockaden und Neurolysen leitet sich ebenso wie die sinnvolle Verabreichung von Analgetika aus einer Differenzierung der Schmerzentstehung ab. Die medikamentöse Behandlung beginnt bei einem Rezeptorschmerz mit peripheren Analgetika (Abb. **89**). Führt eine adäquate Dosis nicht zur Schmerzfreiheit, fügt man ein zentral wirkendes Analgetikum hinzu. Durch Belassen des Rezeptoranalgetikums können Dosis und Nebenwirkungsrate des zentralen Analgetikums reduziert werden. Gründe für das Absetzen von Rezeptoranalgetika sind spezifische Nebenwirkungen (Allergien, gastrointestinale Unverträglichkeiten) oder eine bleibend hohe Opiatdosis. Antiphlogistika bieten gegenüber ASS, Parazetamol und Metamizol selten Vorteile. Möglicherweise liegt die Rate gastrointestinaler Beschwerden unter Ibuprofen niedriger als bei ASS bei gleich guter Wirksamkeit. Es stellt somit eine Alternative zum (schwächer wirksamen) Paracetamol dar.

Neuropathische Schmerzen werden sofort mit Opiaten bekämpft. Zu beachten ist die Variabilität der oralen Morphintagesdosis. Ein scheinbar unbeherrschbarer Schmerz ist in der Regel Folge einer zu sparsamen Dosierung. Einzeldosis und Einnahmeintervall müssen Schmerzfreiheit rund um die Uhr gewährleisten. Nur mit einer *prophylaktischen Medikation* erzielt man hinsichtlich Toleranzentwicklung und Dosissteigerung die günstigsten Ergebnisse. Wird es dem Patienten bzw. seinen Angehörigen unter Hinweis auf die »schädlichen« Nebenwirkungen des Morphins ermöglicht, Einnahmezeiten und Dosis selbst zu bestimmen, ist mit einer sehr wechselhaften Analgesie zu rechnen. Der Patient ist durch seinen Schmerz ständig an den Tumor erinnert, was die Verdrängung der Krankheit erschwert. Folglich muß der Analgetikabedarf steigen. Unter gleichförmiger Analgesie rund um die Uhr dagegen sind Dosisreduktionen keine Seltenheit. Retardpräparationen bieten beim

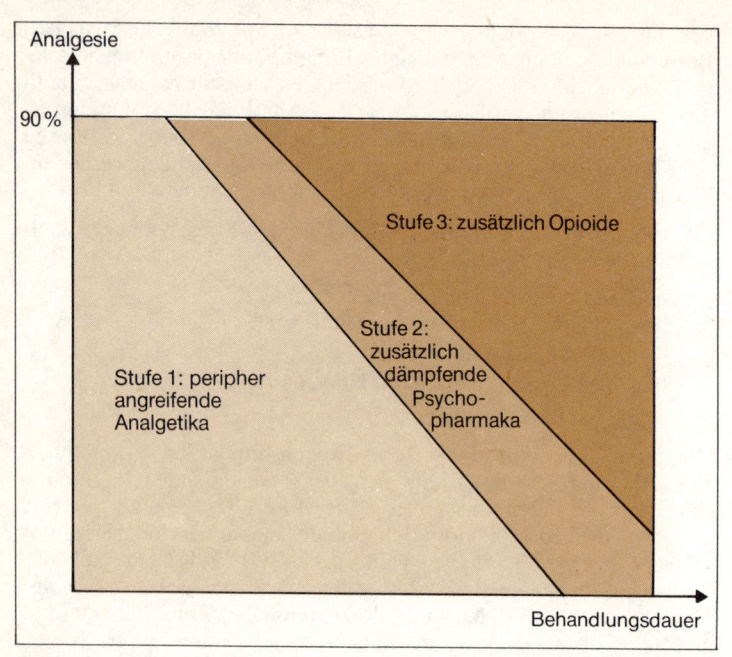

**Abb. 89** Stufenplan der medikamentösen Behandlung des Tumorschmerzes. Peripher angreifende Analgetika werden zuerst durch dämpfende Psychopharmaka, dann durch Opioide ergänzt.

Tumorpatienten nicht unbedingt Vorteile. Viele Patienten ängstigen sich, während des langen Einnahmeintervalls Schmerzen zu bekommen. Kürzere Einnahmeintervalle wirken der Ausbildung solcher schmerzfördernden Erwartungsängste entgegen. Die Unbequemlichkeit häufigen Einnehmens spielt erfahrungsgemäß bei diesen Patienten keine Rolle.

Corticosteroide reduzieren das peritumoröse Ödem und damit Verdrängungssymptome und Schmerz. Ihr herausragendes Anwendungsgebiet ist der Hirntumor mit perifokalem Ödem. Nicht so regelhaft, aber häufig ebenso eindrucksvoll sind die Erfolge bei tumorösen Nervenkompressionen, Lebermetastasen mit Kapseldehnungsschmerz, schleimbildenden Karzinomen und bei Kopf- und Pharynxtumoren mit Schluckstörungen. Nicht selten tritt eine Besserung des Allgemeinbefindens ein. Corticosteroide sollten daher großzügig eingesetzt werden, wenn eine reversible Komponente der tumorösen Raumforderung wahrscheinlich ist.

Entsprechend den häuslichen Versorgungsmöglichkeiten können entweder Einzelsubstanzen oder Mischungen (z. B. als »Schmerztrunk«) günstiger sein. In jedem Fall ist abzuklären, ob die Medikation auch fortführbar ist! Eine telefonische Information des Hausarztes oder der Gemeindeschwester über das Medikamentionsprinzip schafft die nötige Sicherheit für den Patienten.

**Schmerzhafte Terminalzustände bei Tumorerkrankungen**

*Klinik:* Abhängig vom Stadium einer Tumorerkrankung wird der Schmerz unterschiedlich erlebt. So kann die Mitteilung, der Tumorbefund sei rückläufig, den Patienten akut schmerzfrei machen. Auf der anderen Seite läßt das Erahnen des Endzustandes den Schmerz exazerbieren. Hinzu tritt die Angst bedrohlich erlebter Komplikationen: Dyspnoe, die Blutung, das Verschlucken, das dauernde Erbrechen, das geblähte Abdomen, die abnehmende Urinmenge, die progrediente Lähmung. Dem steigenden Bedürfnis nach Zuwendung und Pflege steht häufig eine Meidung des Kranken durch sein Umfeld entgegen, was Selbstbeobachtung und Schmerz fördert. Angst, gesteigert bis zu Panik, fordert dann, das Erleben erträglicher zu gestalten. Die akute ad finem führende Komplikation erlaubt eine Sedierung bis in den hypnotischen Zustand.

*Therapie:* Die Sedierung wird im Regelfall parenteral durchgeführt werden müssen, da eine orale Zufuhr entweder nicht möglich (Nahrungsverweigerung, Vigilanzminderung, organische Schluckstörung) oder die Resorption unsicher ist (Magenatonie, Ileus, gastrointestinale Blutung). Im häuslichen Bereich ist alternativ eine rektale Medikamentenzufuhr nicht selten praktikabel.

Folgende Therapieeffekte sind anzustreben: Analgesierung, Sedierung, Anxiolyse, Euphorisierung.

Man beginnt mit Morphin, kombiniert mit kleinen Mengen Haldol. Je nach Vormedikation, Schmerz und Angst des Patienten liegt die durchschnittliche Dosis zwischen 20 mg Morphin 12stündlich intramuskulär und 40 mg Morphin 4stündlich parenteral (Morphininfusion). Ist nur der antiemetische Effekt gewünscht, genügen 2,5 mg Haldol 12stündlich. Wird ein höherer Sedierungsgrad angestrebt, gibt man 10 mg Haldol 12stündlich. Zur Anxiolyse sind Tranquilizer wie Diazepam (20 mg) oder Flunitrazepam (2 mg), das gleichzeitig als Hypnotikum wirkt, geeignet.

Antiemetische, sedierende und hypnotische Wirkung können auch mit Promethazin erzielt werden. In Kombination mit Morphin gewährleistet 2x50 mg/die meist eine sichere Antiemesis und Anxiolyse. Höhere Dosierungen zusammen mit Morphin rufen einen Schlafzustand hervor.

In der Praxis reichen 12stündliche zweitägliche intramuskuläre Injektionen von Morphin und Atosil meist aus, einen schmerz- und angstfreien, euphorischen Zustand zu unterhalten. Je nach Zustand des Patienten und Vormedikation sind Dosierungsanpassungen in beiden Richtungen vorzunehmen. Die angegebenen Dosierungen dürfen lediglich als Anhaltszahlen gelten.

# Literatur

Dem interessierten Leser bieten die im folgenden angeführten Bücher ausführliche Darstellungen von Themenkomplexen. Für Literaturhinweise auf Originalarbeiten und zu Einzelthemen stehen die Autoren gerne zur Verfügung.

Aronoff, G. M.: Evaluation and Treatment of Chronic Pain. Urban & Schwarzenberg, München 1985.

Arznei-Telegramm. A.T.I. Arzneimittelinformation, Berlin.

Auberger, H. G.: Regionale Schmerztherapie. Thieme, Stuttgart 1971.

Auberger, H. G., H. C. Niesel: Praktische Lokalanästhesie, 4. Aufl. Thieme, Stuttgart 1982.

Brügger, A.: Die Erkrankungen des Bewegungsapparates und seines Nervensystemes. Fischer, Stuttgart 1977.

Dvorak, J., V. Dvorak: Manuelle Medizin, 2. Aufl. Thieme, Stuttgart 1985.

Eder, M., H. Tilscher: Schmerzsyndrome der Wirbelsäule, 3. Aufl. Hippokrates, Stuttgart 1985.

Godt, P., J.-P. Malin, A. Wittenborg: Das Schulter-Arm-Syndrom, 2. Aufl. Thieme, Stuttgart 1985.

Hansen, K., H. Schliack: Segmentale Innervation. Thieme, Stuttgart 1962.

Mummenthaler, M.: Der Schulter-Arm-Schmerz, 2. Aufl. Huber, Bern 1982.

Poeck, K.: Neurologie, 6. Aufl. Springer, Berlin 1982.

Schenk, E.: Neurologische Untersuchungsmethoden, 3. Aufl. Thieme, Stuttgart 1985.

Soyka, D.: Kopfschmerz. VCH, Weinheim 1984.

Thom, H.: Diagnose und Therapie des Schmerzes. Medizinisch-Literarischer Verlag, Uelzen 1980.

Wall, P. D., R. Melzack: Textbook of Pain. Churchill Livingstone, Edinburgh 1984.

# Sachverzeichnis

## A

Abdominalschmerz 167 ff
Acetylsalicylsäure 44
Afferenzen, hemmende 4 ff
Akromioklavikulargelenksarthropathie 142
Akupunktur 5, 71 ff
– Placeboeffekt 72
Algogene 2
Amitryptilin 55 ff
Analgetika, peripher wirkende 43 ff
– Toleranzentwicklung 48 f
– zentral wirkende 48 ff
Anisohidrosis 38
Antidepressiva 55 f
Antiepileptika 60 ff
Antiphlogistika 45 ff
– Verträglichkeit 46
Arachnoiditis 195
Armplexusblock, axillärer 86
– kontinuierlicher 86
– zervikaler 85
Armplexuskompressionssyndrome 157
Armplexusschädigung 151 ff
– neuralgische 155 f
– traumatische 163 f
– tumuröse 151 ff
– radiogene 154 f
Armschmerz 130 ff
Arterielle Verschlußkrankheit 206 f
Arthritis, rheumatoide 208 ff
Aurikulotemporalisneuralgie 126
Autogenes Training 104

## B

Bänder, Schmerzbild 10
Bänderinsuffizienz, ileolumbosakrale 187 ff
Bandscheibenprolaps, lumbaler 197 ff
– zervikaler 148 ff
Battered-Root-Syndrom 199 f
Bechterewsche Erkrankung s. Spondylitis ankylopoetica
Beinplexusschädigung, tumuröse 200 ff
Beinschmerz 180 ff
Beta-Blocker, Migränetherapie 59 f
Biofeedback 204
Bizepssehnentendopathie 140 ff
Blockadetechniken 84 ff
Blockierung, arthromuskuläre 201
Bupivacain 78
Bursa subacromialis, Einklemmung 139 ff

## C

Carbamazepin 61
Cheiralgia paraesthetica 161
Clomipramin 56
Cluster-Kopfschmerz 122
Codein 53 f
Corticosteroide 62
Cross talk 7

## D

Deafferenzierung 8
– Schmerzbild 60
Deafferenzierungsschmerz nach Amputationen 219 f
Deep-brain-Stimulation 70
Depolarisation, spontane 8
Dermatom 15 ff
Dermographismus 38
Dexamethason 62
Diagnostische Segmentpunkte 37 ff
Diazepam 58
Digitalgia paraesthetica 161
Diuretika 63
Doxepin 56
Drei-in-Eins-Block 94

## E

Eingeweide, nervale Versorgung 12, 37
– Schmerzbild 12
– Schmerzentstehung 12
– übertragener Schmerz 23 f
Eiswasserbad 99

Eiswürfelmassage 99
Elektrostimulation 65
Endorphine 5, 64
Enkephaline 5
Entspannungstechniken 103 ff
Epicondylopathia radialis et ulnaris 144 f
Ergotamin 58 f

## F

Facettengelenksarthropathie, lumbale 183
– thorakale 169
– zervikale 133 f
Femoralisblock 94
Flunarizin 60
Frozen shoulder s. Schultersteife
Furosemid 63

## G

Gate-Control-Theorie 64
Gefäßzonenstörung 224
Gegenirritationsverfahren s. Stimulationsverfahren
Gelenke, Blockierung 42
– nervale Versorgung 8 f
– Rezeptoren 8 f
– Schmerzbild 9
Genikulatumneuralgie 126
Gesichtsschmerz 108 ff
– nach mehrfachen Eingriffen 128
– psychogener 129
Glossopharyngeusneuralgie 127
Gonarthrose 192 ff
Guanethidinblockade 74
Guyon-Logen-Syndrom 160

## H

Haloperidol 57
Halswirbelsäule, Instabilität 135 ff
– Motilitätsstörungen 118
Hartspann, muskulärer 11
Haut, nervale Versorgung 12
– Nerven 17 ff
– Nozizeptoren 12
Hauttemperatur 38
Headsche Zonen 23 ff

Hemiplegie 220 f
Herpes Zoster, kranialer 123
– thorakaler 172 ff
Hinterhorn 3 ff, 13
Hinterstränge 5
Hinterstrangstimulation s. Spinal-Cord-Stimulation
Hirntumor 119
Hypästhesie 41
Hyperästhesie 41
Hypothalamus 6

## I

Ibuprofen 45 ff
Ileosakralgelenksarthropathie 190 f
Ilioinguinalisblock 85
Ilioinguinalis-Kompressionssyndrom 205
Indometacin 45 ff
Infraorbitalisblock 85
Injektionstechnik 81 f
Instabilität, lumbale 185
– zervikale 135 ff
Interkostalblock 89
Interneurone 4
Ischiadikusblock 94
Isometrische Übungen 101

## J

Joint play 42, 101

## K

Kalotte, temporale Abriegelung 85
Kältegelbeutel 98
Kältetherapie 98
Karpaltunnelsyndrom 158 f
Kauapparat, Dysfunktion 111
Kaudaschädigung, tumoröse 200 ff
Kiloh-Nervin-Syndrom 159
Knochen, nervale Versorgung 9 f
– Schmerzbild 10
Kopfschmerz 108 ff
– hormonabhängiger 114
– posttraumatischer 117
– vasomotorischer 113
Koxarthrose 192 ff
Krankengymnastik 99
– audiovisuelle Schulung 100

Kreuzschmerz 180 ff
Kryoblockade 5, 74
Kurzwellenbehandlung 99

## L

Laryngeus-superior-Neuralgie 127
Lidocain 78
Limbisches System 6
Locus dolendus 71
Lokalanästhesie 74 ff
- Akromioklavikulargelenk 95
- Bandansätze 96
- - Facettengelenke 96
- - Karpaltunnel 97
- - Ligamentum iliolumbale 96
- - Supra- und Interspinalbänder 97
- Bursa subacromialis 96
- dorsale sakroiliakale 96 f
Lokalanästhetika 74, 83
- Höchstmengen 84
Lymphödem 165 f

## M

MacKenziesche Zonen 23 ff
Manipulationen 101
Manualtherapie 37, 42, 101
Massage 5
Maximalpunkte 37
Mechanorezeptoren s. Rezeptoren
Medianusblock 87
Medianuskompressionssyndrom 159 f
Medikamente, prophylaktische Einnahme 43
Meralgia paraesthetika 205
Metamizol 45
Migräne, klassische 120
- Therapeutika 58 ff
Mikroneurom s. Neurom
Mobilisationen 101
Morphin 48 ff
Morphintherapie, Indikationen 48
- Nebenwirkungen 49
- orale Dosierung 50 f
- peridurale Dosierung 52 f
Muskel, nervale Versorgung 10
- Referenzzonen 11, 23 f
- Rezeptoren 10
- Schmerzbild 11
- übertragener Schmerz 23

Muskelenergietechniken 101
Muskelfasertypen 10 f
Muskelrelaxation, progressive 103 f
Myelinscheide 2 f
Myogelose s. Myotendinose
Myotendinose 11, 42
Myotom 15 ff

## N

Nachentladung 3 ff
Nackenschmerz 130 ff
Narbenschmerz 174 f, 216
Nerv, Durchtrennung 6 f
- Faserverhältnis 7
- Leitungscharakteristik 7
- Regeneration 6 f
- Schädigung 6 ff
- übertragener Schmerz 15
Nervenblockaden, Dauer 78
- Fehlermöglichkeiten 80
- Komplikationen und Behandlung 74 ff
- Kontraindikationen 81
- Lokalisationshilfen 78
- selektive 3
- Voraussetzungen 74
- Zielsetzung 78 f
Nervenfasern, Klassifikation 2 f
- Leitungsgeschwindigkeit 2 f
Nervenkompressionssyndrome, obere Extremität 158 ff
- untere Extremität 204 ff
Nervenläsion, Schmerzbild 8
Nervenlokalisation 78
- elektrische 78
Nervenstimulation, periphere elektrische 5, 69
- transkutane 5, 65 f
- - Elektrodenplazierung 67 ff
- - Fehler 65
- - Indikationen 68
- - Stimulationsparameter 66
- - Wirkungsverlust 71
Nervenverletzungen, periphere 203 f
Nervus suprascapularis, Kompressionssydrom 161
Neuroleptika 56 f
Neurom 7 f
Neuropathien, Nervenblockade 8
- posttraumatische 162
Nozizeptoren 2 ff, 98, 101

## O

Oberbauchtumore 176 ff
Okzipitalisblock 84
Opiatpumpe 91 f
Opiatrezeptoren 4, 13
Osteoporose 210

## P

Panalgesie 226 ff
Paracetamol 44
Paravertebralblock 90
Periduralkatheter 80
Phantomschmerz 217 f
Phenytoin 61
Piloarrektion 38
Piroxicam 45 ff
Plexus-coeliacus-Block 93
Polyneuropathien 8, 214 ff
Port 91 f
Postamputationsschmerz 216 ff
Postmastektomieschmerz 174
Prednisolon 62
Projizierter Schmerz, nach Amputationen 220
Pronator-teres-Syndrom 159
Prostaglandine 2, 43
Provokationsprüfungen 37
Psychogener Schmerz, nach Amputationen 219
Psychopharmaka 55 ff
Psychosen, Schmerz 14
Psychosyndrom, algogenes 55, 100

## Q

Quaddeltherapie 5, 72 f
Quadrantensyndrom 223, 226 ff
Querschnittslähmung 170 ff

## R

Reflexdystrophie, nach Amputationen 217
– intravenöse 87
Regionalanästhesie 74 ff
Reinnervation 6 ff
Reizbildung, spontane 8
Reizkonvergenz 4
Reizsummation 4
Rezeptoren 2 ff
Rheumatoide Arthritis 208 ff
Rotatorenmanschettenruptur 140 ff

## S

Sakralblock 91
Schleudertrauma 136 f
Schmerz, arthrogener 8 f
– Ausstrahlung 14 ff
– Bahnung 4
– chronischer 13
– endostaler 9
– Leitung 2 ff
– osteogener 9 f
– periostaler 9
– peripherer 2 ff
– projizierter, nach Amputationen 220
– psychogener, nach Amputationen 119
– reflektorische Phänomene 38 ff
– Rezeption 2 ff
– übertragener 14 ff
– zentral fixierter 217 f
– zentraler 12 ff
Schmerzbehandlung, medikamentöse 43 ff
– Übersicht 105
Schmerzhemmung 5, 98
– periphere 3 ff
– zentrale 13
Schmerzmittelabusus 115
Schmerzmodulation 4 f
Schmerzreaktion, gestaffelte 3
Schulteramyotrophie s. Armplexusschädigung
Schulterschmerz 130 ff
Schultersteife 114
Schwannsche Zellen 6 f
Segmentale Dysfunktion 37
Segmentpunkte, diagnostische 37 ff
Skelettnerven, Übersicht 20 f
Sklerotom 15 ff
Spannungskopfschmerz 108 ff
Spannungsschmerz, Kreuz 181 f
– Rücken 168
– Schulter 131 ff
Spinal-Cord-Stimulation 69
Spinalkanal, enger lumbaler 196 ff
– – zervikaler 146

Spinalnerven, thorakale, Blockade 88
Spinalnervenäste, dorsale, Blockade 89f
Spinalnervenkanal, enger lumbaler 197ff
– – zervikaler 148ff
Spondylitis ankylopoetica 210ff
Spray-and-Stretch-Technik 99
Stellatumblockade 88
Sternoklavikulargelenksarthropathie 143
Stimulationsverfahren 5, 64ff
– Placeboeffekt 65
Stumpfschmerz 216f
Sulcus-ulnaris-Syndrom 160
Supinatorlogen-Syndrom 161
Supraorbitalisblock 84
Supraskapularisblock 88
Supraspinatussehnentendopathie 138ff
Sympathalgien 222ff
Sympathikusblockade 74
Synapsen, pathologische 7

## T

Tarsaltunnelsyndrom 206
Tennisellenbogen s. Epicondylopathia radialis et ulnaris
Terminalzustand, Schmerztherapie 235f
Thalamus
Thoraxschmerz 167ff
Tilidin-Hydrochlorid 54
Tramadol 54
Tranquilizer 58
Trigeminusneuralgie 124
Trigeminusschädigung 127

Triggerpunkte 23
Tumore, spinale 146
– Thoraxwand 175
Tumorschmerz 230ff
– Behandlungstaktik 231
– Stufenplan 234
– Therapie 232ff
Twitch response 11

## U

Übungsschulung 99
Ulnarisblock 87
Ultraschallbehandlung 99

## V

Verschlußkrankheit, arterielle 206f
Vorderseitenstrang 5

## W

Wärmetherapie 98
Weichteiltechniken 101
Wirbelsäule, nervale Versorgung 21
– übertragener Schmerz 15f
Wurzelreizsyndrome, lumbale 197ff
– zervikale 148ff
Wurzelschädigungen, traumatische 165

## Z

Zöliakusblock 93